U0139870

焦树德

学术思想与临证经验传薪集

阎小萍 编著

人民卫生出版社

·北京·

图书在版编目（CIP）数据

焦树德学术思想与临证经验传薪集 / 阎小萍编著
. —北京：人民卫生出版社，2024.4
ISBN 978-7-117-36289-4

Ⅰ. ①焦…　Ⅱ. ①阎…　Ⅲ. ①中医临床 —经验 — 中国
—现代　Ⅳ. ①R249.7

中国国家版本馆 CIP 数据核字（2024）第 088764 号

| 人卫智网 | www.ipmph.com | 医学教育、学术、考试、健康，购书智慧智能综合服务平台 |
| 人卫官网 | www.pmph.com | 人卫官方资讯发布平台 |

焦树德学术思想与临证经验传薪集
Jiao Shude Xueshu Sixiang yu Linzheng Jingyan Chuanxin Ji

编　　著：阎小萍
出版发行：人民卫生出版社（中继线 010-59780011）
地　　址：北京市朝阳区潘家园南里 19 号
邮　　编：100021
E - mail：pmph @ pmph.com
购书热线：010-59787592　010-59787584　010-65264830
印　　刷：天津善印科技有限公司
经　　销：新华书店
开　　本：710×1000　1/16　印张：18　插页：2
字　　数：234 千字
版　　次：2024 年 4 月第 1 版
印　　次：2024 年 6 月第 1 次印刷
标准书号：ISBN 978-7-117-36289-4
定　　价：99.00 元

打击盗版举报电话：**010-59787491**　E-mail：**WQ @ pmph.com**
质量问题联系电话：**010-59787234**　E-mail：**zhiliang @ pmph.com**
数字融合服务电话：**4001118166**　E-mail：**zengzhi @ pmph.com**

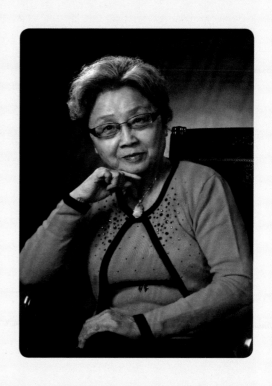

阎小萍

主任医师,二级教授,博士研究生导师,中日友好医院中医风湿病科创科主任,北京中医药大学岐黄临床导师,全国名中医,第四、五、六、七批全国老中医药专家学术经验继承工作指导老师,首都国医名师,焦树德学术经验继承人,享受国务院政府特殊津贴。

现任中国民族医药学会风湿病分会会长,世界中医药学会联合会骨质疏松专业委员会会长,北京中西医结合学会风湿病专业委员会名誉主任委员等。曾任中华中医药学会风湿病专业委员会副主任委员,中国中西医结合学会风湿病专业委员会副主任委员,中日友好医院中医大内科主任,中日友好医院学术委员会副主任委员等。

从事中医临床一线工作 50 余年,对强直性脊柱炎、类风湿关节炎、骨关节炎、干燥综合征、系统性红斑狼疮、多发性肌炎、皮肌炎、硬皮病、回纹型风湿症等多种疑难病的中医、中西医结合诊治,有很深的造诣。

创立国家临床重点专科及重点学科——中日友好医院中医风湿病科,带领科室先后承担科研课题 16 项,申请国家发明专利 4 项,获得国家发明专利 2 项,以第一作者或通讯作者发表论文 150 余篇,主编论著 10 余部,培养博士及硕士研究生等 40 余人、全国中医临床优秀人才 10 余人、国家青年优秀人才 5 人。

以第一完成人获省部级科技进步一等奖 1 项、三等奖 3 项,获得中国医师奖、全国巾帼建功标兵称号等奖励 10 余项。

中医药是中华民族的优秀瑰宝,是我国医药卫生事业的重要组成部分。中医药事业的传承与发展需要一大批优秀人才的支撑。"教书育人",培养一支高素质的中医人才梯队,是中医药事业蓬勃发展的关键。自中华人民共和国成立以来,中医药高等教育在实践中摸索出了一条以院校教育和师承式教育相结合的方式培养高层次中医人才的路径,并取得了丰硕成果,成功培养了一大批中医药骨干人才,支撑了当代中医药学科的传承与发展。

阎小萍教授就是在这种教育模式下培养出来的佼佼者之一。她早年就读于六年制的天津中医学院(现天津中医药大学),毕业后有幸师从首批全国老中医药专家学术经验继承工作指导老师焦树德教授,并在工作期间先后两次赴上海跟师颜德馨教授进修学习。她勤奋好学,抓紧一切可学之机,求学于路志正、朱良春、哈荔田、李月伦、蒋伯鸾等名医大家的医门之下,深得老师厚爱,并获其真知。她博采众师之长,将所学知识思之、悟之、时习之、总结之,并运用于自己的临证实践中,取得了很好的疗效,深受广大患者的好评。

现在,阎教授已由"首批全国老中医药专家学术经验继承工作指导老师焦树德教授学术思想和临床经验继承人"晋升为"全国名中医",创建了中日友好医院中医风湿病科,带出了一批全部由博士组成的医、教、研队伍,主编撰写了《常见风湿病及相关骨科疾病中西医结合诊治》《医法心得十讲》《阎小萍从脾胃论治风湿病经验撷要》等多部著作,并在全国范围建立了近二十个"传承工作站分站"……是啊！看似"位置"变了，其实阎教授"辛勤耕耘、痴心临床"，坚持临床工作始终不变；"研读经典、学而时习"，用经典指导临床始终不变；"尊师重道、提携后学"，薪火相传始终不变；"守正中医、砥砺创新"，锐意进取更是始终不变！真诚地期望国家能够有更多像阎教授一样的"中医药学术经验传承人"，永擎中医药传承创新大旗，将"薪火"一代一代地传下去。

焦树德老前辈是一代中医临床大家，学贯中西，医术精湛，理论联系实践，精于临床辨证，诊治内科病证疗效彰著，在辨证方法、方剂应用、用药心得等方面均有独到见解，并善于著书立说，是大力传承发展中医药学术的一代明医。阎教授长期跟随焦老，耳濡目染，多得其授，受益终身。她在撰写了"跟师三部曲"（即《焦树德学术思想临床经验综论》《焦树德临证百案按》《从师实录与心悟》）后的今天，又将自己大学毕业后五十余载，尤其是师从焦树德三十余年的临证体会认真总结和传承发扬（定为下篇），并与她的毕业论文《焦树德学术思想临床经验综论》（定为上篇），合辑为《焦树德学术思想与临证经验传薪集》一书。此书内容丰富，结构新颖，继承发扬了焦老的学术思想，体现了中医"守正创新"的精神。作为全国名中医阎小萍的母校——天津中医药大学的师长，颇有师以生为荣的荣誉感，也为焦老学术得到很好的传承发扬而感到欣慰。在此书付梓之际，爰为序，以励之，彰扬之。

中国工程院院士　国医大师
天津中医药大学　名誉校长　张伯礼
中国中医科学院　名誉院长

2022年夏于天津团泊湖畔

1983 年，全国首届中医痹证与脾胃病学术会议在山西省大同市举行。我有幸与焦树德、路志正、李济仁等名家一起参会。当时的会议采取座谈的形式，专家交流诊治痹证的基础理论、临床经验和心得体会。会议同时还邀请了鞍山制药厂的工作人员共同研究开发治疗尪痹的新药。此后又在北京、大连等地多次与焦老一起参会，焦老的中医风格、深厚的理论基础以及丰富的临床经验给我留下了深刻的印象。

阎小萍教授作为焦老的弟子，总结传承焦老的学术思想和临床经验，其大智大勇，我热烈为之点赞。她今撰写的《焦树德学术思想与临证经验传薪集》就是一部"传承"佳作。本书分为上、下篇，上篇即阎小萍教授师从焦树德教授学习 3 年撰写的毕业论文，详细地总结了焦老的学术思想和临床经验，并于毕业时赴人民大会堂分享自己的经验体会；下篇是阎小萍教授在毕业后，将学、思、悟、用焦师传授的知识加之长期的临床实践的体会——总结，并阐述了自己的经验体会与同道们共同分享。

她重视"治未病"，提出了"痹病欲尪""痹病欲偻"的理论；她主张治风湿要内外同治，提出了"五连环"和"综合强化序贯"的治疗理念。她擅长临证变通活用，重视脏腑辨证，强调补肾（肝）乃治风湿之本、健脾（胃）乃治风湿之要、关注心肺（气血）乃治风湿之枢，并提出辨治风湿要不忘"调和营卫""活血通络"贯穿辨治风湿之始终。为使中医更好地走上世界舞台，本着"大道至简"的原则，她提出以"寒热为纲"辨治风湿病。

总之,期待《焦树德学术思想与临证经验传薪集》一书早日付梓,传授广大读者,造福诸多患者。

山东中医药大学
附属医院 张鸣鹤

2022.8.19

　　时光飞逝，记忆犹新。难忘的岁月把我带回 30 年前的 1992 年。是呀！就是从 1992 年开始，我在焦老师的指引下，迈着更加坚实的步伐，疾行在中医药传承的大道上。

　　我的恩师焦树德教授系首批 500 名全国老中医药专家学术经验继承工作指导老师之一。焦老师当年虽年逾古稀，但他壮心不已，好学不怠。他治学严谨，实事求是，为弘扬祖国医学，诲人不倦，辛勤地耕耘着。在长期的临床实践中，焦老师诊治了各种顽疾、危证，每每疗效卓著，享誉国内外。平素我极仰慕焦树德老师的高尚医德和精湛医术，曾甚幸有机会正式拜师，作为焦老师的学术经验继承人，秉承师学。自 1992 年 2 月至 1995 年 2 月，焦老师不辞辛苦，言传心授，解难释疑。回想起跟师学习的日日月月里，无论是跟老师出门诊，还是随老师查病房，或是跟老师到全国各地讲学，我全神贯注地聆听着、竭尽全力记录着恩师的每一句话，揣摩着恩师诊病的每一个环节，领悟着恩师处方用药的每一个细节。我反复地查找相关古医籍、经典文献，探求理论之渊源，倾心地领会、分析、请教吾师，书写了数本"跟师日志""半月记""随笔""验案"等。在跟师学习期间发表的"师承"相关的文章，多次获"师承"类奖项。我于 1995 年 1 月撰写完成论文——《焦树德学术思想临床经验综论》，并在人民大会堂举行的"全国继承老中医药专家学术经验出师大会"的讲台上分享从师学习经验体会，荣获了中华人民共和国人事部（人力资源和社会保障部）、卫生部（现国家卫生健康委员会）和国家中医药管理局颁发的"焦树德学术经验继承人"证书。

嗣后的岁月中,我铭记焦老师的嘱托——"要扛起治风湿病的大旗,只能扛好!"我怀揣着焦老师无私地传给我的宝贵的学术思想和临床经验,刻苦努力地做好每一件事,走好每一步路。在中日友好医院领导的支持和焦树德老师的关心下,我创建了中医风湿病科并担任了科主任。从医、教、研各项工作中,继承、贯彻、宣传、深化焦老师的学术思想。我科的"病源"云涌不断,科研课题接踵而来。在我科学习的学生、进修生、留学生都抱着"能学到焦老经验真谛"的信念。同时,我们的传承梯队也在不断地锤炼壮大。中日友好医院中医风湿病科由成立时无一名研究生、无一项科研课题、无一个奖项获得的无名科室,变成了一个全部由博士组成,顺利承担并完成了16项科研课题,获得省部级科技进步奖一等奖1项、三等奖3项的优秀科室,并最终成为国家重点专科。作为科主任的我在传承大道上奋力刻苦,疾步速行,在前辈及同道们的关爱支持下,获得了"全国名中医"的光荣称号。我铭记着焦老师的叮咛嘱托,怀揣着焦老师传授的学术思想与临床经验,至今仍奋斗在临床实践中。我不断积累总结,沉淀了一些临证体会,撰写了《焦树德学术思想与临证经验传薪集》一书。本书分为两部分:上篇倾心传承,下篇竭力创新。上篇即我"从师毕业论文",在此原汁原味地奉献给大家,共学共勉;下篇即自己在长期临床实践中的一些学术思想和临床经验的沉淀总结,亦愿奉献给大家,共商共勉共进。

师授是播种机,传承是必由路,发扬是代代花;

漫漫传承路,吾以传承为己任,定砥砺前行。

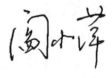

2022 年 8 月

上篇 倾心传承

下篇　竭力创新

上篇

倾心传承

第一章 学术思想

一、精研辨证论治，提出"四必须""五强调"

焦树德老师从医治学六十余载，对中医药学精研博采，在学术上一贯坚持辨证论治，重视对证候揭奥探微，对论治汲精撮华。他在临床进行辨证论治时不拘泥于一般的常规诊治，而是深入撷扼其精神实质，灵活机动地运用，不断地追求新意。在长期的临床实践中，焦树德老师在"辨证论治"方面形成了自己独特的学术见解和风格。他临床治病颇有良效的原因不在于奇，而在于"深入、准确、机动、灵活"地运用"辨证论治"，直戳疑难病证的症结。他的处方颇似平淡，少有生僻药物，却屡能见效，即使对许多疑难重证也能取得意想不到的效果，足能体现出他在辨证论治方面的真功夫。概言之，焦老师要求在辨证论治时，做到"四必须，五强调"。

（一）四必须

1. 必须运用整体观念认识、治疗疾病

中医学理论最大的一个特点就是整体观念。中医从这一整体观念来辨治疾病，认为：人体各部分是一个有机的整体，用心、肝、脾、肺、肾五大系统概括之，并与自然界密切相关，成为浑然整体。它通过阴阳、气血、脏腑、经络等学说，把人体的生理、病理、内外、上下、器质、功能、精神、物质、机体、环境等都统一为整体。例如，"心"居于胸中，能运行营气，主血（内）；其华在面，发为血之余（外）；舌为心之苗，主神明，与脑有关（上）；与小肠相表里，其经脉下络小肠（下）；心藏神，喜伤心（精神）；"血肉之心，形如未开莲花"（明代李梴）；色赤，主血脉（物质）；行血、藏神（生理）；诸痛痒疮，皆属于心（病理）；脉象春弦、夏洪、秋毛、冬石（气候与机体），等等。并且中医把外在环境也与机体统一起来，如寒伤肾、湿伤脾、热伤心、燥伤肺、长夏善病洞泄、秋善病风疟，等等。这种把人体看作一个有机整体，与自然界密切相

关且浑然一体的辩证思想,有效地指导着医者对疾病的防治,并对强身抗老、延年益寿,起着重大的作用。

中医理论始终贯穿着整体观念。在临床实践中,医者也必须用"整体观念"去分析问题。如见到某一局部症状(或某一精神症状或某一脏腑症状)时,医者都要从整体的生理病理关系去考虑,把局部看成整体的局部,进行详细辨证。正如《黄帝内经》(以下简称《内经》)所说:"天覆地载,万物悉备,莫贵于人,人以天地之气生,四时之法成。"且说:"气始而生化,气散而有形,气布而蕃育,气终而象变,其致一也。"又说:"天地之间,六合之内,不离于五,人亦应之。"还说:"切脉动静而视精明,察五色,观五脏有余不足,六腑强弱、形之盛衰,以此参伍,决死生之分。"例如,在治疗骨质受损,关节变形,拘挛肿痛,活动不利的"尪痹"病时,焦老师就是从整体考虑,认为寒重伤肾,肾主骨,肾主下焦,阴寒之邪与肾同气相感,乘肾虚而深侵入肾,肝为肾之子,母病则筋失所养,而致骨松筋挛、关节变形,故治疗上绝非单治局部的关节问题,而是从整体着手,以补肾祛寒、强壮筋骨治其本,养血祛风、利湿活络、通利关节治其标,标本同治而取良效。又如治疗肠痈(阑尾炎),焦老师也不是将着眼点局限于阑门部位之痛肿而投用大量清热解毒之品以清其"炎症",而是从人体为一个有机整体的中医理论考虑,认为肠者,畅也,大、小肠属于六腑,六腑以通为用,六腑不通,肠道壅郁,蕴结化热,不能通畅传导,壅结成痈,故而采用通腹泄热之法以畅其滞,活血解毒以散其壅结,病现于局部,治则在全身,故患者很快痊愈。再如治疗天行赤眼(西医诊为"急性结膜炎"),焦老师也绝不去着眼于治疗双目之红、肿、痛,而是根据患者出现的"白睛红赤,畏光流泪,涩痛难睁,兼见口苦咽干,渴不欲饮,脘闷纳呆,大便干,小便黄、少,舌质红,舌苔黄,脉象弦数"等见症,运用中医学的"整体观念"去分析病情,本着"肝开窍于目""风善行而数变""风性上达""肝主风"的理论,选用以清肝经之风热为主的方药,便可屡见良效。

总之,在临证时,医者一定时时注意到运用贯穿于中医理论始终的"整体观念"去认识分析和治疗疾病,才能够提高辨证论治的水平,取得良好的疗效。

2. 必须运用"动变制化思想"和"从化学说"深入分析各种证候变化

中医学运用阴阳五行、五运六气等学说,认为天地间一切物质都在不停地运动、变化。人体的生命现象也是在一刻不停地运动变化着,在内外环境的相互影响下,生理病理的斗争也在时刻进行变化。如《素问·六微旨大论》中说:"夫物之生从于化,物之极由乎变,变化之相薄,成败之所由也。"又说:"成败倚伏生乎动,动而不已,则变作矣。"还说:"故非出入,则无以生长壮老已;非升降,则无以生长化收藏。是以升降出入,无器不有⋯⋯故无不出入,无不升降,化有大小,期有远近,四者之有,而贵常守,反常则灾害至矣。"同书《天元纪大论》中也说:"动静相召,上下相临,阴阳相错,而变由生也。"这种古代哲学的自然观,是符合辩证唯物主义思想的。在人体内部,每一瞬间也都处在自行产生与自行解决的矛盾运动之中。中医理论认为,这些运动只有在互相制约、互相协调中,才能保持正常的变化,维持动态的平衡。正如《内经》指出"亢则害,承乃制""阴平阳秘,精神乃治"。焦树德老师就把这种不断运动变化并需有生克制化的思想,称之为"动变制化"思想。他认为"动""变"必须在互相制约的条件下才能产生符合正常要求的变化,这一思想体现着"亢则害,承乃制""制则生化"的哲理。基于这种"动变制化"思想,他在临证时强调注意症、证的转化,从而确认主证,抓住主证进行治疗。例如,伤寒太阳病可以传入少阳或阳明,也可以转化为少阴或太阴;温病的卫分证可以传化为气分证;营分证也可以由营传气,也有的很快即可逆传心包等。在论治时,焦老师也是从这种思想出发而主张"见肝之病,知肝传脾,当先实脾";"伤寒一日,太阳受之,脉若静者,为不传;颇欲吐,若躁烦,脉数急者,为传也";"服柴胡汤已,渴者,属阳明,以法治之"等。他认为病证是在不断地运动变化着的,故主张要遵循"阳病治阴,阴病治阳";"虚者补其母,实者泻其子";"诸寒之而热者取之阴,热之而寒者取之阳";"谨守病机,各司其属,有者求之,无者求之,盛者责之,虚者责之,必先五胜,疏其血气,令其调达,而致和平"等治则,灵活准确地运用辨证论治。例如,焦老师在治疗肠痛(急性阑尾炎)患者时,初诊邪正斗争激烈,腹痛、便秘、呕吐,故急投以攻下推荡,消除壅塞之剂;再诊时诸证已转缓和,大便已畅,腹痛已减,故将大黄、玄明粉的用量减轻;最后一诊腹已不痛,诸症均近于消除,故完全去掉了玄明粉这种咸寒泻下之品。这正是运用"动变制化"思想,把握住证的传变、转化,抓住随时可能发生变化的主证,予以及时治疗,所以常能取得良效。

中医学不但十分重视疾病的动态变化,而且十分注意疾病的性质变化。在长期密切观察疾病性质变化时,中医认识到不但病邪不同可以引起不同的疾病,即使病邪相同也有时可以出现不同的疾病。古代医家通过长期实践总结出从化学说的规律:病邪虽同,从化各异,从阳化热,以阴化寒。譬如有三个人身体状况相同,在同样条件下因受寒邪侵袭而得病。一个人表现为头项强痛,恶寒发热,身痛无汗,气闷微喘,脉象浮紧等症,而属于伤寒病的太阳表实证。另一个人表现为畏寒怕冷,不发热,腹满而吐,食不下,腹部阵阵作痛,大便稀泄,口不渴,脉象沉等症,而属于伤寒病的太阴里寒证。第三个人初起时微恶风寒,很快即发热而渴、头痛、无汗、微咳、脉象浮数等症,而属于温病的风温卫分证。同受"寒"邪,致病不同。这是由于寒邪侵入之后,随着每个人当时体内阴阳虚实不同而"从化各异"。一般规律是"从阳化热,从阴化寒"。上述的第三个人是阳性体质或当时体内已有积热,故"从阳化热"而形成了温病。第二个人为阴性体质或当时体内已伏有寒邪,故"从阴化寒"而形成了伤寒病的里寒证。第一个人则身体素壮,寒邪自外侵入,人体的卫外之气立即在机体皮表之分与寒邪抗争而形成伤寒病的太阳表实证。病邪不但在发病时可以从化各异,即使在疾病的发展变化过程中,也可以发生从化各异的情况。例如,伤寒病的少阴证中就有寒化证的附子汤证、四逆汤证等,热化证的猪苓汤证、黄连阿胶鸡子黄汤证等的不同。厥阴证中也有厥热进退、阴阳胜复的变化等。中医学非常重视由于个人体质和反应的不同,而使疾病过程产生了千差万别的不同情况,故医者在辨证论治时必须注意到病邪对人体的损害与抗损害斗争中的不同内容,以及人体在一定条件下如何从自己运动的规律中去辨别疾病的证候,预见疾病发展的趋势,从而帮助和调动人体内部的抗损害因素与功能而战胜疾病。总之,只有在临证中善于运用"动变制化"思想和"从化学说",才能提高辨证论治水平。

3. 必须遵照循症求因、治病求本的要求诊治疾病

中医经过数千年的临床实践,在整体观念的指导下,总结了一套通过患者症状,进一步探究人体全身变化情况的方法,后人称此为"循症求因"(亦名审症求因),而把症与因统一起来。例如,"风"的症状是善行而数变,痒、抽搐、掉眩、游走、脉弦等,常与肝有关;而"湿"的症状是病体沉重,缠绵难愈,水肿、浸淫流水、胸闷、纳呆、口黏、恶心、身热不易速退、舌苔厚腻、脉滑,常与脾有关等。医者就可以根据这些因症统一的规律去"循症求因",从分析局部病变的相互关系和症状的特点,而从整体上认识疾病的本质。例如,焦老师曾治疗一名 48 岁的女性患者,发热五十余日,体温昼 37.8~38.5℃,夜38.5~39℃,先恶寒而后发热,热多寒少,口苦,呕恶欲吐,汗出恶风,胸闷,食欲缺乏,大便干燥。虽经西医检查终未确诊。经抗生素等治疗无显效,故请中医诊治。据其寒热往来五十余日不解,苔厚腻、水滑,胸闷纳呆,呕恶欲吐,知为邪居半表半里,膜原伏湿郁久化热,湿热内蕴而致,因伏有湿邪,故缠绵难愈,据此而用和解少阳、化湿清热法,七剂痊愈。由此可见,临证时切不可"头痛医头、脚痛医脚""对症治疗",或"一叶障目不见泰山",必须注意"循症求因"。

在"循症求因"的同时,医者还要注意"治病必求于本"。疾病在发生、发展的过程中有各种不同的症状。这种症状只是疾病的现象，医者必须详细地观察病情，并进行综合分析，透过疾病表面现象抓住疾病的本质，才能确立恰当的治疗方法，取得较好的治疗效果。中医学把人体各种结构和功能，概括成相互制约、相互促进、对立而统一的阴阳两个方面，认为阴阳在互相消长的运动中保持动态平衡，机体才能进行正常的生命活动。如果阴阳失调，就会发生疾病。因此，中医治病的根本目的主要是调整人体阴阳的偏盛偏衰，促成"阴平阳秘"以恢复和保持阴阳的相对平衡。所以在治病法则的总体上，古代医家非常强调着眼于调整阴阳这个根本。明代医家李中梓《内经知要》注解"治病必求于本"时说："病变无穷而阴阳为之体。"又说："洞察阴阳，直穷病体，庶堪司命。"《素问·阴阳应象大论》中说："审其阴阳，以别柔刚，阳病治阴，阴病治阳，定其血气，各守其乡。"例如焦老师治疗一位66岁男性患者，头晕目眩，阵阵耳鸣，双目干涩，视物不清，腰膝酸软，心烦易怒，烘热汗出，偶有舌强语涩，舌质略红、薄白苔少津，脉象略弦细，血压波动于150~200/90~110mmHg，虽服用降压药，然血压不稳定，症状无缓解。焦老师据其为66岁男性，知肾气已渐衰；加上头晕，目眩，耳鸣，目干涩，视物模糊，腰膝酸软，知其肝肾阴虚，肝肾之清窍失于濡养；且心烦易怒，烘热汗出，舌强语涩，知为肝肾不足，水不涵木，肝阳上亢，肝风欲动所致。故治疗上，焦老师不是着眼于"采用大剂量重镇之品"，以求达到降低血压的目的，而是本着"治病求本"的精神，遵唐代王冰"壮水之主，以制阳光"之旨，采用了"滋水涵木""育阴潜阳"，佐以"平肝息风"之法治之，而收效颇佳。患者在全身症状消除后，血压也降到了正常。可见临证时必须注意到"治病必求于本"这个最根本的指导思想。

4. 必须注意治养结合

中医学治疗疾病，不仅注意积极燮理阴阳、整体治疗，并且还十分注意对身体的调养。正如《素问·五常政大论》说："大毒治病，十去其六；常毒治病，十去其七；小毒治病，十去其八；无毒治病，十去其九；谷肉果菜，食养尽之，无使过之，伤其正也。"《脏气法时论》说："毒药攻邪，五谷为养，五果为助，五畜为益，五菜为充，气味合而服之，以补精益气。"《内经》主张服药与饮食调养要配合得当，以达强身却病之效；更指出攻伐大积大聚时，要消其大半即止，攻伐太过则伤人，宜扶正调理，结合饮食调养，所余之积聚，可渐渐自去。

本于这种思想，中医常常把饮食宜忌随时嘱告病家，使其能达到治疗与调养相结合的目的，而令疾病迅速治愈。例如，对于肝肾阴虚、肝阳上亢、肝风内动的患者，嘱其忌食辣椒、胡椒面、葱、蒜等辛辣助火之品外，尚忌食容易动风之鸡肉、鸡汤等。因为鸡为巽禽，其性属风。再如，对于寒邪伤肾入骨致骨松筋挛之尪痹的患者，除了服用补肾祛寒、强筋壮骨之中药治疗外，平时还应多食一些核桃、鹿肉、山药、狗肉、羊肉、肉桂皮、小茴香或金毛狗脊、枸杞子等补肾、助阳、祛寒之物。并且四肢关节处应注意保暖，进行适度的锻炼及运动等。由此可见，俗话所说的"三分吃药七分养"是有一定实际意义的。

总之，"治养结合"也是中医的一大特点，于临证中必须贯彻这种精神，细心嘱告患者，如何调养以达早愈。

（二）五强调

1. 强调"三因制宜"

"因证治宜"即在辨证论治时要根据证候和病情的不同特点而因时、因地、因人制宜。疾病的发生发展是由多方面因素所决定的。时令气候、地理环境，以及个人体质不同，对疾病都会有一定的影响，因此，在治疗疾病时，要把影响疾病的各种因素综合起来加以考虑，做到具体情况具体分析，要根据各个病证所具有的不同的特点，采取相应的不同措施，概言之曰"三因制宜"。

根据不同季节气候的特点而使用药物，称为"因时制宜"。四时气候的变化，春温、夏热、秋凉、冬寒，对人体的生理病理都有一定的影响，至于反常的气候，则更是影响疾病发生发展的重要因素之一。

例如,春天风和日暖,阳气上升,腠理逐渐疏松,即使外感风寒,也不宜过用辛散之药,以免汗出过多;夏天炎热,动则汗出,治疗时应注意清解暑热,保护津液;秋天气候干燥,治疗时应注意滋阴润燥,不适宜过用辛香燥烈的药物,以免重耗津液;冬天寒冷,阳气敛藏于内,腠理致密,若非大热,不得过用寒凉之品,致使阳气更伤;梅雨季节,雨水颇多,气候潮湿,患病每多夹湿,因此,治疗时则应适当加入化湿、渗湿之品。

根据不同区域的地理环境,在使用药物时亦应有所不同,称为"因地制宜"。我国地域辽阔,东、南、西、北、中,地理环境不同,各地的生活习惯有异,对人体的生理病理的影响也不尽相同,故而用药之时亦应有所区别。例如,在我国的西北地区,地势高而寒冷少雨,患病则多燥、多寒,治疗方法宜辛润;而在我国的东南地区,地势低而温暖潮湿,患病则多湿、多热,治疗方法宜清化。同样是外感风寒,在北方的严寒地区,药量则宜稍重;而在南方的温暖地区,药量则应稍轻。

使用药物时,应当根据每个人的年龄、性别、生活习惯、体质强弱、阴阳盛衰等特点,来拟定治疗方法及方药,称为"因人制宜"。例如,年龄不同、生理功能和病理特点亦不同。老年人气血衰少,生理功能减退,故多见虚证或虚实夹杂证,在治疗时,应当注意补虚,即使有实邪存在亦宜攻补兼施,而不宜肆意攻伐,以免损伤正气;小儿的生理功能旺盛,脏腑娇嫩,气血未充,病情转化迅速,故治疗过程中应当注意调护胃气,忌投峻烈之药,若非大虚之证,尤当慎用补剂。用药之剂量亦必须根据年龄的不同而加以区别。药量太小则不足以祛病,药量太大则易伤正气。人的体质有先天禀赋、后天营养和锻炼等情况的不同。若体质强壮耐受性较强者,用药剂量可大一些,反之则可小一些。由于人的体质不同,即使是患同样的病证,用药也要有所区别。如阳虚之体则应慎用苦寒药。妇女在生理病理上有经、带、胎、产的特点,故在治疗时也应加以注意。

由此可见,因时、因地、因人制宜是指辨证论治时,不仅要看到人的整体,还要看到人与自然环境及社会环境都有着不可分割的关系,在体质上又有着先天禀受不同的差异。所以临证时只有善于因时、因地、因人制宜,才能获得满意的疗效。

2. 强调明辨主证及其特性,并辨别证候的转化与真假

辨证的首要目的是要在纷繁的症状中找出主证,并辨出它的特性。中医学认为,在疾病的发生发展过程中,人体的阴阳、气血、脏腑、经络等与病邪作斗争所表现出来的各种证候,其发展变化是不均衡的,其中必然有起着主要作用的证候,中医称这起主要作用的证候为"主证"。找出了主证,就可以进行治疗,但还不能十分准确地给予恰当的治疗,所以辨出主证后,还要辨出主证的特性。举例来说,如果我们辨出"肝脾不和"为主证,治以调和肝脾之法,虽然也可以,但是还要进一步分辨它是因肝旺引起的还是由脾虚引起的。如果是因肝旺、肝气横逆而克制脾胃所致,那么治法应是抑肝扶脾,甚至只用抑肝法就行了。反之,如果是由于脾胃虚弱,肝乘脾虚之机来克制脾胃,那么治法就应是扶脾抑肝。所以笼统地用调和肝脾法而无所侧重,就不会取得理想的效果。

在辨证时除了注意辨出主证和主证的特性外,还要注意辨别证候的转化与真假。中医从"动变制化"思想出发,认为疾病的证候是不停地变化着的,不要认为虚证就永远是虚证,实证永远是实证,而是要随时注意它的变化。例如,高热神昏的阳盛热证,在一定条件下可以转化为四肢厥冷、体温急剧下降、冷汗淋漓、失神不语的阳脱阴盛的虚寒证。反之阴寒之证,在一定条件下也以转化为阳热之证。因此,医者还要注意分辨真寒假热、真热假寒等证。一般说,老年患者或久病、重病患者,如出现发热不宁,口干不欲饮,面红如妆,足膝冰冷,心烦而欲盖衣被,且能安卧,脉象沉细而弱等症状,为真寒假热证。反之,如患者出现神昏,四肢逆冷,有时怕冷而不欲盖衣服,胸腹及腋窝高热而四肢冰冷,口渴能饮凉水,烦躁不能安卧,脉象沉小但重按有力等症状,则为真热假寒证。另外,医者还要注意到"大实见赢状,至虚有盛候"的情况。例如,体壮的患者出现倦怠喜卧,食欲缺乏,头昏少神,身体乏力,舌苔黄厚,大便干秘,脉象实大有力等症,此为真实假虚证。儿童易见此证,小孩本来每日到处玩耍,喜欢吃东西,很有精神,如果因不注意节食而伤食停滞,则可出现不喜玩耍,喜卧懒动,食欲缺乏,头昏倦怠,精神不好,脉象沉滑有力等症。这些倦怠、无精神、喜卧等症,并不是虚证,而是真实证中出现的假虚症状。反之,老年人或久病、重病之人,如突然出现神志十分活跃,言语格外清楚,声音亦较前洪亮,本来不能坐起的患者,突然能坐起且活动有力,过去记不清的事,突然全部说得很清楚,脉象虚、弱、微、散,似有似无。这种情况,俗话称为"回光返照",为元神虚极欲脱,真虚假实之证,是极其危险的证候。应赶紧抢救,或可救于万一。故主证确定后,尚需分辨其真假,是非常要注意强调的。

3. 强调结合运用同病异治、异病同治的原则

同病异治这一治疗原则,最早见于《素问·异法方宜论》,其中说:"医之治病也,一病而治各不同,皆愈何也?岐伯对曰:地势使然也。……故圣人杂合以治,各得其所宜,故治所以异而病皆愈者,得病之情,知治之大体也。"《素问·五常政大论》中说:"西北之气散而寒之,东南之气收而温之,所谓同病异治也。"几千年来,这一治则一直是辨证论治医疗体系的重要组成部分。它既注意了疾病的内外因素的关系,也注意了治疗方法的多样性。因为同一疾病在辨证论治时,除分辨五脏六腑、虚实寒热等情况外,对于同样疾病还要注意根据患者所处的地区、季节、生活习惯、饮食、体质等的不同,采取不同的治疗方法,使"各得其所宜",才能更好地提高疗效,治愈疾病。

历代医家经过长期的临床实践认识到,不但同病可异治,而且异病也可以同治。因为在不同的疾病中可出现相同的病理过程而表现出相同的证候,这时就要运用异病同治的法则,采用相同的治法。如《伤寒论》阳明病中的阳明腑实证与《温病条辨》中的热结阳明证,虽然一为伤寒,一为温病,但因为在疾病发展变化过程中,出现了相同的病理过程而表现出相同的证候,故都可以采用下法,以承气汤为主进行治疗。这就体现了异病同治的治疗原则。但同时医者还要注意到治疗方法的原则性、确定性,不排斥治疗方法的灵活性、可变性。如伤寒病的阳明腑实证与中焦温病的热结阳明证,虽然都用承气汤攻下,但在伤寒病的阳明腑实证中是因为寒邪已经化热,热久则会伤阴,故以辛苦咸寒的大承气汤急下存阴;在中焦温病中,则由于温邪一开始就有伤阴的特点,故在邪入气分而出现热结阳明证时,患者阴分已经受伤,所以在下法中又常加生地黄、玄参、麦冬甘寒滋养之品,合以芒硝、大黄,成为甘寒润下之剂而发展创立了增液承气汤这种适用于温病的下剂。从以上不难体会到,在临床上进行辨证论治时,医者不但要随时注意运用同病异治、异病同治的原则,还要在依法处方时经常注意同中有异、异中有同、灵活变化的用药方法。

总之,同病异治和异病同治的原则,是中医辨证论治医疗体系的重要组成部分,在临床上注意随时结合运用,才能提高疗效。

在临床工作中,焦老师经常诊治西医已经诊治过的疾病,此时他常运用"同病异治、异病同治"这一治疗原则,同时又注意参考西医的诊断与治法,认为这样对中西医结合工作也有很大帮助。例如,同是消化性溃疡,医者要注意分辨有的是肝胃失和证,有的是中焦虚寒证,有的是脾虚肝乘证;同是痢疾,辨证认为有的是湿热证,有的是虚寒证,有的是寒热错杂证。对于同病异证就要异治。反之,不论是脑动脉血栓形成、血管神经性头痛、心绞痛、心肌梗死……只要临床表现为瘀血阻滞证,就可以用活血化瘀法;表现为痰浊壅盛证,就可用降化痰浊法;表现为胸阳痹阻证,就可用助阳开痹法;表现为风痰阻滞证,就可用祛风化痰法、活血通络法。对于这些异病,如辨出是同证,就可以同治。例如,1957年北京的暑温病,焦老师采用了重用白虎汤法,取得了良好效果。1958年因暑季多雨,焦老师改用了苍术白虎汤,才取得良效。两年中同是暑温病,而治法却有异。故而医者在进行辨证论治时,要随时结合运用同病异治、异病同治的原则。

4. 强调据证立法、以法统方、依方选药,莫忘"七要"

立法即确定治疗大法(法则)。这是辨证论治中很关键的一环。立法的正确与否,直接关系到治疗。立法一定要根据所辨证候的病情和治疗需要而确立治疗法则,简称"治则",也叫治疗大法。治则类似作战时的"战略"。《内经》中关于治则的记载颇多,例如"寒者热之,热者寒之,温者清之,清者温之,散者收之,抑者散之,燥者润之,急者缓之,坚者软之,脆者坚之,衰者补之,强者泻之","热因寒用,寒因热用,塞因塞用,通因通用","木郁达之,火郁发之,土郁夺之,金郁泄之,水郁拆之","因其轻而扬之,因其重而减之,因其衰而彰之。形不足者,温之以气;精不足者,补之以味",等等。后人把常用的治则,归纳为汗、吐、下、和、温、清、补、消八种治疗大法,简称"治病八法"。但是在确立了治则之后,才只完成了第一大步骤中的第一阶段。因为这只是考虑出了治疗原则,也可说是刚有了治疗的大方向,还需要进入第二阶段——即根据治则的要求,制订出具体的"治法"。有了具体的"治法","立法"这一大步骤才算完成。治法比治则更细致、更具体,故治法也比治则多得多,也可以说多得没有确切的数字。例如,汗法中有辛温发汗法、滋阴发汗法、引吐发汗法、益气发汗法等;下法中有急下存阴法、咸寒润下法、增液通下法、宣肺通肠法等,不再赘述。治法似含有作战时"战术"的意思。所以治法是治则的具体体现。但在理、法、方、药中的"法"字,却包含着治则与治法的统一。需要强调的是:立法一定要根据所辨出的"证"来立法。

立法之后,要根据立法的要求选方、用药。首先是选方,可在古代或近现代的方剂中,选择符合本治法要求而且组织精妙、切中病情、疗效高的方剂作为基础以备随证加减之用。如找不到合适的成方,就可以按照组织药方的原则去组织新的药方。这时还要注意随证加减,以使之切中病情而进行"用药"的考虑。如果选用成方,则把方中每味药物加以分析,去掉那些对病情或机体不利的药物,再选择加入一些能使方剂更符合治法,更切合病情而能进一步提高疗效的药物。如组织新方,则根据治法的要求,按照组织药方的原则,结合患者具体情况,去深思熟虑地选择药物、组织药方。在选方用药时可参考前人七方(大、小、缓、急、奇、偶、复)、十剂(宣、通、补、泻、轻、重、滑、涩、燥、湿)、君臣佐使(现称主辅佐使),以及四气、五味、十八反、十九畏、相须、相使等组方用药的原则进行周密地思考,更不可忘掉以法统方。

焦老师强调运用前人的方剂,绝不可生搬硬套。组织新的方剂时,也要因地、因时、因人,根据证、法的要求,吸取古今经验选择合适的药物制订药方。总之贵在加减得法,妙在随证变化。他将前人关于方剂加减变化的方法加以归纳,结合个人的经验,提出以下几种方剂加减变化的方法。

(1)加:"加"即在原方上加一二味药,或是加重原方药中一二味药的用量。

(2)减:"减"即是在原方中减去一二味药,或减轻原方中某药的用量。

(3)裁:"裁"如裁衣,即在原方基础上裁去目前不需要的一部分药物。

(4)采:"采"即在保留原方主要药物的基础上,再把其他方剂中功效最突出的或配伍最巧妙的二三味药采摘过来。

(5)穿:"穿"即把所需要的二三个或三四个药方的主要部分,有主次、轻重地穿插起来成为一方。焦老师自拟的麻杏二三汤,就是取麻黄汤中的麻黄和杏仁,再与二陈汤、三子养亲汤配合起来而成的。

(6)合:"合"即把两个或两个以上原有方剂合并,结合起来使用。焦老师在治疗经久不愈的胃脘痛时,常用自拟的"三合汤"。本方即把良附丸、百合汤、丹参饮三个药方合起来用。如痛处固定或有时大便发黑,疼痛较重者,可再合入失笑散,则易名"四合汤"。

（7）化："化"既是方法，亦是要求。上述的加、减、裁、采、穿、合，有时可以单独使用，有时要配合应用，主要注意灵活运用，切忌死板。对所选用的方剂，经过加减、裁采或穿合的变化后，还要注意到"化"，即把经过变化的药方，除再次与证候、治法、人、地、时等多种情况进行分析，校对无误外，还要仔细分析药方中各药的组织配伍和药力比重、用量大小、先煎后下、炙炮研炒等是否合适，各药之间以及与证候、治法之间是否有着有机的联系，能否达到发挥其最大的治疗特长，并纠正其原药的所短等目的，使药方成为比原方更符合治疗要求的方剂。前人把这种经过变化而取得良好效果的方剂，称赞曰出神入化。前人有些有特效的名方，就往往在这"化"中所出。也可以说，"化"是要求把方剂的药物组织、配伍变化与证情、治法达到"化合"的水平，而不是一些药物彼此孤立地"混合"在一起。

总之，运用前人的方剂也好，自己组织新方也好，都必须紧密结合病情，根据治法的要求，以法统方，依方选药，加减变化灵活运用。

焦老师根据自己积累六十余载之宝贵经验，谆谆告诫吾辈：于临床用药之时，切莫忘记以下七个要注意的问题。

（1）要注意辨证论治：中医学几千年来逐步形成了"辨证论治"的医疗体系。它的内容包括理、法、方、药。临床用"药"要组织处方，组织处方要符合治疗"法"则的要求，治疗法则的确立，有赖于辨证论治的"理"论指导。所以理、法、方、药是紧密联系在一起的。要正确地运用辨证论治，应掌握一定的理论知识。在临床用药方面，前人积累了丰富的经验。举例来说，同是热性药，附子的热与干姜的热不同；同是寒性药，石膏的寒与黄连的寒不同；同是发散药，桂枝的发散与麻黄的发散不同；同是滋阴药，麦冬的滋阴与地黄的滋阴不同；同是补肾药，熟地补肾阴，肉桂补肾阳；同是一味柴胡，在甲方中是取它的发散、和解作用，在乙方中则利用它的升提作用。再如同是一味大黄，在不同的药方中又可利用对它的配伍或炮制以及用量大小的变化而改变其治疗作用，等等。医者必须学习和运用这些宝贵的经验和理论,以帮助提高医疗效果。近些年来,有些用动物做实验的报道,也能说明这一点。例如,用滋阴潜阳药对动物神经源性高血压有良效,但如将滋阴药、潜阳药分开试验,则降压效果均差,用桂附八味汤治疗则完全无效。而对肾性高血压,用桂附八味汤治疗的效果良好,用滋阴的六味地黄汤也很好,而单用肉桂、附子则基本无效。

再如用四物汤与八珍汤做动物实验,证明二方对急性贫血状态下的动物,有促进红细胞增生的作用,而八珍汤的效果显著。这说明了"气血双补""阳生阴长"的合理性。

还有人用补中益气汤做实验,证明该方对子宫及其周围组织有选择性收缩作用,并能调整小肠蠕动及肠肌张力恢复的作用,对营养吸收是有直接影响的。关于这些功能的亢奋作用和促进营养吸收的影响,与中医理论"补中益气"是相吻合的。所以,医者要想避免那种不分药性寒热,不注意药量大小、配伍变化,不根据证候虚实寒热、传化传变而呆板硬套的用药方法,就应注意结合辨证论治的理论去运用中药。

(2)要注意配伍变化和用量大小的变化:中药的配伍变化很多。药方中药物配伍的恰当与否,直接影响着治疗效果。例如,麻黄本为发汗药,但如配用适当量的生石膏,则可减少它的发汗作用而发挥其宣肺平喘、开肺利水等作用;荆芥为解表药,如配薄荷、菊花则为辛凉解表药,如配防风、紫苏叶则为辛温解表药;防风可以治头痛,配川芎、蔓荆子则偏于治两侧头痛。再如,黄连配肉桂可治心肾不交的失眠;半夏配秫米可治胃中不和的失眠;大黄配甘草可治刚吃完饭即吐的呕吐。药方的组织,也常因一二味药的加减而增强治疗作用。例如,四君子汤(参、苓、术、草)为健脾补气的方剂,但脾的运化功能差者容易产生胸闷痞满的不良反应。宋代名医钱乙在这个药方中加入了一味陈皮以理气和中,纠正了它的不良反应,名"五味异功散",而成为临床常用的著名方剂。再如,用补中益气汤做动物实验证明,其中升麻和柴胡在药方中对其他药有明显的协同作用,并能增强这些药物的作用;尤其在肠蠕动方面,如去掉这两味药,该方对肠蠕动的作用即减弱;如单用这两药,则无以上各作用。也有人对茵陈蒿汤做了动物实验,发现把茵陈、栀子、大黄(即茵陈蒿汤)三药合起来使用时,才见到胆汁排泄大量增加,并且是量与质的排泄同时增多。再如,有的研究者对55个含有黄连的复方进行了实验和临床观察等研究,结果表明,配伍适宜的黄连复方,确可减少抗药性的形成,提高抑菌效果,增强解毒能力,降低单味药的毒性和不良反应。可见药物的配伍变化非常重要。

药物的用量与疗效也有很大关系。例如,桂枝汤中,桂枝和白芍的用量相等,就有和营卫解肌的作用;桂枝加芍药汤中,白芍的用量比桂枝多一倍,就成为治太阳病误下,转属太阴,因而腹满时痛的方子;小建中汤中,白芍比桂枝的用量多一倍,又配用饴糖,就为温建中焦、止腹中痛的方剂了。厚朴三物汤、小承气汤、厚朴大黄汤,三个药方都由厚朴、枳实、大黄三味药组成,因三药的用量,各方不同,方名则不同,治证亦不同。再如清瘟败毒饮原方中指出:"生石膏大剂六两至八两,中剂二两至四两,小剂八钱至一两二钱;小生地大剂六钱至一两,中剂二钱至五钱,小剂二钱至四钱;川黄连大剂四钱至六钱,中剂二钱至四钱,小剂一钱至一钱半。"并指出:"脉沉细而数者即用大剂,沉而数者,即用中剂,浮大而数者用小剂。"可见用量的变化在处方中占有重要的地位。

另外,药物的用量也与年龄的大小、体重的轻重、病邪的盛衰、身体的强弱、气候的冷暖等,都有着密切的关系。

临床用药如果不注意配伍变化和药量大小的变化,即使立法和处方的大原则基本上是对的,也往往效果不理想,甚或无效。

(3)要注意药物炮制与生用的不同:中药的炮制约有两千年的历史,随着历史的发展,在方法上也不断改进,积累了丰富的炮制与使用经验。中药的炮制虽然已由专门技术人员进行加工,但临床医生也必须掌握炮制对药效的影响,以便于处方时选择应用。例如,生姜发散风寒,和中止呕;干姜则暖脾胃,回阳救逆;炮姜则温经止血,祛肚脐小腹部寒邪;煨姜则主要用于和中止呕,比生姜而不散,比干姜而不燥。再如,当归用酒洗后适用于行血活血,炒炭后则适用于止血。还有石膏生用则清热泻火,熟用则敛疮止痒。地黄生用甘寒凉血,养阴清热;熟用则甘温补肾,滋阴填精。薏苡仁生用偏于利湿,炒用则偏于健脾。大黄生用泻力最大,适于急下存阴;蒸熟则泻力缓,适于年老、体衰须用大黄者;大黄炭则泻力很小,但确能止大便下血。荆芥生用为散风解表药,炒炭则为治产后血晕及子宫出血的有效药物。牡蛎生用平肝潜阳,软坚散结、消瘰疬;煅用则敛汗、涩精、止白带等。仅就以上少数例子即可说明药物生用与熟用在效能上是有区别的,医者在处方选药时要注意根据具体情况灵活选用。

(4)要注意煎服方法:前人在煎药、服药的方法方面积累了不少经验,医者也要注意吸取这些宝贵经验。例如,《伤寒论》中桂枝汤的煎服法:取药一剂用水七杯,微火煎取三杯,除去药渣,温服一杯,约过半小时,再喝热稀粥一杯,以助药力,盖上被,睡卧约两小时,令大汗淋漓,如大汗病必不除。若服这一杯药,病全好了,就停服其余的两杯。若服一杯没有微汗,就缩短服药的间隔时间,再照前法服一杯,约在半天多的时间内可连服三杯。若病情严重,则可不分昼夜连续服用。若服完一剂病证仍有,可再煎服一剂。遇汗难出者,可连服二三剂。大承气汤的煎服法:用清水十茶杯,先煮枳实、厚朴,取五杯,去掉药渣,放入大黄,再煎到两杯时,去掉药渣,放入芒硝,更上微火煮一二沸,分成两次服,服药取得大便泻下后,其余的药就停服。《金匮要略》大半夏汤(半夏、人参、白蜜)的煎服法:上三味,以水一斗二升,和蜜汤之二百四十遍,煮药取二升半,温服一升,余分再服。再如大乌头煎,大乌头五枚,以水三升,煮取一升,去滓,纳蜜二升,煎令水气尽,取二升,强人服七合,弱人服五合,不差,明日更服。再举《温病条辨》中银翘散的煎服法为例:杵为散,每次服六钱,用鲜苇根汤煎药,闻至味大出,就取下,不可煮行时间太长。病重的,约四小时服一次,白天服三次,夜间服一次。病不解者,原方再服。还有的药方如"鸡鸣散",则要求在凌晨3时左右服用才有效果,等等。

从以上例子中可以看出,煎药方法、服药方法,都对治疗效果有很大的影响。所以医者不但要注意药物的炮制、配伍、方药的组织等,还必须注意药物的煎服方法,才能取得很好的效果。概括起来说:解表药宜急火,煎的时间不要太长(15~20分钟),2~4小时服药一次,病好了则停服。补益药宜慢火久煎(30~40分钟),每日早晚各服一次,可比较长期地服用。攻下药宜空腹服。治上焦病的药宜饭后服。治下焦病的药宜饭前服。治中焦病的药宜在两顿饭之间服。急救服药,以快速为主,不必拘泥时间。这是仅就一般而言,具体的煎服方法,还应根据病证的具体情况而定。总之,医者必须仔细分析病情,根据自己处方中药物组织的要求,详细嘱告患者家属,怎样煎药,哪些先煎,哪些后下,饭前服还是饭后服,约几小时服一次,共服几次……绝不可罔顾病情及药方组织要求,而死板地照常规服药,不管外感、内伤,都是早晚各服效。医生遇此情况,如不究其由,而另开一方,则将耽搁病程。

(5)要注意药方的随证加减:前人在长期医疗实践中,不但在每味药物的性味功能方面积累了丰富的经验,还创造了许许多多有效"方剂",通过方剂的组织,把药物配伍起来应用,从而提高了医疗效果。这些方剂的内容理论和组织方法,是中医学中极为宝贵的遗产,我们一定要继承和发扬它。但是在使用前人方剂时,医者也要注意随证加减,不可拘泥刻板地生搬硬套,原方照抄。例如,有的医生开了一张四物汤用来调月经,原方中的药物一味也不敢增减,对月经赶前并且血量过多的也不敢减少川芎的用量,或去掉川芎,加入艾炭等;对月经错后甚至两个多月才来一次的也不敢加重川芎,或加入红花等;对血分有虚热的也不敢把熟地换成生地。还有的人开八正散,对大黄的用量不敢增减,更不敢去掉,以致造成患者淋病未愈又变成了泄泻。甚至有的人开方连生姜三片、大枣四枚,都不敢动一动,等等。这样的药方疗效是不会理想的。前人批评这种情况叫做"有方无药"。意思是说,你虽然找到了前人的一个有效方剂,但你没有根据患者的具体情况去加减药物,所以效果不会好。

也有另一种情况,有的医生在开方时不去借鉴前人有效的方剂和组方原则,而是对头痛开上川芎、菊花,脚痛开上牛膝、木瓜;患者还有些眼花,再开上决明子、石决明;患者还有些消化不好,再开上焦三仙;还有点肚子胀,再开上木香、槟榔……根据症状现象,开上十味八味药,药与药之间缺乏有机的联系,没有主药、辅助药的分别,没有药物的配伍变化,没有使它们互纠其偏的配合,未曾辨证立法,缺乏理论上的连贯性,这样的处方效果也不会理想。前人批评这样的情况叫做"有药无方"。意思是说只有头痛医头、脚痛医脚的各种药物,没有方剂的组织原则或前人有效方剂的借鉴,疗效也不会好。

医者最好按照辨证、立法的要求选好一张比较有效的处方,然后根据患者具体情况,再把方中的药味加以分析,如有不符合目前病情要求的,就把它减去,如需要再加入一两味药的,就选一二味符合辨证、立法要求,能在这个方剂中起到互相配合、相辅相成,不会影响本方总的治疗要求的药物,加进来以提高疗效。前人的经验认为这种情况叫做"有方有药"。意思是说,你开的药方,既符合辨证、立法的要求,又有前人有效方剂的借鉴,或是按照方剂组织的原则,根据理、法的要求,组织成了方剂,选用了比较恰当的药物,药与药之间有着有机的联系,这样的药方就会达到满意的效果。例如,辨证为少阳证,立法是和解少阳,选用方是小柴胡汤加减,在开方时要考虑到如患者口渴明显的,就去掉半夏,加天花粉以生津液;如胸中烦热而不呕的,就去掉半夏、人参,加瓜蒌以荡郁热;如腹中痛的,就减黄芩,加白芍以益中祛痛;如口不渴,外有微热的,去掉人参,加桂枝以解肌表;病情较重的用量要稍大些,病情较轻的用量可稍小些,夏季生姜可略少,冬季可略多等,但总的药方组织没有脱离和解少阳以退半表半里之邪的立法要求。

综上所述,运用中药,要组成方剂。方剂组织是有一定原则的,而方剂的运用又是极其灵活的,需要随证加减变化。当然,这种灵活变化,也不能漫无边际,必须符合辨证、立法的要求。同时疾病的过程在不断地变化,这一阶段需加减这些药,另一阶段则又需加减另一些药。所以运用中药时,要注意方剂的变化,药物的随证加减,对提高疗效是有很大帮助的。

(6)要注意结合运用现代科研成果:事物在发展,历史在前进,用现代科学方法对中药进行研究的丰硕成果也越来越多。医者要及时将这些成果运用于临床,赋予"辨证论治"以新内容,促进中西医结合,提高医疗水平。例如,金银花、连翘、鱼腥草、蒲公英、紫花地丁、黄连、栀子、黄柏等,均有明显的抗菌作用;黄芪有强壮保肝等作用;鹿茸含有雄性激素为全身强壮药;白芍、马齿苋对痢疾杆菌有较强的抗菌作用;北五加皮有类似毒毛旋花子苷 k 的作用;人参、五味子具有"适应原"样作用等("适应原"样作用系增强机体非特异性的防御能力,这种作用是对机体有利的)。医者在组织药方时,可根据病情,结合这些科研成果而选择药物,以进一步提高疗效。同时还要注意,医者应尽量结合中医辨证论治的原则去选择应用,不可生搬硬套。例如,中医的虚寒痢,单用黄连、白芍、马齿苋等去抑制痢疾杆菌,往往效果不理想,如同时结合中医对"虚寒"证的治疗原则,加用干姜、吴茱萸、附子、白术、党参等温补脾肾的药则容易取得效果。再如服用五味子粉剂,可使肝炎患者升高的谷丙转氨酶下降至正常,但停药二三周后,多又上升。如结合辨证论治,随适应证的汤药冲服,则疗效巩固,多不再回升。所以医者既要积极运用现代科研成果,又要注意掌握中医辨证论治的方法,还要"古为今用,洋为中用""推陈出新",使中西医的长处结合起来,把辨证论治提高到崭新的阶段,促进中医学的发展,有利于我国统一的新医学新药学的早日形成。

(7)要尽量认识中药饮片:对于中药经过加工后放在药斗中配药方的饮片,医者应尽量争取能辨认一二百种。在学习辨认饮片的过程中,医者能加强对药物性状、炮制、质地、气味等的了解,这对临床处方选药有很大的帮助。过去,有的人曾对中药性状、质地等不甚了解,而出过一些偏差。例如在汤药方中开蛤蚧一对;有的开羚羊角一支或一对,也有的开 10~15g;有的认为乌贼骨(海螵蛸)是骨头,一定体质很重,一开就是 30~60g;对代赭石不知其重,对海浮石不知其轻,用量开不准确;甚至把胡芦巴(本来是一种植物的种子)当作葫芦的蒂把儿;把破故纸(补骨脂)当作破旧窗户纸让病家去找等。以上说明,医者能认识中药饮片,是对临床用药有很大的帮助。

总之,事物是互相关联着的,所以医者临床用药,并不是只开完药方就可以取得理想的疗效,必须注意各方面的配合,抓好各个环节,才会有较好的效果。

5. 强调在继承四诊的基础上进一步发展

焦老师强调要四诊合参诊治疾病,并吸取现代科学方法和西医的有关内容,为把中医的四诊八纲发展成五诊、六诊、九纲、十纲而努力。

切脉,虽然是中医的一大特点,但并不是"切"诊的全部内容,还有切头、切腑、切足等,所以只凭切脉去辨证论治是不全面的,因为病情与脉象有相符合者,也有不相符合者。故临床时医者必须把用望、闻、问、切四诊方法得来的材料互相参考、互相佐证,来详辨证候,才能辨证正确。只有辨证正确,才能订出正确的治法,选出正确的方药,迅速治愈疾病。可见临证时医者必须四诊互相印证,才能比较全面地辨认证候。前人把这种诊法称为"四诊合参"或"四诊互参"等。这是辨证论治时所必须重视的。虽然医者在临床上诊治疾病时,也有时"舍症从脉",但这往往是在特殊情况下,并且也是经过"四诊合参"以后才确定的。所以不要片面地强调"舍症从脉",以此作为借口而忽略"四诊合参"。总之,学习四诊可以分开来学,但在临床运用时,一定要四诊互相参证,密切结合起来应用。这是在临床上进行辨证论治时所必须注意的。

几千年来，历代医家运用四诊方法解决了对疾病的辨证论治问题，并且使它的内容越来越丰富，至今仍是中医战胜疾病的主要法宝，这是十分肯定的。但今天来看，它也存在着不足之处。概括起来说，主要是不易掌握、不易普及、缺乏量化指标。例如，望面色的"晦暗""无光泽""面黄""面青"等，望舌的"红""绛""紫""暗""淡"等，在科学不发达的过去，只好跟随老师在患者身上慢慢体会，需要多年才能掌握运用。在科学发达的今天，就需要各方面的科学家与中医学家共同研究，发明创造光、电检查仪，能把上述这些变化记录下来，或做更详尽的分类、对比等。在进行检查时，能够记录下来，以便做治疗前后或病情变化的前后对比，这将对总结经验、提高理论水平、促进医学发展，有极大的帮助。另外中医的脉象，也非常不易掌握，前人传下来的 28 种脉象，有的不易分辨，诊脉时容易带有主观性，所以没有十几年或几十年经验，很不易熟练掌握，甚至有的医生一生也见不全 28 种脉。而中医脉象仪器的出现在一定程度上提高了诊脉质量和教学质量，但其和临床实际仍有一定差距。总之，有数据量化指标的望诊、闻诊、切诊，才有利于辨证论治的发展提高。即使是问诊，也要随着历史的发展而增加新的内容。另一方面，科学发展到今天，只用原来四诊的方法诊断疾病，已明显不足，必须加以补充。例如对于"泌尿系结石"的患者，通过望、闻、问、切四诊所得进行辨证分析，只能认识其为"石淋"，而"石"有多大却不知，待石排出后方能看明白。而借助西医学的 X 线腹部平片、B 超等检查方法，则可知"石"在何处及其大小，以帮助诊断与治疗。再如对于冠心病、心肌炎等心脏疾病的患者，医者虽能运用望、闻、问、切的四诊方法来辨别是胸痹还是心痹，进行辨证论治，症状完全消除后，就可认为临床痊愈，但参考心电图、超声心动图以及血脂代谢等检查，尤其是心电图治疗前后的比较，不但使病情变化更清楚，而且更能肯定中医药的疗效。又如肺结核的患者，医者运用四诊方法辨证论治，确能得到显著的效果，但不知病灶是否好转，是否有传染性等。此时医者采用西医学的 X 线、痰中结核菌以及验血等检查,就可以进一步了解疾病的程度、性质,以及是否具有传染性,必要时还可以配合西药的治疗,进一步提高疗效。总之,及时采用现代科学的检查方法和西医学的某些诊治措施之长,以补中医药学之短,可以赋予辨证论治以新内容,促进其发展,也更利于中西医结合的发展。因此,大家除了努力继承发扬中医学外,还要努力研究如何利用光学、电学、超声波、红外线、分子生物学、仿生学、电子计算机、气象学等近现代科学方法,积极研究能够反映出中国医药学辨证论治特点的新仪器、新方法,同时吸收西医的诊断学、治疗学、疾病学等有关内容,充实中医药学的内容,为将中医的望、闻、问、切四诊,发展为五诊、六诊,把阴、阳、表、里、寒、热、虚、实八纲,发展为九纲、十纲而努力。

二、创议"尪痹"及诊治规律

(一) 创议"尪痹"

尪痹之名乃焦老师根据《黄帝内经》《金匮要略》《医学统旨》《医学入门》等有关的论述,经过多年的反复推敲而创立的。对于关节变形的痹证,古代医家也已认识到在痹证中尚有区别于行痹、痛痹、着痹的情况,但诸医家各持己见,各立其名,有的称骨痹、肾痹,有的称历节、白虎历节,也有的称顽痹、鹤膝风、骨槌风等。总之,都缺乏系统深入的论述和统一的名称。焦老师在学习和继承前人各种论述的基础上,参考当代文献,结合多年的临床体会,对这种关节变形、骨质受损、筋缩肉卷、脊背弯曲的痹证的病因、病机、证候、脉诊、治法以及方药的加减变化,进行了归纳整理。在 1981 年 12 月于武汉召开的"中华全国中医学会内科学会成立暨首届学术交流会"上提出了"尪痹"病名,从而补充了《内经》"痹论"中仅有行痹、痛痹、着痹、热痹(痹热)不同分类的不足,使中医学的痹证理论又有了一定的发展。从临床实践来看,尪痹不但包括了类风湿关节炎（rheumatoid arthritis，RA）、强直性脊柱炎（ankylosing spondylitis，AS），也可以包括现代医学中一些有关节疼痛变形、骨质受损的疾病，如大骨节病、结核性关节炎、氟骨病等。但其中以类风湿关节炎最为多见，临床中诊治的此种病例也最多。

尪痹乃痹证之一，其与痹证具有共同的病因病机，即"风寒湿三气杂至，合而为痹也"。这一病因病机为历代医家所公认。然而，焦老师对"合而为痹"之"合"字却有独到见解。他认为此"合"字，除说明风、寒、湿三邪相合错杂而至，可使人致痹外，还有以下三种含义：①痹证不仅是风、寒、湿三气杂至，还要与皮、肉、筋、骨、血脉、脏腑的形气相"合"才能为痹，正因为有各种不同的"合"，故而形成了不同的"痹"；如合于皮者为皮痹，合于肉者为肉痹（肌痹），合于筋者为筋痹，合于心者为心痹，合于肝者为肝痹……总之，不能与风、寒、湿三气杂至相合者，则不能为痹。②风、寒、湿三气杂至不但可与皮、肉、筋、骨、血脉、脏腑之形气相合而为痹，还因与不同季节各脏所主之不同的时气相"合"而为不同的痹。如春季感受风、寒、湿三邪，则容易与肝所主之春气相合而发为筋痹；冬季感受风、寒、湿三邪，则容易与肾所主之冬气相合而发为骨痹等。③"合"字还有内舍于五脏之"合"的意思。若筋痹、脉痹、肉痹、皮痹、骨痹病久不愈，复感受三邪则内舍于所合之脏而成肝痹、心痹、脾痹、肺痹、肾痹之疾。焦老师对"合"字深刻、全面的理解，对于创建"尪痹"的病名和分析其病因病机，以及寻找出本病发生、发展、转归、治疗的特点奠定了中医理论基础，发挥了整体观和动变制化思想的特长。

焦老师还认为尪痹之所以能致"尪"，乃是因为它除具备"风寒湿三气杂至，合而为痹"的总病机外，还具有与其他痹证不同的特点。①寒湿之邪深侵入肾：由于先天禀赋不足或后天失养，房劳过度以及妇女月经病、产后等而致肾虚。肾为寒水之经，如三邪侵入寒湿偏盛，寒湿之邪与肾同气相感，则易乘虚深袭，入肾入骨，痹阻经络，血气不行，关节闭涩，肾不养肝，筋乏淖泽，筋骨失养、渐至筋挛骨松,关节变形不得屈伸。因"督脉贯脊属肾",若寒邪深侵入肾,殃及督脉,督阳被伤,阳气不化,骨髓不充,必致脊柱僵直、弯曲变形,不能直立而腰弯项垂、背突、身体尪羸,终成废疾。②冬季受邪,寒湿入肾:骨气旺于冬,寒为冬季主气。冬季感受三邪,肾先应之,寒邪与肾同气相应,邪气伤肾入骨,致骨重不举,酸削疼痛,久而关节肢体变形,形成尪羸难愈之疾。③痹证久而不愈,复感三邪,寒湿深侵:痹久不愈,复感三邪,恰值冬春寒冷之时,或居寒湿之地,寒湿偏颇,寒风气盛,挟湿深侵,内侵所合之肾肝两脏。骨主骨,肝主筋,肝肾同源,互为影响,筋骨同病,渐至筋挛骨松,关节变形,脊柱伛偻,其人尪羸、难以行走。由此可见,尪痹的发病特点,主要是三邪深侵入肾,肾主骨,故发生骨质受损,关节变形。三邪未侵入肾者,虽久痹不愈,也不会产生骨质受损变形。所以尪痹的发病机制,要比风、寒、湿、热痹更为复杂,病邪更为深入,症状更为严重,并波及肝、脾、督脉致骨损筋挛肉削脊强,且病程长、寒湿、贼风、痰浊、瘀血互为交结,凝聚不散亦可加剧病情变化,使病情加重、发展。

经过长期的临床观察,医家发现属于中医"尪痹"范畴的强直性脊柱炎的患者以青年男性为多,而类风湿关节炎的发病则以女性为多见。国内外资料均有同样的统计与记载。但其原理,多未阐述,焦老师用中医学的理论对此进行了探讨与解释,认为尪痹发病之关键在于风寒湿邪深侵入肾伤骨。而女性具有月经、白带、崩漏、孕胎、生产等特点,此皆与肾、肝、冲、任诸脉有关。经、带、崩、漏、胎、产之疾皆可伤肾,所以三邪乘虚而入的机会比男子多。况且女性属阴,寒湿之邪亦属阴,同气相求则易发病,故临床中属于尪痹范畴的类风湿关节炎,以女性发病率高于男子。督脉督一身之阳,贯脊通膂在腰部与肾相连,年轻男性或因先天禀赋不足,或因过劳伤肾,或因房劳伤精损肾,致使肾气亏虚,寒湿入侵,真阳不布,督脉失养,督脉伤而脊强且痛。男性属阳,同气相感,督肾受伤,故易患此肾督阳虚寒盛之证。因而强直性脊柱炎的发病率以青年男性为高,北京协和医院曾小峰团队在回顾 2005—2019 年强直性脊柱炎流行病学调查,强直性脊柱炎患病率的男女比例为 2.8∶1(0.42%∶0.15%),证实了这一说法。在临床诊疗中,强直性脊柱炎以男性为主的特点也确能指导本病的诊疗,并为今后研究指明了新的思路。焦老师对进一步认识和研究此类疾病,提出了新的看法,鞭策后人去参与、去研究、去寻找病因病机的新的依据。

焦老师博览群书、深研经典,提出的上述观点,是前人所不曾明确论述的。这再次说明,其在病因病机的理论上推动了痹病学的发展。

(二) 尪痹的诊治规律

尪痹是一种具有特定病机、独立证候的疾病。焦老师经长期临床实践总结出尪痹的临床证候、治疗原则、处方用药的特殊规律性。

1. 临床证候的规律性

尪痹除具有风寒湿痹共有的症状——关节疼痛、肿胀、沉重及游走窜痛等外,还具有病程长,疼痛剧烈,痛发骨内,骨质受损,关节变形,僵直蜷挛,屈伸不能的特点。因病邪深侵,久病入血,血属阴,寒湿之邪亦属阴,故本病多在夜间疼痛剧烈,临床上多见沉弦、弦滑、沉弦滑等脉象。弦主痛。鉴于肾虚为本,故有 70% 左右的风湿病患者,表现出尺脉弱小。焦老师根据多年的临床观察,通过多次分析总结,归纳出尪痹常见的三种证候。其中最常见的为肾虚寒盛证——其特点是喜暖畏寒,易疲倦不耐劳,腰膝酸软或腰腿疼痛,晨起关节僵硬感,舌苔较白,脉多沉细带弦,尺脉多弱。第二种证候为肾虚督寒证——腰、脊、项痛而僵直,弯曲变形,髋痛两腿外展受限不能直立,舌苔略白,脉沉弦细,尺脉弱。第三种证候为肾虚标热轻证——其特点为自觉夜间关节疼重时喜将患处放到被外,似乎痛轻些,然而久则痛反加重,又速放入被内,手足心时感发热,痛剧关节或微有发热感,但皮肤不红,倦怠乏力,口干便涩,舌质微红、苔微黄,脉沉弦细略数。此证常在阳气渐复,部分邪气有欲化热之势时见之,虽比第一种证候较为少见，但比下述的证候要多见。第四种证候为肾虚标热重证——其特点为关节疼痛而有热感，局部皮肤亦略发热发红，喜将患处放于被外，但放久受凉后疼痛加重而又收回被内，如此反复，伴口干咽燥，五心烦热，小便黄，大便干，舌质红、苔黄厚而腻，脉滑数或弦滑数。然此证又能别于热痹。(热痹病程短、无关节僵直变形、关节红肿热赤而疼痛……)此证在邪气郁久化热，或久服助阳药后，阳气骤旺，邪气从阳化热时，可见之，但北方较少见。

2. 治疗原则的规律性

焦老师提出了尪痹的治疗原则：以补肾祛寒为主，辅以化湿散风、养肝荣筋、活瘀通络、强壮筋骨。他认为肝肾同源，补肾即能养肝荣筋；祛寒、化湿、散风，促使风寒湿三气之邪外出，活瘀通络又可达祛瘀生新之目的。若出现邪欲化热之势时，则需减少燥热之品，而加用苦坚清润之品；若出现已化热之证，则需暂投以补肾清热药，待标热得清后，再渐渐转为补肾祛寒之法，以治其本。另外，焦老师还特别提出，要时时注意调护脾胃以保后天之本，尪痹的治疗原则深寓于《内经》所指出的"治病求本，急则治标、标本兼顾"的治疗大法之中，而又充实和发展了它的具体内容。

3. 处方用药的规律性

根据治疗原则，焦老师拟定了四个处方供临床辨证选用。

(1) 补肾祛寒治尪汤：本方以《金匮要略》桂枝芍药知母汤合《太平惠民和剂局方》虎骨散加减化裁而成，适用于肾虚寒盛证。方中以川续断 12~20g，补骨脂 9~12g，熟地黄 12~24g，制附片 6~12g，补肾祛寒、填精补血、滋养肝肾、强壮筋骨，为主药。以骨碎补 10~20g，淫羊藿 9~12g，炙虎骨 9~12g(另煎兑入)(现已禁用)，白芍 9~12g，威灵仙 12~15g，助肾阳、壮筋骨、散风寒、通经络、缓急舒筋，为辅药；以防风 10g，麻黄 3~6g，苍术 6~10g，知母 9~12g，炙山甲 6~9g，伸筋草 30g，赤芍 9~12g，松节 15g，土鳖虫 6~10g，散风寒、祛湿浊、活血化瘀、通经散结、舒筋活络、滋肾清热，为佐药；更以牛膝

12~18g,强筋骨、散瘀血,引药入肾肝为使药。

如遇上肢病重者,可去牛膝加片姜黄 9~10g,羌活 9~10g;瘀血明显者,可加血竭 0.7~0.9g(分冲),或加活血止痛散 1/3 管冲服,或加制乳香、没药、皂角刺各 6g,或加红花 10g,或加苏木 15~20g;腰腿痛明显者,可去松节、苍术,加桑寄生 30g,并加重川续断、补骨脂用量,且随汤药嚼服炙胡桃肉 1~2 枚;肢体关节蜷挛僵曲者,可去苍术、防风、松节,加生薏苡仁 30~40g,木瓜 9~12g,白僵蚕 10g;关节疼重者:可加重附片用量(15g 以上时需先煎 20 分钟),并加草乌 6~9g,七厘散 1/3 管随药冲服;舌苔白腻者,可去熟地黄,加砂仁 3~5g,或加藿香 10g;脾虚不运,脘腹胀、纳呆者,可去熟地黄,加陈皮、焦麦芽、焦神曲各 10g,或加千年健 12~15g;有低热或关节发热者,减少桂枝、附子用量,去淫羊藿、苍术,加黄柏 10~12g(须黄酒浸 3~4 小时,效朱丹溪"潜行散"之意),加地骨皮 10~12g,或知母加至 12~20g,或加秦艽 15~30g。

(2)补肾强督治尪汤:熟地黄 15~20g,淫羊藿 9~12g,金毛狗脊 30~40g,制附片 9~12g,鹿角胶(烊化)10g,川续断 12~18g,骨碎补 15~20g,羌活、独活各 10g,桂枝 12~20g,赤芍、白芍各 12g,知母 12~15g,土鳖虫 6~9g,防风 12g,麻黄 3~9g,干姜 6~9g,怀牛膝 12~18g,炙山甲 6~9g。

方解:本方以补肾祛寒治尪汤加减化裁而成。方中以熟地黄补肾填精;淫羊藿温补肾阳,除冷风劳气;金毛狗脊坚肾益血,壮督脉,利俯仰。以上共为主药。制附片补肾助阳,逐风寒湿;鹿角胶(霜)益肾生精,壮督强腰;川续断补肝肾,强筋骨;骨碎补补肾壮骨,行血补伤;羌活散风祛湿,治督脉为病、脊强而折;独活搜肾经伏风;桂枝温太阳经而通血脉。以上共为辅药。赤芍散血滞;白芍和血脉;知母润肾滋阴,以防桂、附之燥热;土鳖虫搜剔血积,接骨疗伤;防风祛风胜湿,善治脊痛项强;麻黄散寒祛风,疏通气血;干姜逐寒温经。以上共为佐药。怀牛膝引药入肾,治腰膝骨痛;炙山甲散瘀通经,引药直达病所。以上共为使药。

临证加减：①若腰痛显著，则加桑寄生 30g，杜仲 12~15g，并加重川续断及金毛狗脊的用量，且随药嚼服 2 枚炙胡桃肉。②若项背痛明显，加葛根 12~18g，并加重羌活的用量。③若寒盛痛重者，可加重制附片的用量，并加草乌 6~9g，七厘散 1/3 管随汤药冲服。④若身体拘挛、脊背发僵，则可加片姜黄 9~12g，白僵蚕 9~12g，生薏苡仁 30~40g，苍耳子 6~9g；若腰脊僵硬如石者，可再加急性子 3~5g。⑤若舌苔厚腻者，可减少熟地黄，去鹿角胶，加鹿角霜 10g，砂仁 3~5g。⑥若脾虚不运、脘腹胀、纳呆者，可去熟地黄，加陈皮 10~12g，焦麦芽 15~30g，焦神曲 12~15g，或加千年健 12~15g。⑦若有低热或药后咽痛口干、便干、口渴者，去干姜，减少桂枝、附子用量，加黄柏 12~15g（须黄酒浸 3~4 小时，取朱丹溪"潜行散"之意），生地黄 15~20g，地骨皮 10~12g，秦艽 15~20g。⑧若骨质受损严重、关节僵化，已成"尻以代踵、脊以代头"之势者，则可加透骨草 20g，寻骨风 15g，自然铜（醋淬、先煎）6~9g，用其代替虎骨以强骨祛风。⑨对于病程缠绵、久而不愈痰湿重者，可加白芥子 6~9g，以化顽痰搜风邪，加苍耳子辛通窜透以引药入骨。⑩髋关节活动受限、两腿屈伸不利者，加伸筋草 30g，生薏苡仁 30g。

（3）加减补肾治尪汤：本方适用于肾虚标热轻证。肾虚寒盛证经过治疗与休养后阳气渐振，部分邪气有欲化热之势，则会出现肾虚标热轻证。此时一定要在补肾祛寒治尪汤中减去温燥之品——减制附片为 3~5g，减桂枝为 6~9g，减麻黄为 2g（若汗多者可以去掉）；去熟地黄、淫羊藿、苍术、防风、松节，加入苦以坚肾，活络疏清之品——即加生地黄 15~20g，酒浸黄柏 12g，忍冬藤 15~30g，络石藤 20~30g，红花 9~10g，桑寄生 30g，生薏苡仁 30g。方中仍保留川续断、补骨脂、骨碎补、知母、赤芍、白芍、独活、威灵仙、炙山甲、土鳖虫、伸筋草等补肾、祛风散寒、化湿，为治本之药。

（4）补肾清热治尪汤：本方适用于肾虚标热重证。本方一改补肾祛寒为主之组方原则,乃为急则治其标热之邪的暂用方剂。方中以川续断 15g,炒黄柏 12g,地骨皮 10g,赤芍 12g,补肾清热为主药;桑枝 30g,秦艽 20~30g,忍冬藤 30g,络石藤 30g,蚕沙 10g,威灵仙 15g,清热祛风除湿,且藤蔓能达四肢通经络为辅药;以羌活、独活各 6~9g,白僵蚕 9g,制乳香、制没药各 6g,土鳖虫 9g,红花 10g,祛风胜湿除僵、活血散瘀、解痉散结为辅药,使以透骨草祛风除湿,引诸药深透骨中,搜剔入骨之邪。服此方待标热之邪清除后,即据辨证论治的原则,渐渐转入补肾祛寒法为主,以治本收功。另外,焦老师还强调:①鉴于虎骨已被禁用,常以透骨草 15~20g,寻骨风 15g,自然铜 6~9g 同用来代替。②尪痹病情严重、病程亦长,万勿操之过急,昨方今改。只要辨证无误,服药亦无不良反应,则应持续服 50~100 剂,疗效显著时,还需把汤药 4~5 剂共研细末,每日 3 次,每次 2~3g,用温黄酒或酒水各半,或温开水送服,以便长期服用,加强疗效。

　　焦老师精心研究制订的以上治尪痹的四个处方及其加减法,通过临床多次验证,均收到良好效果。四百多例患者的病因统计也说明尪痹的发病以寒湿为主。事实告诫我们,临证时切不可忘记辨证论治的原则,只有辨证准确、治法精当,方能取得满意疗效。焦老师运用上述理、法、方、药于临床实践,在治疗的千余例患者中,有效率可达 90% 左右。这充分证明了它确实具有规律性,能重复其疗效,丰富了临床实践,并对用现代科学手段研究本病提出了新的思路,起到了启迪的作用。

三、辨析胸痹、心痹异同,探究心痹诊治

　　中医之"心痹"系五脏痹之一。其病证记载始见于《内经》。如《素问·痹论》说:"心痹者脉不通,烦则心下鼓,暴上气而喘,嗌干善噫,厥气上则恐。"《素问·脏气法时论》说:"心病者,胸中痛、胁支满、胁下痛、膺背肩胛间痛,两臂内痛。"《灵枢·五邪》说:"邪在心,则病心痛。"究其病因,或由于脉痹日久不愈重感外邪,或思虑伤心

气血亏虚,心气痹阻脉道不通所致。今天看来这些症状可见于西医学的冠心病或其他一些心脑血管疾病中,近人论冠心病、心绞痛,多从"胸痹"而论治。然而焦老师却认为《内经》中虽曾提到了胸痹,但其辨证论治却是汉代张仲景先师在《金匮要略》中才正式提出,并且进行了专门的论述。至于心痹与胸痹的关系,焦老师认为胸痹较心痹所涉的范围更广泛,更复杂。胸痹可包括心痹,但心痹不能包括胸痹。二者密切相关,实属同中有异,异中有同之病。临床中胸痹可见"喘息、咳唾、胸背痛、短气""不得卧、心痛彻背""心中痞""胸满,胁下逆抢心"等;心痹可见"暴上气而喘""病心痛""胸中痛、胁支满""心痛引背"等,总之两者皆有心肺相关的证候。心、肺同居胸中,心主血,肺主气,古医籍中论:"手少阴心经起于心中,出属心系……复从心系却上肺,下出腋下。"肺主治节,肺朝百脉,心之血通于肺。心为君主之官,肺为相傅之官,两者相辅相成,相互为用。气行则血行,气滞则血凝。故心肺两脏生理相关,病理亦相联。对于心痹与胸痹于临床证候所见既有各自的特点,又有相同之处,便不难理解了。《内经》中已明确指出"心痹者,脉不通",焦老师认为将冠心病、心绞痛、心肌梗死、心肌炎等心血管疾病归属于"心痹"之范畴,仍较归属于病涉范围较广之"胸痹"范畴,意义更为明确。

无论是内伤七情,外感六淫,还是脏腑诸病的传化等,均可以发生心痹。但概括起来,心痹之病因病机最常见的是:多因年迈体弱,气血亏虚,心阳不振,气血不得宣畅,血脉受阻发为心痹;或因寒邪伤人,气血涩滞,脉痹不通而发为心痹;或因忧思过度而伤神,神伤则心虚,虚则邪易干之,气血瘀滞而发为心痹;或因膏粱厚味、油腻醇醴、过食生冷等致使脾胃损伤,运化失司,聚湿成痰,痰阻脉络,痰浊上犯,阴乘阳位,阳气不布,血脉痹阻发为心痹;或痰湿浊邪从阳明炅热之性而化热,形成痰热浊火,上蒙心窍、心窍不利,脉道涩滞亦可发为心痹。以上诸病因病机既可单独存在,亦可二者或三者并存,交互为患。病情进一步发展,气血闭阻,心脉不通,可心胸无猝然大痛而发为真心痛；如心阳受遏，心气不足，胸阳不振则可见心动悸、脉结代；若心肾阳虚，水邪泛滥，水饮凌心射肺，则可出现咳喘、短气、肢肿等证。

自古代诸名贤至现代各医家均认为心与脾胃关系甚为密切，从而渐渐形成了"心脾同治"与"心胃同治"之大法。然深究其理，似叙述不详。焦老师根据《素问·平人气象论》"胃之大络，名曰虚里，贯膈络肺，出于左乳下其动应衣，脉宗气也"的理论，明确指出：胃与心有着密切关系。故纵恣口腹，暴饮暴饱，纳食过多，或中焦食滞，痞壅难消，胃失和降，积气上逆，虚里失常，宗气不行，心血受阻，脉道不通，心气不得宣行而发心痹，出现上腹及心胸疼痛。并再次忠告医者：临床上遇有胃痛呕哕，心胸痞塞堵闷之证，需详加辨认是否心痹，切勿误诊为胃脘痛。焦老师之见解丰富并发展了中医心痹之病因病机及辨证论治的内容，并解释了西医学的"酷似胃痛之心肌梗死"及"饱餐后易诱发心绞痛"之道理。

心痹之辨证特点属"本虚标实"的观点在国内颇多。至于本虚与标实之具体含义与临床证候类别，尚有不同见解。有的主张以补为主，以补为通，通补兼施。或用通阳宣痹之法，或用补气养血之法，或用扶阳抑阴之法，或用活血消水之法，或用补肾养肝之法；有的主张气阴两虚为其发病之根本，故治用益气养阴之法；有的主张"损其心者，调其营卫"的原则，以调营卫，通心气为治则；有的主张心阳虚为本为始，血脉郁滞，基于气虚，故以益气回阳为大法；还有的主张心痹辨证多为"痰热内阻，夹有瘀血"，故宜清热化痰，宽胸散结，佐以活血通脉。总之，众说纷纭，治法各异。焦老师则主张临床上要进行辨证论治，首先注意抓住主证：胸部憋闷，心胸疼痛，膺背肩胛间痛，左臂内侧沿心经循行部位窜痛等，再结合舌诊、脉诊，全面分析，深入辨认，根据虚实、寒热、兼夹、转化等具体情况进行综合归纳，把这复杂的病证，主要分为虚实两大证候。前者则兼见气、血、阴、阳诸虚之不同；后者则兼见寒盛、痰盛、气滞、血瘀、食滞、热盛之不同。

前者治以养血益气,助阳通脉;后者治以宽胸开痹,活血通脉。前者方用《千金方》细辛散加减;后者用《金匮要略》瓜蒌薤白桂枝汤加减。遇有心胸疼痛不得缓解者,皆加用"苏合香丸"同服。

焦老师认为心痹以实证为多,即使虚证亦常有虚而招邪之情,故在治疗上不主张多用补法。例如,治虚证之方中虽用四君子汤及人参粉冲服,却更用干姜、桂枝配甘草以温助心胸阳气,参、术配干姜以理中焦,培土生金,鼓舞正气,以助祛邪;又重用瓜蒌、薤白以温阳开痹,使胸中大气一转,调畅胸阳;还佐用红花、丹参、麦冬、延胡索等养血活血而通脉。用药之妙尤在于细辛一味,其性味辛温,入少阴心肾之经,既能温通心阳,又能鼓动肾阳以助心阳,斡旋上下而达温通祛邪之目的。由此不难看出,焦老师"治虚不忘祛邪"治法之深意。鉴于心肺同居胸中,为气血之所主,生理相系,病理相通。他又提出治疗原则上应为心肺并调,气血同治。在其治疗实证的方中,就重用厚朴、枳实泻其痞满,行其留结,降其抢逆之气;并得桂枝、薤白通阳宣痹;得瓜蒌开胸化痰,降气散结;得五灵脂、丹参、山楂、延胡索、莪术等活血通脉,诸药同用,则痞结之气可开,瘀血痰浊之邪可去,心胸之阳可复。至于治虚证之方中亦不乏此意。加之细辛不仅入少阴以鼓心肾之阳,温通血脉,而且兼入肺经以宣气。总之,焦老师遣方用药均充分体现了"心肺并调,气血同治"之大法。

焦老师还特别强调:辨证时要注意各种证候并非孤立存在,往往为二三证同时兼见。而且也要注意病程的初、中、末期不同的变化。于临证之时要灵活掌握。旨在告诫我们用药之法度全在于权衡临床证候之表现,有是证则用是药,易一证则易一药。只有辨证立法精确,方能提高临床效果。

四、发展燮枢理论,创组燮枢汤方

(一) 发展燮枢理论

"燮"即指"燮理""燮和""燮调"而言,其意不外协调治理、调和斡旋、调和正气等。"枢"即指"户枢""枢机""枢要""本原"而言,综其意不外指门上之枢轴、开闭之枢机、重要的部分、事物的关键等。焦老师认为,综其意,"燮枢"即协调枢机、调和治理、燮理阴阳、斡运正气等之意。具体到中医药学来说,"燮枢"即通过运用燮理枢机的治疗法则和方药来使有枢机失调的患者,恢复到"阴平阳秘,精神乃治"的目的。

《素问·阴阳离合论》有"少阳为枢"之论。张介宾(字景岳)注曰:"少阳为枢谓阳气在表里之间,可出可入如枢机也。"焦老师更进一步指出:在临床上"少阳"多指足少阳胆经,与其生理功能而言,足少阳胆经之经脉行于人身两侧,与足厥阴肝经相互络属,故肝与胆常常并提;从脏象来看,胆附于肝,藏精汁而主疏泄,为中精之府,他府皆浊,唯胆独清,胆清则肝气调达,脾胃因而安和,他府皆名传化之府,胆独不命以"传化"之名,而冠以"奇恒"之号,是则虽曰为府,而实类脏。手少阳三焦主决渎,而通水道,为水火、气机运行之通道,手足少阳之经脉互相络属,胆气疏泄正常,则枢机运转和合,三焦通畅,气机调达,身体健康。因为少阳位于太阳、阳明之夹层,居半表半里之间,有斡旋表里之功能,故称"少阳为枢"。少阳与厥阴相表里,厥阴为三阴之尽,包括肝与心包二经,与胆和三焦相互络属。在临床,厥阴多是指足厥阴肝经和其生理功能而言,肝居于胁,主藏血,体阴而用阳,内寄相火,孕育少阳升发之气。手厥阴心包为臣使之官,代心用事,其火以三焦为通道,达于下焦暖肾水、养肝木,使上焦清和,下焦温暖,而维持脏腑功能正常进行。厥阴为阴尽阳生,也居阴阳之界,《素问·六节藏象论》中论肝时曾说:"此为阳中之少阳,通于春气。"故足厥阴肝实则体阴用阳,孕育少阳生发之气,为春阳发动之始,万物生化之源,临床上都以肝胆并提,而主人体枢机之正常运转,故"燮枢"也主要指燮调肝胆枢机而言。

肝胆不仅主半表半里阴尽阳生之枢机,并且为人身五脏六腑康泰与否的关键。肝属木主春气。人体三阴三阳,十二经脉之所养,皆始于春。四时之所化,也是属于木。妇女孕胎第一个月也由厥阴肝经所养。肝为春阳发动之始,有生阳渐长之机,万物皆由春而生化,如果一年之内无春,则夏无长,秋无收,冬无藏矣。肝之位在甲乙为五脏之首,应春气而王,为心之母。心为君主,心又为脾之母,脾又为肺之母,余脏皆循五行次序相生,故肝若不充,则四脏无所秉承,肝若盛壮,则五脏相生无穷。故凡脏腑,十二经之气,皆必借肝胆之气化以鼓舞之,使能调畅而不病。东垣先生曾说:肝木为少阳春升之气,春气升发,则万物得以生化,故胆气升,则余脏从之。《素问·六节藏象论》中说:"凡十一脏,取决于胆也。"为此焦老师又指出:肝胆不但为枢,并为五脏十二经之机要。五脏疾病之中,肝胆病更为多见,所以燮理肝胆枢机是调治肝胆疾病以及由肝胆引发的疾病,最重要最有效的治疗原则,也是和法中主要的一环。可以说,治疗肝胆病必须熟练掌握燮枢之法,才能提高疗效。

(二)创组燮枢汤

焦老师不仅发展了燮枢理论,而且将其灵活运用于临床实践,并创组了自己的经验方——燮枢汤。

1. 药方组成

北柴胡 9~15g,炒黄芩 9~12g,炒川楝子 9~12g,制半夏 10~12g,草红花 9~10g,白蒺藜 9~12g,皂角刺 3~6g,片姜黄 9g,刘寄奴(或茜草)9~10g,焦四仙(焦山楂、焦麦芽、焦神曲、焦槟榔)各 10g,炒莱菔子 10g,泽泻 9~15g。每日 1 剂,分 2 次服(白天与睡前各 1 次)。

2. 主治范围

凡较长时间具有右胁隐痛或两胁均痛,脘闷迟消,腹部胀满,食欲缺乏,胁下痞块(肝或脾大),倦怠乏力,小便发黄,大便欠爽或溏软,舌质红或有瘀斑,舌苔白或黄,脉象弦或弦滑或兼数等症状的肝胃失和、肝郁克脾、肝脾气郁、中焦湿阻、肝病累肾、肝热扰心、久病血瘀诸证,均可使用。这些证候包括西医诊断的迁延性肝炎、慢性肝炎、早期肝硬化、慢性胆囊炎、慢性胆道感染等疾病出现上述症状者。对临床症状不太明显,肝稍大或不大而肝功能化验长期不正常,或有时腹胀或消化稍慢,脉带弦意(尤其是左手)或右脉滑中寓弦,舌质或正常或略红,舌苔或薄白或微黄者,亦可使用。具有前述症状,而西医诊断不是肝胆病者,亦可使用。主要按中医辨证论治加减变化。

3. 加减变化

中湿不化,脘闷少食,舌苔白厚(或腻)者,加苍术 6~9g,草豆蔻 6~10g。气血阻滞,胁痛明显者,加延胡索 9g,枳壳 10g,制乳香、制没药各 5g 等。如果血瘀明显,胁痛处固定,或兼月经量少有块者,可改加茜草 12~20g,海螵蛸 6~9g,桂枝 6~10g。胃纳不佳,食欲缺乏,饮食少进者,加生谷芽 10~12g,陈皮 10~12g。肝热扰心,心悸、失眠、多梦、健忘者,加珍珠母 30g(先煎),远志、天竺黄各 9~10g,栀子仁 3g(热象轻者可改首乌藤 15~20g)。血络瘀郁,面或胸颈等处有血丝缕缕(蜘蛛痣)者,加茜草 10~15g,海螵蛸 6~9g,丝瓜络 10g。下午低热者,加生白芍 12g,银柴胡 10g,青蒿 15g。肝胆热盛,口苦、尿黄、目红者,加栀子 6~10g,龙胆草 3g。胁下痞块,肝脾大明显者,加炙鳖甲 15~30g(先煎),生牡蛎 20~30g(先煎),射干 10g,莪术、三棱各 3~6g,玄参 12~20g 等。肝病累肾,脾湿不化而腹部坠胀,小便短少、有轻度腹水者,加大腹皮 12~15g,茯苓、冬瓜皮各 30~40g,水红花子 10~12g(猪苓 20g,泽兰 15g 可代用),车前子 12~20g(布包),泽泻可改为 30g。每遇情志不遂即各症加重者,加香附 10g,合欢花 6g。肝胆郁滞,疏泄不佳,胃失和降而呕逆便秘、上腹及胁部疼痛、舌苔不化者,加生赭石 30g,炒五灵脂 9g。兼有胆结石者,加金钱草 30g,郁金、炒鸡内金各 10g。肝功能较长时间不正常(尤其是谷丙转氨酶高者),可同时加服五芦散(五味子 95g,芦荟 1.5~2.5g,共为细末,每服 3g,每日 2 次,温开水送下,或随汤药服用)。大便经常干燥,肝病久久不愈,或目赤涩,或月经闭止者,可酌加芦荟末 0.3g 左右,装胶囊,随汤药服。此药可引药力入肝。腹部喜暖,见凉隐痛者,减黄芩为

6g，去川楝子。饮食正常者可去莱菔子、焦四仙，只用焦神曲。口渴明显者，去半夏。女子月经不潮或经水量少者，可去刘寄奴，改茜草15~30g。药后胁痛反而加重者，可去皂角刺，减少片姜黄用量，以后再渐渐加入。

4. 组方原理

肝藏血，主谋虑，胆主决断，二者相表里，一身上下，其气无所不乘。清代沈金鳌说："肝和则生气发育万物，为诸脏之生化，若衰与亢则能为诸脏之残贼。"其性条达而不可郁，其气偏于急而易怒，其病多为气郁而逆，气逆则三焦受病，又必侵乎及脾。然虽郁但不可用攻伐，应遵《内经》以辛散之，以辛补之之旨。肝经郁热之实，又常因肝血之虚，亦须遵《内经》酸收、甘缓之方结合前人经验，参以己见，以柴胡苦平入肝胆，条达疏发，畅郁阳而化滞阴，解心腹肠胃间结气，推陈致新。黄芩苦寒入肝胆，降泄清热，治自里达外之热，尤其是柴胡可以清气分郁结之热，二药相配，柴胡升清阳，黄芩降浊阴，能调转燮理阴阳升降之枢机，而用为主药。以半夏辛温散降中焦逆气而和胃健脾；白蒺藜苦辛而温，宣肺之滞，疏肝之郁，下气行血；二药辛温入肝，又寓有《内经》肝欲散、急食辛以散之之意。川楝子苦寒入肝，炒则寒性减，能清肝热、行肝气而治胁痛、脘腹痛；红花辛温，活血通经，并能和血调血，主气血不和。四药为辅药。以片姜黄辛苦性温，行血中气滞，治心腹结积、瘕满胀痛；皂角刺辛温，开结行滞，化痰消瘀，破坚除积；刘寄奴苦温兼辛，破瘀消积，行血散肿，治心腹痛，消散肥气、息贲、痞块；炒莱菔子辛甘性平，理气消胀，配焦四仙（焦神曲、焦麦芽、焦山楂、焦槟榔），共助消化而除胀满迟消，运中焦而健脾胃。是为佐药。以泽泻入肝肾，能行在下之水使之随泽气而上升，复使在上之水随气通调而下泻，能降泄肝肾二经水湿火热之邪而助阴阳升降之机，用为使药。本方中又有几个药组，一是柴芩合用有调肝转枢之效。一是白蒺藜、红花、皂角刺三药相配，则有宣畅肺气、疏达肝气，通行胸胁之间，行瘀散结之能；尤其是对久病者，三药合用能深达病所,斡旋枢机。一是川楝子、片姜黄、刘寄奴(或茜草)三药同用,既苦泄肝气之郁,又理血中气滞,而治心腹胁痛;结合皂角刺、红花、白蒺藜三药,又对消散痞块有帮助。一是半夏、焦四仙(或三仙)合用,和中运脾以健中焦,寓有"见肝之病,当先实脾"之意。方中入血分的药物比重较大,是针对"病久入血"而设,以求推陈致新,新血生则气化旺,气化旺盛则康复之力增强。总之,此方既着重于燮理枢机,又照顾到肝主藏血和病久入血等特点,故名为"燮枢汤"。

五、融汇古今,提出脾胃病五大特点、六种治法

脾与胃在中医脏腑学说中占有重要地位,一向为历代医学所重视。焦老师深研《内经》理论及李杲(号东垣)《脾胃论》,并于临证的反复运用中,形成了独具特色的风格。

脾与胃有着重要的生理功能。在阴阳五行学说中,脾胃属土,脾为阴土,胃为阳土,脾喜燥而恶湿、胃喜润而恶燥。脾胃主要的生理功能是:脾主运化水谷精微,而胃主受纳水谷;脾主升清,而胃主降浊;通过受纳、运化、升降,以化生气血奉养周身。故又称脾胃为"生化之源""后天之本"。人体脏腑、经络、气血、阴阳各种功能活动和相互之间动变制化均须依赖气机不断地上下、升降、出入、变化。脾胃居于中州,主运化水谷、升清降浊,是人体气血、阴阳、升降的枢纽,故脾胃气机的升降,关系到整个人体气机的升降出入。医者必须深入地认识和掌握脾胃之脾运、胃纳、脾升、胃降、化生气血、滋长精气的生理功能,才能更好地认识疾病,治疗疾病。

脾胃居于中州,以灌四旁,为后天之本,气血化生之源,对于人体的生命活动关系至大,所以引起脾胃发生疾病的机会也比较多。无论外感、内伤皆易导致脾胃疾病。李东垣曾说:"百病皆由脾胃而生也。"可见如遇饮食失调,劳倦过度,或七情内伤,或六淫外袭,或误治所伤等因,损伤脾胃升降、运化、受纳等功能,使阴阳气血失去平衡,则会酿成疾病。内伤诸因容易导致脾胃病,固不待言。而外感之

邪也能导致脾胃病,并且还常因波及脾胃而使病情加重,这是脾胃病病因病机中的一大特点。比如《伤寒论》《温病条辨》两部外感病专著中,就有很大比重的内容介绍脾胃病。脾胃病病因病机的另一特点是:肝、肾、心、肺皆可影响脾胃而酿成疾病。其中尤其是肝,最容易影响脾胃,故临床上经常可以见到肝胃失和、肝脾不和、木郁乘土等证候。叶桂(字天士)说:"土旺季之末,寒热温凉随时而用,故脾胃有心之脾胃、肺之脾胃、肝之脾胃、肾之脾胃。"这一观点在李东垣提出的肺之脾胃虚与肾之脾胃虚的基础上有所发展和补充,开拓了后世医家临床辨证论治的思路和眼界。李东垣还指出过,脾胃受病不但能造成五脏六腑发生疾病,而且还能导致四肢九窍发生疾病。此病机特点颇值得我们重视。

焦老师综观其要,概括了脾胃病临床辨证的五大特点。①元气不足:脾胃是元气的来源,元气是人体生命活动的原动力,又是维持人体生命活动的基本物质,所以脾胃有病,就会产生元气不足的证候。而元气不足又可导致其他脏腑经络发生病变。②水湿不化:脾胃有病,水饮入胃,不能输布,则可产生水湿停留不化,而出现泄泻、心悸、小便不利、水肿、胀满等证。③食纳乖常:脾胃有病则可引起饮食失常,或消谷善饥,或食纳不进。④痰浊阻滞:脾胃有病,升降失常,运化失职,可致湿聚生痰、痰浊阻滞,常可引起呕、咳、满、痞、喘、眩、晕等多种病证。⑤木横乘土:肝病最容易侵犯脾胃,有的称为"木乘土证",这也是诊治脾胃病时应该注意的。此证于临床中并不少见,但是一定要注意有肝阳亢盛而犯脾胃,有肝阴虚、肝阳旺而犯脾胃,有土虚木乘,有木郁害脾等的不同。

焦老师指出,脾胃病的治疗原则虽多,然归纳起来大致以下六种。①升阳:即指升发脾胃之阳,以补充元气而生阴血,这也是李杲(号东垣)《脾胃论》中重要的指导思想。常用的益气升阳方剂有补中益气汤、调中益气汤、生阳益胃汤、升阳除湿汤等。②柔润:脾乃太阴湿土,喜刚燥。胃乃阳明燥土,喜柔润。叶桂(字天士)在《脾胃论》的基础上进一步发展出柔润养胃的治则,补充了东垣的不足。常用方剂如益胃汤、增液汤、沙参麦门冬汤等。③和降:胃乃多气多血之乡,发病后每多实证,所以有"实则阳明"之说。胃为六腑之一,传化物而不藏,以通为用。和降深契胃腑之生理功能,所以为治疗胃病的常用之法。在选方用药时,要有走、有守、有动、有静,达到通不伤正、补不滞邪。常用的方有旋覆代赭石汤、橘皮竹茹汤、通幽汤、增液承气汤等。④调肝:肝为风木之脏,又为将军之官,其性急而多动,故肝病必犯脾胃,是乘其所胜之故。因而在治疗脾胃病时应常常想到调肝,以防其太过产生"木乘土"之弊。常用方剂为四逆散、逍遥丸、越鞠丸、痛泻要方等。⑤祛湿:《素问·脏气法时论》有"脾苦湿,急食苦以燥之"之说。如果脾虚而水湿停留不化,则需用燥湿之剂治疗。但还要注意的是脾既苦湿又苦燥,因而在应用白术等辛温燥湿之品时,要注意不可太过,或稍佐温润之品。李东垣在补中益气汤中,用白术佐以当归是深合经旨的。临床中在运用苦温燥湿剂时,一定要配以淡渗泄湿之品,并稍佐酸以制土之品。常用方剂如五苓散、防己黄芪汤、实脾饮之类。⑥活络:脾胃病长久不愈者,则可波及血分,如叶天士在论肝病犯胃时说:"初病在气,久必入血。"所以在治疗年久不愈的脾胃病时,或出现脘腹痛处固定,舌上有瘀斑,大便色黑等证时,需在调治脾胃药中佐用苦辛通降、活络行瘀之品。常用方剂如丹参饮、失笑散等。

　　焦老师非常强调脾胃学说的重要性。在治疗咳、喘、尪痹等证时,均不忘时时"注意调护脾胃"。他认为脾胃学说不但验证了《内经》之理论,而且又形成了具有独创性的系统理论,对后世治疗脾胃病,起了很大的指导作用。尤其是经过历代医家,如薛己(号立斋)、李中梓(字士材)、张介宾(号景岳)、叶桂(字天士)等人的阐发补充,比较全面、系统地总结出一套诊治规律,为诊治脾胃病提供了切实可行的方法。如遇到"胃虚则脏腑经络皆无以受气而俱病"的情况,倘若没有脾胃学说作指导,而是见脏病治其脏、见腑病治其腑、见寒治寒、见热治热，其结果必然很难令人满意。反之，此时如果运用脾胃学说，循其规律，把握住主要矛盾，从脾胃论治，则往往效如桴鼓。还有许多疑难复杂的重病，也常常以脾胃功能的健全与否，作为判断转归和采取措施的依据，掌握了脾胃学说的诊治规律，不但对诊治脾胃病有指导意义，而且在它的启示下，对诊治其他脏腑的疾病也会起到一隅三反的作用。

六、精研咳嗽机制，活用止咳七法

咳嗽是临床上常见的症状，它虽然不是一个独立的疾病，但确有不少患者以咳嗽为主诉来就医。《素问·阴阳应象大论》说："肺……在变动为咳。"历代医家亦认为"肺为娇脏，怕寒而恶热，故邪气易伤而难治""肺受病易，药入肺难"。再观前贤著作中，对咳嗽之症亦多议论详恳，其用心良苦可知。由此可见，肺者，病易而治难。因而对于咳嗽的诊治规律，进行研究探讨是很有必要的。《内经》又指出："五脏六腑皆令人咳，非独肺也。"说明不但肺本身受邪时可以发生咳嗽，而且五脏六腑有了病，波及肺时，均可以发生咳嗽。清代程钟龄曾说："肺体属金，譬若钟然，钟非叩不鸣。风寒暑湿燥火六淫之邪，自外击之则鸣。劳欲情志，饮食炙煿之火，自内攻之则亦鸣。医者不去其鸣钟之具，而日磨铿其钟……钟其能保乎。"焦树德老师认为咳嗽牵涉面很大，治疗时如不辨明病因病机，不探求标本表里，不运用辨证论治的方法，而只用所谓止咳、镇咳、宁嗽的药物去对症处理，则会耽误病情，轻则迁延难愈，重则变症百出。所以治疗咳嗽必须运用辨证论治的方法，分辨外感、内伤、虚实、寒热，才能收到满意的疗效。中医学对咳嗽的诊治，积有丰富的经验。但文献报道浩如烟海，方药颇杂，初学者常因无所矢而感到不易掌握，疗效亦常不理想。因此，在学习前贤论述的基础上，焦老师结合自己数十年的临床体会，把治疗咳嗽的方法，概括为宣、降、清、温、补、润、收七大法则。

（一）"宣"法

"宣"寓有宣散、宣发、宣通、宣畅、开宣、通宣、疏宽等意。宣法是用宣散发表、疏宣肺气、宣通郁壅的方药治疗咳嗽的方法,颇蕴"宣可决壅"之理。肺窍清虚、喜宣通而恶壅不得宣发,故咳喘上气。另外,肝气不舒,情志不遂,气机久郁,可致肺气膹郁,不得宣畅,而胸闷胁胀,郁气上逆作咳。正如《素问·至真要大论》所言:"诸气膹郁,皆属于肺。"均须治以宣畅气机,以除郁壅而咳自止。宣法可分为以下几种。

1. 辛温宣化法

适用于治疗外感风寒,皮毛束闭,肺气不宣所致的咳嗽。常兼有头痛身痛,恶寒,发热,无汗咳吐白痰,脉浮等症。常用方剂如杏苏散、止嗽散、三拗汤等,随症加减。

2. 辛凉宣肺法

适用于感冒风温、风热、温邪袭肺,使肺气失宣所致的咳嗽,常兼有微恶风寒、发热、口渴、脉浮数等症。常用方剂如桑菊饮、银翘散,随症加减。

3. 宣郁理气法

适用于情志不遂,肝气郁滞,胸中气机不得宣畅,影响到肺气失宣所致的咳嗽。症见咳嗽,胸闷,脘胁痛胀,生气则加重,喜长吁,性急躁,脉弦等。常用方如加减疏气饮子、加减七气汤。其余常用的疏肺、开肺、宽胸理肺、通宣理肺等,也都属于"宣"的范畴。甚至吐、涌、取嚏等法亦属宣法之域。宣法最常用的药物一般有桔梗、荆芥、紫苏叶、马勃、防风、陈皮、前胡、麻黄、桂枝、细辛、金银花、薄荷、牛蒡子、浙贝母、射干、生姜、葱白、豆豉等。

（二）"降"法

"降"寓有下降、下顺、下气、下瘀、肃降、降火、降痰、降逆等意。降法是用肃降下气、降气化痰、降火肃肺、肃降祛瘀等方药治疗咳嗽的方法。因肺主秋令,有肃降功能,喜清虚和降,苦气上逆,如《内经》说:"肺苦气上逆,急食苦以泻之。""苦"有苦降的含义。肺中如有逆气、痰浊、逆火、瘀血等阻滞气道脉络,导致肺失清肃、气逆不降而生咳嗽,治宜用降法。另外,用力过度,努责伤肺或胸受跌打,可致肺部瘀血,气道瘀阻,肺失肃降而生咳嗽。治疗亦须肃降祛瘀之法。降法可分为以下几种。

1. 降气化痰法

适用于肺气膹郁、痰浊不降、肺失肃降而致的气逆咳喘诸证。常用方剂如苏子降气汤、沉香降气汤,随症加减。

2. 豁痰肃降法

适用于咳嗽多痰、胸闷懒食、痰涎壅盛诸证。常用方剂如三子养亲汤、加味半瓜丸,随症加减。

3. 祛瘀肃肺法

适用于胸背跌仆损伤,瘀血内阻所致的咳嗽。这种咳嗽患者往往久咳不愈,夜间较多,胸背受伤部位隐痛等。常用方剂如桃仁散、加味当归饮,随症加减。其他如通腑降痰、泻痰逐饮等,亦均属降法之列。

降法最常用的药物一般有紫苏子、杏仁、桃仁、旋覆花、白前、沉香、半夏、川贝母、枇杷叶、瓜蒌、地骨皮、槟榔、莱菔子、葶苈子、青礞石等。

(三)"清"法

"清",寓有清凉、泄热、清燥、泻火之意。清法即用清泄肺热、清气化痰、清肺泻火、清燥救肺等方药治疗咳嗽的方法。亦兼有前人所言"寒可胜热""泄可去闭"之含义。肺为娇脏,其性喜凉,畏热怕火,易被热邪所伤。温热、火邪燥热、暑热、痰热等邪气伤肺,肺体不清,肺失肃降而致咳嗽。均须用清法,清泄肺热,清肃上焦。清法可分为以下几种。

1. 清热化痰法

适用于肺热痰多的咳嗽。症见咳嗽,咽痛、口渴、痰黄稠难出,便秘、脉数等。常用方剂如清咽宁肺汤、清肺汤、清肺化痰汤等,随症加减。

2. 清燥养肺法

适用于肺燥咳嗽。症见干咳少痰,咽干、咽痒、少津,甚或痰中有少量血丝,舌干唇燥等。常用方剂如桑杏汤、四汁膏,随症加减。

3. 清泻肺火法

适用于火热咳嗽。症见咳嗽声高,痰黄黏稠,甚或味臭,口渴牙痛,唇裂鼻干,咽喉肿痛等。常用方剂如二母宁嗽汤、清金降火汤、石膏散等,随症加减。

4. 清暑益肺法

适用于暑热伤肺,咳嗽气短,脉数烦热等症。常用方剂如加减洗肺散、加味玉露散、清肺白虎汤等,随症加减。其余如清化、洗肺、清金、泻白,甚至通下泻火、清肺抑火等,亦均于清法之中。

清法最常用的药物一般有桑白皮、栀子、生石膏、寒水石、黄芩、知母、青黛、滑石、青果、桑叶、连翘、大青叶、板蓝根、山豆根、锦灯笼、芦根等。

(四)"温"法

"温"寓有温肺、温中、温纳等意思。温法是用温肺化痰、温肺理气、温阳化饮、温中化痰、温肾纳气等方药治疗咳嗽的方法。前人亦有"热可去寒"之剂。肺性本凉,易受寒邪侵袭,形寒饮冷皆可伤肺而致咳嗽,脾肺阳虚、痰饮不化、水饮犯肺亦可导致咳嗽。肾阳不振,也可使肺中寒冷、肾不纳气致使肺气上逆而不降,均可发生咳嗽。这均须采用温法治疗。温法可分为以下几种。

1. 温肺化痰法

适用于肺寒咳嗽,吐痰白稀或凉。常用方剂如温肺汤、苏子汤,随症加减。

2. 温肺行气法

适用于肺寒,气机不畅而咳嗽上气,胸膈不利。常用方剂如加减三奇汤、九宝饮,随症加减。

3. 温中化痰法

适用于形寒饮冷、脾肺俱寒,咳嗽,吐凉痰、稀涎。常用方剂如半夏温肺汤、加味理中汤,随症加减。

4. 温肾纳气法

适用于肾虚不能温阳化气,寒邪上犯,肾虚不能纳气而产生的咳嗽气喘。症见吸气不能深纳丹田,呼气较易,吸气较难,夜间咳喘加重,腰膝畏冷,面色发黑等症。常用的方剂如金匮肾气丸、加味补肺汤、黑锡丹等,随症加减。另外,温脾安肺、温肾化饮、暖肾益气等法,亦均属温法之列。

温法最常用的药物一般有白芥子、干姜、紫菀、款冬花、桂心、白蔻衣、百部、薤白等。

(五)"补"法

"补"法是用补肺补气,健脾益气,补肾纳气等方药治疗咳嗽的方法。然前人有"肺无补法"之说。意思是告诫后人,治疗咳嗽不可骤然用补法。所以补法主要是用于久咳肺虚、确无实邪之证。肺虚又多与肾虚、脾虚兼见,更有阳虚阴虚之分。所以运用补法必须与"虚劳""痨瘵"的治法相互参照。总之,补法的应用比较复杂,难度较大,用时必须详细辨证,多方参考,方为全已。补法可分为以下几种。

1. 培补肺气法

适用于肺气虚的咳嗽。症见面白,气短,咳声低,言少声低,神疲脉虚等。常用方剂有补肺汤、黄芪汤,随症加减。

2. 补阴保肺法

适用于肺阴虚咳嗽。症见潮热少痰、盗汗、颧红、夜间咽干口渴、声哑、痰中带血、脉细数等。常用方剂有加味生脉地黄汤、宁嗽膏,随症加减。

3. 补肾益肺法

适用于肾阳虚损而致咳嗽、咽干、五心烦热、盗汗、干咳少痰、下午颧红、腰酸腿软、梦遗滑精、尺脉弱等症。常用方剂有加减地黄汤、加减紫菀汤,随症加减。

4. 补脾益肺法

适用于脾肺俱虚,咳嗽食少,短气虚怯,四肢懒倦。常用方剂有加味人参黄芪汤、加味白术汤,随症加减。

另如常说的益气补肺、生津保肺、培土生金等,亦皆属补法,即使收敛肺气之法,也寓有一定的补意。

补法最常用的药物一般有黄芪、党参、人参、白术、山药、冬虫夏草、蛤蚧、石钟乳、甘草、太子参等,并可参考润法、收法的一些药物。

(六)"润"法

"润"寓有濡润、润养、润燥、滋润的意思。润法是运用甘凉清润、润燥、养肺、清金润燥、滋阴养肺、清燥润肺、生津润肺等方药治疗咳嗽的方法。前人有"湿可去枯"之剂,湿即含润之意。《内经》说"燥者润之""燥者濡之"。濡亦即润之意。肺属秋金,其性本燥,燥邪最易伤肺。秋季初凉,空气干燥,秋风肃杀,而伤皮毛,感之受病,多为凉燥。若时值秋令,秋阳暴烈,久晴无雨,尘埃飞腾,感之受病,多为温燥。久病、大病伤耗津液,或房劳耗精,或久服金石热性补药,而致血燥,皆为内燥。燥邪伤肺而生咳嗽,须生津养阴的药品,滋濡津液,润养肺阴,以除燥邪。运用润法必须按照"治病必求其本"的要求,进行辨证论治,不要只考虑用润肺剂治咳,而是要用整体观察去全面考虑。正如喻嘉言所说:"凡治燥病,不深达治燥之旨,但用润剂润燥,虽不重伤,亦误时日,只名粗工,所当戒也。"此虽指治燥病而言,用润法治咳者亦当深思。润法可分为以下几种。

1. 甘凉滋润法

适用于温燥咳嗽,气喘咽痒,痰少难出,口渴声哑,脉细而数。常用方剂如清燥救肺汤、加减安嗽汤,随症加减。

2. 养阴润肺法

适用于肺燥阴虚,津液不布所致的咳嗽。症见声哑,干咳,盗汗,口渴,饮水不解渴,甚或咯少量血丝,口鼻干,皮肤干燥,脉涩等。常用方剂如紫菀散、二冬膏,随症加减。

3. 甘寒生津法

适用于热病以后,热伤肺胃阴分而致的咳嗽。症见咳嗽少痰,口渴引饮,唇舌干燥,舌红瘦,苔剥脱,食少便燥,消瘦,四肢倦怠,饭后迟消,脉细数等症。常用方剂如沙参麦冬汤、玄霜雪梨膏,随症加减。另外,滋肾以润肺、润肠以降气、养血润燥、滋阴清化等,均属润法之列。

润法最常用的药物一般有麦冬、沙参、阿胶、蜂蜜、天冬、梨、梨皮、生地黄、玄参、杏仁泥、藕、柿饼、柿霜等。

(七)"收"法

"收"寓有收敛、收涩、合敛、敛肺、敛气等意。收法是用收肺敛气、合敛益肺、敛补肺气、敛阴清气等方药治疗咳嗽的方法。但因收法也有补的意思,故只可用于久咳,肺中确无实邪者。久咳则肺张叶举,肺气浮散,治宜收敛肺气,使肺合降。故须注意,凡外感咳嗽及有实邪者,决勿使用,定要牢记。正如《医门法律》所说:"凡邪盛、咳频,断不可用劫涩药。咳久邪衰,其势不脱,方可涩之。误则伤肺,必至咳无休止,坐以待毙,医之罪也。"收法可分为以下几种。

1. 敛肺化痰法

适用于咳嗽日久,声哑失音,痰少气逆。常用方剂如润肺丸、加减人参冬花散,随症加减。

2. 收肺敛气法

适用于久嗽不止,肺张叶举,肺气浮散,呛咳气短之症。常用方剂如九味散、加味诃黎勒丸,随症加减。

另外,收合肺气、收涩敛肺、收气润养等,亦属收法。

收法最常用的药物一般有五味子、乌梅、罂粟壳、百合、马兜铃、诃子、五倍子、白及、白果、白蔹等。

焦老师还强调,治咳七大法则,必须根据患者的具体情况,按照辨证论治的法则,去灵活运用,不可乱用。如果当"宣"反"润",可致咳嗽久久难愈,痰腻难出,胸闷少食。如果当"收"反"宣",可致咽燥干咳,甚或咳血失音……这是要求注意辨证施治不可乱用的一个方面。另一方面根据病情又需要常把两个或两个以上的法则合并起来使用,例如宣降合用、润收合用、清中加润、补而兼收、宣降加清、润补佐收等,并且还可以斟酌病情需要而调整用量的轻重。例如在组织药方时,可用七分宣三分降、三分润七分收、四温六补、八补二收,五宣二降三清,三清五润二降……这样七大法则。譬如音乐的七个音符,巧妙配合,又可以变化出许多法则,以应疾病的变化。正如前人经验所谈:"病有千端,法有万变,圆机活法,存乎其人。"

七、继承传统,博采众长,突出特色,创新发扬——谈中医传统科研方法

传统科研方法,在不同的历史时期,都有着不同的内容,总是在不停地向前发展着。既然是科研,就要向未知领域探索,不断地发现新事实,获得新知识,阐明新规律,建立新理论。总之,科研就必须有探索,有创新,有前进。

从中医药学的发展史来看,其科研工作不但吸收了历代的先进思想和先进的科技成果,与之密切结合,而且善于吸收外来文化和少数民族文化,丰富壮大了自己,使自己在本学科领域内居于领先地位。兹以张仲景先师的科研为例,他的科研方法是密切结合临床,勤求古训,博采众方,力辟时弊,创新发扬。今天的中医药传统科研方法也可以有所借鉴,在立足于提高临床疗效的基础上,勤求古训(即遵照中医学独特的理论和思维方法),博采众长(即利用和吸收现代各种科学手段和有关学科的新知识、新方法、新技术等),突出中医特色,按照本学科自身的发展规律去研究、探索、创新发扬。但也有人认为,传统中医科研方法,只是三个指头,一个脉枕,戴着瓜皮小帽去从故纸堆里整理文献。其实,这无非是对中医药学无知的表现,难道

仲景先师可以博采众方,我们就不能博采众长吗?设仲景处于今日,亦必将勤求古训,博采当今最先进的各种科研成果和方法,吸收众家科技之长,来探讨辨证论治的新技术、新方法、新规律,谱写新篇章,使中医药学跨进新世纪科技的先进行列。仲景先师就曾深刻批判了当时那些丢掉优良传统医术的医生们,而自己去潜心研究创立了辨证论治的独特医疗体系。今天我们如不牢记仲景先师的教诲,怎能担当起继承发扬中医学的重任呢?

焦老师认为中医药传统科研方法的高度概括可以是继承传统、博采众长、突出特色、创新发扬,并将中医药传统科研方法的内容,归纳为:①坚持以中医学理论为出发点。无论采用和吸收当代何种科研方法,但其目的必须是结合本学科的特点,揭示本学科的客观规律,发展本学科的理论。②立足于提高临床疗效,加强中医临床研究,特别是要开展中医治疗急性病、难治病的研究,为人类健康做贡献。③加强中医基本理论的研究,使其进一步科学化,而达到现代化,以便在中医理论研究中取得重大突破。④进一步发展辨证论治,理、法、方、药的诊治规律,以取得临床方面的新方法、新发展。⑤加强中药复方,配伍变化等理论的研究,以开发出新内容。⑥加强中医文献的整理研究,从中受到教益与启发,以发掘和提高理论水平。

焦老师认为,以上内容的实施,可以从以下项目进行考虑:①密切结合临床,开展中风(包括出血性和缺血性脑血管病、脑梗死、脑血管痉挛等)、胃脘痛(包括萎缩性胃炎、溃疡病、胆结石、胆囊炎、胰腺炎等)、腰腹痛(包括泌尿系结石、肠疾患、妇女月经病及附件炎等)、痹病(包括急性风湿性关节炎、慢性风湿性关节炎、类风湿关节炎、强直性脊柱炎、尿酸性关节炎、坐骨神经痛等)、胸痹(包括冠心病、心肌炎、风湿性心脏病、肺炎等)、厥证(包括各种休克、昏迷、猝倒、晕厥、弥散性血管内凝血等)、痰证(包括癫痫、抽搐、良性囊肿、甲状腺瘤等)以及哮喘、癌肿等疾病的研究,探索其辨证论治规律,提高疗效,总结新技术、新方法,阐明新规律,建立新理论。②开展多学科研究,采用与吸收西医学中声、光、电、天文、地理、生物、数学、物理、化学，以及文、史、哲等多学科的新成果、新技术，对经络学说、针刺麻醉原理、脏象学说、运气学说、子午流注、七情致病、天人相应等重大理论进行研究，以冀从理论上找到突破口。③密切结合临床，应用各种实验方法，对病、证、症进行研究，其中心以"证"的研究为主，但也要与病、症相联系。④组织多学科，对四诊方法进行现代化的研究，完善并创造新仪器补充新内容。在大量研究与实践中，逐渐使其向五诊、六诊方面发展。⑤深入研究"治则"，对同病异治、异病同治、微者逆之、甚者从之、劳者温之、结者散之、留者攻之、燥者濡之、形不足者温之以气、精不足者补之以味等，具有浓郁中医特色的治病大法，结合具体病种进行研究，以发现治疗学上的新事实，探索出新内容。⑥立足于提高临床疗效，采用多学科方法，按照中医理论体系，对针灸学进行全面深入的研究，以扩大其应用范围，从而发现新问题，建立新理论，以坚实丰富的科研成果保持我国在针灸学方面的世界领先地位。⑦采用多学科研究，组织研究大军，对中药学的药效归经、四气五味、相须相使、复方配伍、方剂组织、十八反、十九畏等重要理论，进行新的整理验证，把未知变为已知，把知其然变为知其所以然。同时对质量控制、伪劣鉴别、剂型改革、采收炮制等都要进行重点研究，从而开发新药源，建立新理论，促进中药学的发展。⑧加强中医药古籍整理和医史文献研究，既要正本清源，又要提高信息流通，从中寻找新问题、新线索、新知识、新理论，以促进临床研究和实验研究以及多学科研究的更快发展。

通过以上研究，使中医药学逐渐实现现代化，充分发扬它的特长，保持它的特色，丰富和充实它的内容，以直观方法为主进行研究，使它进入现代科学的行列，迸发出异彩，走向世界。

不要主观地认为"传统的科研方法"就是保守的落后的方法，并把它与现代科研方法对立起来。正确的态度应该是把二者有机地结合起来，学好旧的，吸收新的，取人之长，补己之短。今天提出要用传统科研方法,就是指的要特别强调突出中医特色,坚持中医理论体系,在本学科自身基础上按照自身规律向前发展,不能失去本学科的理论,把中医学变成一种单纯的技术(手艺),被人同化或肢解。而是要勤求古训,博采众长,利用和吸收现代科研成果和方法,为我所用,壮大自己,促进中医现代化的发展,为继承发扬中医学,为使中医走向世界,为振兴中华,为世界人类的健康长寿,做出我们中华民族应有的贡献。

第二章 临床经验

一、深研中风病,组建系列方

焦老师认为,中风的风是指本病来势急,发病快,变化多,突然昏仆,不省人事,口眼㖞斜,半身不遂……如暴风之疾速、矢石之中的而言。与伤风受寒的"风"字意义不同,不可等同视之。中风的病因病机虽然复杂,但总括起来看,以风、火、气、血、痰五项最为多。五者互为因果,标本转化,在一定条件下,突然发病。

焦老师主张将中风临床常见证候分为两期:发病期和恢复期。

(一) 发病期

发病期分为神志昏迷者与神志不昏迷者,其辨证与治法有所不同。

1. 神志昏迷者

应首先分辨闭证(又分为阴闭、阳闭)与脱证。

(1)闭证:牙关紧闭,口噤不开,两手握固,大小便闭,肢体强劲,无汗神昏,兼面红身热,气粗口臭,躁扰不宁,舌苔黄腻,脉象弦数、滑数者,为阳闭;兼面白唇暗,静卧不烦,四肢不温,痰涎壅盛,舌苔白腻,脉象滑缓者,为阴闭。治闭证宜化痰开窍,活血息风。阳闭佐以清热,阴闭加重化痰。

阳闭:先用针刺十宣出血,针百会、曲池、合谷、丰隆、涌泉、人中诸穴。然后鼻饲灌服安宫牛黄丸1~2丸;或牛黄清心丸、局方至宝丹。汤药方:羚羊角6~10g(先煎),生石决明30g(先煎),生赭石30g(先煎),菊花10g,夏枯草10g,牡丹皮10g,赤芍、白芍各12g,炙龟甲20g(先煎),钩藤30g,天竺黄10g,黄芩10g,菖蒲10g,远志10g,红花10g。水煎灌服。

阴闭:针十宣、曲池、合谷、百会、人中、丰隆、复溜等穴。再用汤药:半夏10g,茯苓15g,制南星10g,炒枳实10g,菖蒲10g,郁金

10g,天麻10g,钩藤30g,竹沥汁50ml(兑入姜汁4~5滴),分两次加入汤药内灌服。进汤药前,先急用苏合香丸1~2丸,温水化开,用鼻饲管灌服。

(2)脱证:人事不知,目合眼张,鼻息微弱,汗多湿衣,大、小便自遗,肢体瘫软,口角流涎,舌苔白,脉沉细微弱。急用针刺百会、人中、合谷、足三里等穴。灸气海、关元、膻中等穴。速用人参10~15g,制附片10~15g,山茱萸15~20g,生龙骨、生牡蛎各20g。急煎灌服。

中医还把神志昏迷较轻者称为"中腑";神志昏迷重者称"中脏"。

2. 神志不昏迷者

有中络、中经、失语等不同。

(1)中络:口眼㖞斜,病侧面颊部麻木不仁,感觉迟钝,口角下垂,漱口水从口角外漏,神志正常,舌苔薄白或白,脉象或滑缓或浮滑。西医中的颜面神经麻痹属于此证。治宜散风活络,疏解阳明。焦老师的经验方是正颜汤:荆芥9g,防风10g,白附子6g,白僵蚕10g,全蝎6~9g,白芷10g,葛根12g,红花、桃仁各10g,炙穿山甲6g,蜈蚣2~3条,钩藤20g。水煎服。针刺合谷、曲池、上关、下关、耳门、颧髎、四白、颊车、地仓、人中、列缺、太阳、承浆、足三里等穴,轮换针之。隔日一次针患侧,隔二三日一次针健侧。

另用白芥子细末适量,浓茶水调为稀糊状。先让患者张开口,用针挑刺患侧颊内黏膜出血,挑刺部位为:①沿上齿处从内到外挑三针;②沿下齿处同样三针;③在上下齿中间一行也从内到外挑三针。每针挑刺见微量出血即可,不要刺血太多。然后将调好的白芥子末糊,摊在纱布上,贴在患侧面部。十余小时后,药力已无,即可拿掉,注意避风数小时。隔二三天贴1次。经过一段时间治疗,绝大多数可以治愈。

(2)中经:神志正常,主要症状是半身不遂,大便秘结或正常,食纳亦可,舌苔多腻,脉象弦滑。兼有口面㖞斜,或兼有言语不利。此证属风痰阻滞经络所致。治宜息风化痰,平肝潜阳,通经活络。焦老师的经验方是镇肝熄风复遂汤:生石决明20~30g(先煎),生代赭石20~30g(先煎),生牡蛎20~30g(先煎),怀牛膝15g,赤芍、白芍各12g,半夏10g,化橘红、茯苓各15g,胆南星10g,郁金10g,石菖蒲10g,钩藤20~30g(高血压者可后下),红花、桃仁各10g,桑枝30g,全蝎6~9g,炙穿山甲6g。水煎服。另用竹沥汁50~60ml,兑入生姜汁三四滴,分两次随汤药服。

前人有"邪中于经,必归于腑"之论,证之于临床,确有不少患者大便干结,数日不行,舌苔厚腻者。此证必须用通腑泄热,祛风化痰之法。焦老师常用三化汤和搜风顺气丸方加减为三化复遂汤:生大黄3~10g,炒枳实10g,羌活、防风、半夏各10g,钩藤20~30g,全瓜蒌30g,桃仁泥10g,玄明粉6~9g(分冲)。大便通畅后,往往肢体的恢复明显加快,但无腑实证者,不能轻投通下药。

针刺肩三针、曲池(透少海)、合谷(透劳宫)、阳陵泉(透阴陵泉)、绝骨(透三阴交)、昆仑(透太溪),还可与足三里、养老、列缺、风隆、风市、委中等穴轮流配伍使用。患侧可隔日针1次,如能隔二三日针健侧1次,可以提高疗效。

(3)失语或言语不利:神志清楚,主要是不会说话,或说话不清楚。因为心、脾、肝、肾四脏的经络皆与舌本有关,故治疗时应注意调整这四脏的气血阴阳。此证属风痰上扰,痰浊阻络,舌本失利。治宜祛风除痰,运脾清心,活瘀开窍。焦老师常用的处方是转舌解语汤:半夏、橘红、菖蒲各10g,天麻、天竺黄、白僵蚕各10g,白附子、羌活各6g,全蝎9g,苍术6~10g,红花10g,炙穿山甲6g。水煎服。兼有善忘、喜笑者,可加川黄连6g,连翘6g,木通6g,紫贝齿6~9g。兼有唇缓、舌笨、流涎、喜卧倦怠、脉滑苔厚腻者,可加木香6g,砂仁6g,蝎尾3g,焦三仙(焦山楂、焦神曲、焦麦芽)各10g;同时加重苍术、茯苓、化橘红、半夏的用量,兼有腿乏力、耳聋、遗尿、舌短者,可加山萸肉10g,巴戟天10g。

针刺：百会、风池、大椎、肩井、曲池、间使、足三里，可灸可针，可治可防。也可针风池、肩井、廉泉、天柱、大陵、合谷、通里。

（二）恢复期

中风经过急救治疗后，大多数患者，病情渐渐稳定进入恢复期。

1. 半身不遂时日较多时

应加强活血通络之力。焦老师的经验方是活血复遂汤：桑枝30~40g，红花、桃仁、赤芍、地龙各10g，皂角刺、土鳖虫各6~9g，半夏10g，化橘红12g，茯苓15g，川续断、牛膝各15g，蜈蚣3~4条，钩藤30g，炙山甲9g。病重难复者，还可加水蛭5~6g，土鳖虫3~5g（或龙虱），生大黄3~5g，以破瘀生新。如日久，患肢的脉象明显小于健肢者，可加黄芪15~30g，符合补阳还五汤精神。如出现以下肢无力为主者，还应加重补肝肾之品。如桑寄生、川续断、炒杜仲、生地黄、熟地黄、山萸肉、淫羊藿、巴戟天等。患肢疼痛者，可加服小活络丹。不痛者可加服散风活络丸。

2. 言语不利时日较久时

此时需加重活血之品。邪退正虚，气血不足时，可适当加用补益气血之品。汤药中还应注意结合运用"转舌散"（全蝎6~9g，羌活6~9g）；"正舌散"（蝎尾梢15~20g，茯苓30g，共为细末，每服3g，温酒送下，或随汤药服）；"转舌膏"（凉膈散加菖蒲、远志各等分，为末，蜜丸每个重9g，朱砂为衣，薄荷汤送下，睡前服）之类的方药。

针灸可小心地针哑门，灸人中、大椎，针深刺上廉泉（针从下颌颏部下方1寸处，向上1.5~2寸，仰头取穴）、廉泉、风池、列缺等穴。

恢复期还要注意治养结合，加强生活、起居、饮食、心身等的调养。

中风为危重病证，出现神志昏迷的闭、脱证者，要抓紧时机积极抢治，气复返者生，不复返者死。要随证治之，不可拘执。临床中镇肝熄风复遂汤、三化复遂汤、活瘀复遂汤应用最广，焦老师简称"中风三法"，施之临床每收良效。对中风病，中医虽然积累了丰富的治疗方法,且常常针药并进,但因本病发病率高(约 1%),致残率更高(约 75%),故焦老师认为,对于本病应认识到"防胜于治的重要性",并提出中风的预防方法如下。

(1)年高之人要注意预防中风:40 岁以上的人,阳气渐衰,血脉运行已不如以前,据统计,40 岁后,每增加 10 岁,发病数则成倍增加。70 岁以上的发病率为 50 岁以下的 20 倍,所以年高之人应注意预防中风。除在生活、工作、饮食等方面多加注意外,一般可用决明子 3g,生山楂 6g,桑叶 3g,苦丁茶 3g,菊花 3g 煎水代茶饮,每日 1剂。能降脂,保护血管,清肝明目,预防中风。另外,也可学习气功,练静养功。

(2)体肥胖、项短粗体质的人,要注意预防中风:中医有"肥人多痰"之说,如清代名医沈金鳌说:"肥人多中风。"据统计,40~60 岁的男性肥胖者,比正常体重者发病率高 0.5 倍,故而这种体质的人更应注意预防中风。一般可用半夏 5g,制南星 5g,番泻叶 2~3g,茯苓 6g,煎水服,每日 1 剂,有化痰、祛湿、降脂减肥、预防中风的作用。

(3)患高血压等慢性病的人要注意预防中风:素患高血压病者,虽常服多种降压药而血压仍不能保持正常,以及有糖尿病、冠心病、风湿性心脏病等疾病的患者,都常有肝肾不足、痰血阻滞、肝风内动等情况,故应积极治疗原发病,以减少中风的发生。

(4)出现"风信儿"(中风先兆)的人,更要积极预防中风。关于中风先兆,在中医学中早有记载。例如金元时期的医学家朱震亨(号丹溪)指出:"眩晕者,中风之渐也。"《河间六书》也说:"凡人如觉大拇指及次指麻木不仁,或手足不用,或肌肉蠕动者,三年内必有大风之至。"这些宝贵的临床经验,民间俗称为"风信儿",即现代所说的中风先兆或发病信息。如能及时抓住这风信儿积极进行预防治疗,则可大为减少中风病的发生。常见的风信儿有如下几种。

1)有时突然感到半身麻木、无力、口角流涎,一会儿又恢复正常。这常常是经络气血流行失畅,肢体、九窍失养,血脉涩滞所致。

西医学认为是对侧颈内动脉供血不足。可用红花6~9g,桃仁6~9g,丹参15~20g,川芎3g,桑枝30g,半夏9g,天南星9g,防风9g,当归6g,炙穿山甲6g。水煎服。针刺曲池、合谷、风池、足三里、风市、三阴交、昆仑等穴。

2)近来与人交谈或做讲演时,常发生短时间内讲不出话来,或听不懂别人讲话的情况,这往往是痰浊阻滞,舌本失灵,痰浊蒙心,清窍不利;或肾虚不能上泽,虚风内动所致。西医学认为大多是大脑中动脉供血不足。可用半夏10g,化橘红12g,胆南星10g,茯苓15g,菖蒲10g,远志10g,全蝎6g,羌活6g,红花10g,怀牛膝10g,炒枳实10g。水煎服。如有肾虚证者可兼服杞菊地黄丸,针刺可选百会、间使、曲池、合谷、天突、风池、足三里、阳陵泉、丰隆、复溜等穴。

3)容易出现一过性视物不清或失明现象,这常是肝肾不足,精血不能上荣于目,虚风挟痰浊上扰,下虚上实所致。西医学多认为是大脑后动脉供血不足。可用红花10g,钩藤20~30g,生荆芥穗6g,沙苑子、白蒺藜各10g,青葙子10g,决明子10g,煎水送服杞菊地黄丸,一日2次,每次1丸。妇女可去红花,加香附10g,送服归芍地黄丸,服法用量同上。针刺可选风池、大椎、丝竹空、光明、神庭等穴,也可配用肾俞、昆仑、三阴交等穴。

4)时常突然感到头晕,视物旋转,站立不稳,少时又好。这多为肾虚肝旺,肝风上扰,兼之髓海不足(髓海即脑部)所致。西医学多认为是由于椎-基底动脉供血不足之故。可用生地黄、熟地黄、山茱萸、茯苓、防风、牡丹皮各10g,山药15g,泽泻5~25g,钩藤20~30g,天麻6~10g,生石决明20~30g(先煎),羚羊角粉2g(分2次冲服),水煎服,每日1剂。头晕甚者,可加全蝎6~9g,蜈蚣3条,泽泻改为30g,钩藤、天麻都适当增量。针刺可选用丝竹空、通里、大敦、申脉等穴,也可灸百会、曲池、关元、气海、足三里等穴。

5)平日精力充沛,作息正常的人,突然变得嗜睡,白天也睡,唤醒问话,对答清楚,但答完即又睡下。这多因中焦脾虚,不能及时运化水湿,湿聚生痰,痰浊上犯,蒙蔽清窍所致。西医学认为这多是椎-基底动脉供血不足,影响了脑干的网状结构之故,可用苍术 10g,半夏 10g,茯苓 15g,猪苓 15g,泽泻 30g,防风、陈皮、红花各 10g。水煎服。甚者可兼服苏合香丸,每次 1 丸,每日 2 次。针刺二间、三间、厉兑、脾俞、足三里、丰隆等穴。

6)在性格、行为、智能等方面,突现反常,变得孤僻,寡言、萎靡、抑郁、焦虑或轻浮,欣快,易发狂怒,智力减退,缺乏正常的判断力和理解力。这大多是肾不养肝,肝阳亢盛,肝火燎心;或心肾不交,心神不能守舍所致。西医学多考虑是因颈内动脉供血不足,损害了大脑额叶的功能。可用生地黄 15~18g,生石决明 30g(先煎),珍珠母 20~30g(先煎),生赭石 20~30g(先煎),远志 12g,菖蒲 10g,郁金 10g,生明矾 3g,防风 10g,茯苓 15g,丹参 15~20g,川续断 15g,桑寄生 20~30g。水煎服。针刺人中、间使、神门、曲池、少海、肝俞、肾俞、风池、太冲等穴。

7)突然出现难以忍受的头痛;或原有头痛的人疼痛变得剧烈,间断性头痛变为持续性头痛,或伴有了恶心、呕吐。如头痛以头顶和后头痛为主,多是肝肾不足,督脉失养,虚阳上越所致。如兼眩晕、头重,多为风痰上扰。西医学多认为这可能是血压突然升高,或脑动脉瘤所致,其后果往往形成出血性脑血管病。可用生石决明 30g(先煎),生代赭石 30g(先煎),玳瑁 10g(先煎),生龙骨、生牡蛎各 30g(先煎),牛膝 20g,焦槟榔 10~15g,生白芍 12~15g,生地黄 15~18g,夏枯草 15g,蔓荆子 10g,防风 10~12g,钩藤 30g,丹参 20~30g,桑寄生 30g,泽泻 30g,鸡血藤 15g。水煎服。肝阳亢盛,头晕目花者,还可加羚羊角粉 3g,分 2 次随汤药服。针刺可选百会、人迎、风池、脑空、头维、率谷、合谷、太冲、足三里、丰隆、昆仑等穴。虚证头痛还可补气海、关元、足三里;灸百会、大椎。

中风虽然发病急、病情重、发病率高,对人类健康有很大影响。但如能注意上述诸种情况,早做预防、治疗,是可以防止和减少,或者减轻发病的。所以重视对中风病的预防,比治疗更为必要。

二、巧治神经衰弱阴虚肝旺证,精心研组抬神汤

神经衰弱是现代医学病名。中医诊治此病,是根据辨证论治的原则,把神经衰弱症常见的头痛、头晕、头胀,目眩,忧郁,手颤,急躁易怒,筋惕肉瞤,工作易疲,脉象带弦等,归属于肝;心悸怔忡,失眠健忘,多梦出汗,舌尖嫩红,脉细等,归属于心;遗精阳痿,腰酸耳鸣,膝胫畏冷,小便频数,尺脉沉弱等归属于肾;胃脘胀满,纳食不甘,食后胃痞,便秘,腹泻,苔腻,脉濡等归属于脾胃。但上述的分类,并不是机械孤立的,有时数种同见,又有时互相转化。总之,中医并没有神经衰弱这一病名,故焦老师主张诊治本病时,会从它的临床症状、舌苔、脉象和闻声等方面来综合分析、归纳。换句话说,就是从全盘考虑。

从神经衰弱的临床证候来看,大都为七情所伤,五志不伸等思想活动和情志变化所引起的。因之,不少医者根据“心主神明”“所以任物者,谓之心”“心者,精神之所舍也”等理论,和心包括现代医学高级神经活动的看法,认为神经衰弱症的病机,以心为主(甚至有的人认为“神经衰弱相当于心虚”)。然焦树德老师则认为,所谓“心”是思想活动总的代表称号,而具体的思想活动和情志变化又与五脏都有关系,尤其与肝有极密切的关系,因为“肝者,将军之官,谋虑出焉”。再加“主决断”的胆也附于肝中,相互为表里。况且五志各有所主,并不一定所有的情志变化都须“心”去亲自主宰。所谓“怒动于心则肝虚,思动于心则脾虚,恐动于心则肾虚……”说明不同的思想活动和情志变化,有不同的脏腑首发其病,又和心保持着密切的联系。本病初起可由喜、怒、忧虑、恐惧、所欲不遂等各种不同的思想活动和情志变化,引起心、脾、肝、肾等各种不同的疾病。但本病缠绵迁延,日久则可出现“久病伤血”“病久伤阴”“病久生郁”“病久入络”“病深则入肝肾”等许多变证。肝属厥阴,肝主藏血,喜条达,恶

抑郁,所以就与肝的关系较大。肝的证候也就出现较多。故焦老师主张诊治神经衰弱症应以"肝"为主,尤其是年久不愈者,更应注意到肝,但同时也要考虑心、肾、脾、胃。正因为此症与肝的关系多,肝气最易升动,故在临证时必须注意言语、态度等,使患者得到宽慰,利于治疗。另外,不要认为神经衰弱有"衰弱"二字,就滥用大补之品,有时往往用舒缓的方法来解除其症状,有时则用疏泄之法而去其原因。在临证中根据辨证论治的原则,常常采用养血法、养肝法、镇肝法、潜阳法、平肝法、疏肝法、解郁法、清肝法、泻肝法、养心法等。采用养血法、养肝法治疗肝血虚证;镇肝法、潜阳法治疗肝阳旺盛,肝阳上扰之证;平肝法治疗肝气横逆之证;疏肝法、解郁法治疗肝气郁结之证;清肝法、泻肝法治疗肝火旺之证;养心法或称补心法治疗心火亏之证;交通心肾法治疗心肾不交之证;益心健脾法治疗心脾两虚之证等。这些法则可以根据病情的需要,相互结合,权衡轻重,审度主次,以更多的法则,应疾病的变化。

在长期的临床实践中,对于肝风内动、肝火偏旺、肝气郁结,需使用养阴柔肝、镇肝潜阳、镇肝息风、调肝解郁、养心调肝诸法治疗。焦老师认为此属阴虚肝旺证,神经衰弱中此证最多见。他以自拟的"挹神汤"方随证加减治疗,疗效满意。

挹神汤的组成:生石决明(先煎)21~24g,生牡蛎(先煎)12~30g,生地黄9~15g,杭白芍9~15g,白蒺藜9~12g,首乌藤9~15g,合欢花6~12g,酸枣仁9~18g,朱远志6~9g,条黄芩6~9g,制香附3~6g。

方中以生石决明、生牡蛎补养肝阴,潜降肝阳,收浮越之正气,益阴诸热为君。生地黄、杭白芍补益真阴,滋水涵木,凉血生血,柔肝安脾为臣。首乌藤滋益肝肾,交合阴阳;合欢花安神解郁;酸枣仁益肝助阴,宁心敛汗;朱远志交通心肾;白蒺藜散肝郁,息肝风为佐。香附为阴中快气宣通,引血药至气分,增强诸药活力,兼能理气解郁;黄芩泻肝胆火,养阴退阳为使。总之全方有养阴柔肝、镇肝潜阳、解郁安神、交通心肾之功。对阴虚肝旺诸症,标本同治而以治本为主。

本方对妇女更年期综合征的阴虚肝旺证,疗效亦佳。

随证加减:①若肝血虚,则酌加当归、何首乌、阿胶等,不宜用辛香走窜,易动肝阳虚火之川芎。②若肝阳旺,肝阳上扰,则酌加生赭石、明天麻、灵磁石等。③若兼见肝风,则酌加钩藤、白僵蚕、白蒺藜等。④若肝气横逆,则酌加青皮、枳壳、香橼等。⑤若肝气郁结、则酌加柴胡、玫瑰、厚朴花、佛手等。⑥若肝火旺,则酌加龙胆草、芦荟、青黛等。⑦若肾阴虚,则酌加山萸肉、天冬、女贞子、龟甲胶等。⑧若肾阳虚,则需温养下元,可酌加紫肉桂、熟附片、巴戟天、肉苁蓉等,然须结合补阴药熟地黄、枸杞子、黑桑椹、败龟板等同用,以使命门之火有所依存。⑨若心火旺,则酌加川黄连、莲子心、竹叶、灯心草、木通等。⑩若心血亏伴有怔悸不宁,则酌加丹参、麦冬、柏子仁、茯神等。⑪若心肾不交,则酌加灵磁石、磁朱丸、远志、交泰丸等。⑫若心脾两虚,则酌加白术、龙眼肉、芡实米。⑬若为增强安神作用,则可酌加龙齿、紫石英、珍珠母等。⑭若遗精、滑精,则酌加金樱子、莲须、锁阳等。⑮若阳痿,则酌加鹿茸、淫羊藿、阳起石等。⑯若小便频数,则酌加覆盆子、五味子、益智仁、桑螵蛸等。⑰若腹泻,则酌加扁豆、诃子、山药、肉豆蔻等。⑱若便闭,则可酌加火麻仁、郁李仁、当归尾等。

总之,中医治疗神经衰弱症是从全盘考虑的,从一个重点出发,就涉及的各个方面综合治疗,而在治疗上又须分清标本主次。

三、擅用三合汤、四合汤治疗难治性胃脘痛

焦树德老师治疗胃脘痛擅长运用的方剂——三合汤、四合汤,是他幼年时代师承外祖父而得。通过五十余年的临床运用,焦老师不仅对此方的理解逐渐加深,而且也总结出一些加减的方法,辨证使用时往往收到令人不可思议的良好效果。对于长期难愈的胃脘痛或曾服用其他治胃痛药无效,胃脘喜暖,痛处喜按,但又不能重按,大便或干或溏,包括各种慢性胃炎、胃及十二指肠壶腹部溃疡、胃黏膜脱垂、

胃神经官能症、胃癌等所致的胃痛,虚实寒热等症状夹杂并见,舌苔白或薄白,脉象弦或沉细弦,或细滑略弦者均可使用三合汤。若在上述症状基础上,又兼有胃脘刺痛,痛处固定,唇舌色暗或有瘀斑或夜间痛重,脉象沉而带涩,证属中焦瘀血阻滞者,则可使用四合汤。兹分别介绍如下。

(一) 三合汤

高良姜 6~10g,制香附 6~10g,百合 30g,乌药 9~12g,丹参 30g,檀香 6g(后下),砂仁 3g。

本方是以《良方集腋》的良附丸、《医宗金鉴》的丹参饮及百合汤(引自清代陈修园《医学三字经》)三个药方组合而成,故名"三合汤"。其中良附丸由高良姜、香附组成。主治肝郁气滞、胃部寒凝所致的胃脘疼痛。良姜辛热,温胃散寒。《本草求真》说:"同香附则除寒祛郁。"香附味辛微苦甘、性平,理气行滞,利三焦、解六郁。李杲曾说其"治一切气""消食下气"。二药合用,善治寒凝气滞胃痛。寒凝重者,重用高良姜,因气滞而痛者,重用制香附。百合汤由百合、乌药组成。主治诸气膹郁所致的胃脘痛。百合性味甘平,主入肺、胃,降泄肺胃郁气,肺气降,胃气和,则诸气俱调;配以乌药快气宣通,疏散滞气,温顺胃经逆气。二药合用,既能清泄肺胃郁气,又能防止百合平凉之性,有碍中运。再参《神农本草经》说百合能"补中益气",王好古说乌药能"理元气",故本方更适用于日久不愈、正气渐衰之证。丹参饮为丹参、檀香、砂仁三药组成,是治疗心、胸、胃脘疼痛的有效良方。其中丹参味苦、性微凉,活血祛瘀,通经止痛。《吴普本草》:"治心腹痛。"檀香辛温理气,利胸膈,调脾胃。《日华子本草》:"治心痛。"砂仁辛温,行气调中,和胃醒脾。三药相合,以丹参入血分,又配以檀香、砂仁既能活瘀滞,又能理胃气,再兼丹参功同四物,砂仁兼益肾"理元气""引诸药归宿丹田",故对久久难愈、气滞血瘀、正气渐虚的胃脘痛,不但能够活瘀定痛,并能养血、益肾、醒脾、调胃。以上这三个药方相合组成一个方剂,则既主气又主血,既主寒又主滞,治疗心腹诸痛,既能治病,又能益人,功效比较全面。

加减法:寒凝为主,遇寒痛重,得暖则舒,苔白脉缓,或沉弦,证属胃寒盛者,可减丹参为20g,加砂仁为6g,高良姜用10g,再加吴茱萸5g,干姜3g。兼有胸脘发闷,泛恶吐水,喜干食,不欲饮水,舌苔白腻,便溏脉濡,证属中湿不化者,可加陈皮10g,半夏9~12g,茯苓10~15g,木香6~9g,煅瓦楞子10g。兼有右胁或两胁胀痛或隐痛,情绪不佳则胃痛加重,喜长吁、嗳气,大便时干时软,脉象沉弦或弦细,证属肝郁犯胃者,可轻用高良姜,重用香附,再加柴胡9g,厚朴10g,炒川楝子10g,绿萼梅5g,白芍10g,把檀香改为9g。兼有口苦,舌苔微黄,虽思冷饮食,但食冷物痛又加重,胃中似有灼热感,脉略有数象,证属标热本寒者,减高良姜为5g,加炒黄连6g,炒黄芩9g,千年健12g,去砂仁。兼舌红无苔,口干不欲饮水,饭后迟消,大便少而涩,或干燥,证属中焦气化不利,津不止输者,可加知母9g,焦三仙各9g,香稻芽10g,葛根9g。大便色黑,潜血阳性者,加白及9g,生藕节15~20g,茜草炭12g,减良姜为5g。舌红无苔,口干,喜稀饮食,夜间口渴,胃中有灼热感,食欲缺乏,大便干涩不爽,脉象沉细数,或弦细略数,证属胃阴不足者,可减高良姜为3g,去砂仁,加沙参9g,麦冬6g,知母9g,白梅花3g。

(二) 四合汤

在上述三合汤中,再加《太平惠民和剂局方》失笑散(蒲黄6~10g,五灵脂9~12g),四个药方合用,故名四合汤。

本方是在三合汤的基础上,又加蒲黄活血散瘀,《本草纲目》中说蒲黄"凉血、活血,止心腹诸痛"。五灵脂行血止痛,《本草纲目》中说"治男女一切心腹、胁肋、少腹诸痛,疝痛,血痢,肠风腹痛"。二药合用,再配合丹参,活瘀止痛的功效增强,以中焦有瘀血阻络而发生的心腹疼痛有良好疗效。四方合用,既有气药,又有血药,既能祛邪,又兼益人,所以对久治不愈的胃脘痛,能发挥特有的效果。

加减法:兼有呕血便血者,须改用蒲黄炭、五灵脂炭,再加白及

10g,生藕节 20g,或藕节炭 30g,三七粉 2g(分冲),伏龙肝 60~100g
(煎汤代水),香附也要炒黑,可去砂仁。如无呕血、便血,但大便黑
色,潜血阳性者,也可用蒲黄炭、灵脂炭,或再加白及、海螵蛸等。其
余加减,同三合汤。

四、携纲辨证治哮喘

喘证以呼吸急促、张口抬肩、鼻翼扇动为特征。常为某些急、慢
性疾病的主要症状。若喘促严重、持续不解,可发生虚脱。喘证乃临
床中比较常见而又难于治疗的一种病证。古人有"内科不治喘"之
说。焦老师根据自己数十年的临床实践,认为治喘必须掌握要领,即
两纲、六证、三原则。

(一) 两纲

由于体质、病因、年龄、环境等不同,喘证之临床表现亦有所异,
基本上可以归纳为虚、实两大纲,必须明辨,不可犯虚虚实实之戒,以
免误诊误治。

1. 实喘

"邪气盛则实"。实喘的特点为呼吸有力,胸满气粗,声高息涌,
膨膨然若不能容,欲长呼以为快,两胁胀满,张口抬肩,摇身撷肚,神
情不衰,舌苔厚腻或黄或白,脉数有力。实喘一般病势骤急。其治主
要在肺,治予祛邪利气为主。

2. 虚喘

"精气夺则虚"。虚喘的特点为呼吸短促难续,气怯声低。慌慌
然若气欲断,深吸气以为快,精神倦怠,舌苔薄白,脉弱或虚大无力。
虚喘一般病势徐缓,时轻时重,过劳即甚。治疗着重在肺肾两脏,以
培补摄纳为主。

一般来说,实证较为多见,但虚实可以相互转化或相互兼夹,如
老年体虚又感风寒,表邪束肺,肺实而喘,成为虚证夹实,即《内经》
所说"虚而受邪,其病则实"之证。此时尚须分清主次,方能权衡标

本,处理得当。总之。临证之时首先要从复杂的证候中辨清虚实两纲,然后才可据证立法,依法用药。

(二) 六证

1. 寒实证

其临床特点是每遇受凉及冬季易发病,或病情加重痰白而稀,喜暖喜热饮,舌苔白,脉象滑或迟缓。治疗原则宜温宣肃降。常用方剂为自拟麻杏苏茶汤(麻黄、杏仁、紫苏子、桔梗、茶叶、干姜、诃子、炙甘草)。若兼见恶寒、发热、头痛、脉浮等风寒表证,则加桂枝、紫苏叶、荆芥;若兼见气逆胸满,痰黏不易咯出,则加旋覆花、槟榔;若兼见胸闷痰少者,则加枳壳、桔梗;若痰盛者,则加半夏、化橘红、茯苓;若兼见胸闷,舌苔厚腻,食欲缺乏者,则加白芥子、莱菔子、枳实(或槟榔);若喉中痰鸣如水鸡声者,则去诃子,加射干、款冬花、紫菀、细辛、五味子;若兼见形寒畏冷,痰凉如白沫稀水状,去诃子、桔梗,加重干姜使用量,再加白芥子、细辛、五味子、桂枝、半夏、茯苓。

2. 热实证

其临床特点是气喘声粗,痰黄口渴,恶热喜凉,每遇受热和夏季病情加重,舌苔黄,脉数。治疗原则宜清宣肺热,降气豁痰。常用方剂为自拟麻杏蒌石汤(麻黄、杏仁、桑白皮、槟榔、金沸草、地骨皮、瓜蒌、生石膏、葶苈子、生甘草)。若兼见表热证者,则去金沸草,加薄荷、金银花、桑叶;若兼见痰热壅盛者,则重用瓜蒌,另加竹沥、天竺黄、桔梗;若兼见气逆明显者,则加生赭石、旋覆花;若兼见里热重者,如咽痛目赤,便秘口臭,痰黄稠有热臭味者,则去金沸草,选加栀子、黄芩、知母、玄参、大青叶、牛蒡子、生大黄。

3. 痰实证

其临床特点是胸中窒闷,痰多而黏稠,咯吐不爽,甚则痰鸣有声,气道不利而喘,恶心纳呆,口淡无味,舌苔腻,脉滑。治疗原则宜祛痰平喘,常用方剂为自拟麻杏二三汤(麻黄、杏仁、法半夏、莱菔子、紫苏子、化橘红、茯苓、炙甘草、白芥子)。若胸闷痰黏者,则加枳壳、旋覆花;若痰黄舌苔白腻,则去半夏,加葶苈子、黄芩、瓜蒌;若大便干秘者,则加制大黄、枳实。

4. 肺虚证

其临床特点是气短而喘,气怯声低,易受感冒,面色㿠白,自汗畏风,口干面红,舌质淡红,薄白苔,脉虚或濡。治疗原则宜补肺、益气、平喘。常用方剂为自拟麻杏补肺汤(麻黄、杏仁、黄芪、党参、陈皮、五味子、熟地黄、紫菀、桑白皮、紫苏子)。若气阴两伤,兼见咽燥口干,舌红少津者,则加沙参、麦冬、乌梅。

5. 脾虚证

其临床特点是面黄肢倦,气短少食,舌胖苔白,脉象濡滑。治疗原则宜健脾、化痰、平喘,常用处方为自拟麻杏六君子汤(麻黄、杏仁、党参、陈皮、半夏、香稻芽、白术、茯苓、炙甘草、焦三仙)。兼见浮肿尿少者,则可加冬瓜皮、泽泻、桂枝、猪苓;若兼见脘闷、恶心、舌苔白腻者,则可加紫苏梗、藿香梗、佩兰。

6. 肾虚证

其临床特点是喘促日久,呼多吸少,呼吸困难,动则喘甚,形瘦神疲,气不得续,汗出肢冷,面青,腰痛肢酸,舌质淡,舌苔多白,脉象沉细,尺脉弱。治疗原则宜益肾,纳气,平喘。常用方剂为自拟麻杏都气汤〔麻黄、杏仁、山萸肉、焦神曲、熟地黄、灵磁石、山药、茯苓、泽泻、牡丹皮、五味子、蛤蚧尾粉(冲)〕。若症见面红(面暗黑,两颧红),足寒,气喘,冷汗,吸气困难,烦躁不宁,舌苔白腻,或白苔变黑而润,脉沉细,或尺脉微而欲绝者,是为肾阳欲脱之戴阳证急需引火归原,镇纳肾气,方中可加肉桂、黑锡丹(另吞服)。

以上六证或单独出现,或参差并见,临床时必须根据具体情况,灵活掌握,随证施治。

(三) 三原则

焦老师还特别强调,除上述两纲、六证外,还要注意三原则:一是,发作时要以祛邪为主,多从实证论治,以除其标。二是,在喘病不发作时,要以扶正为主,多从虚证论治以固其本。三是,喘病而兼哮者(即哮喘),要注意加用祛痰药。方如:①冷哮丸(麻黄、川乌、细辛、川椒、生白矾、皂角、半夏曲、胆南星、杏仁、甘草、紫菀、款冬花为末,姜汁调神曲米糊丸,每服3~6g)。②紫金丹(砒石、豆豉为丸麻仁大,每服10~15丸)。③小萝皂丸(莱菔子、皂角、南星、瓜蒌仁、海蛤粉、姜汁合蜜为丸,每丸重3~5g,每次1丸,嚼化服)。药如:白矾、皂荚、砒石等,均可随证选用。

五、治病求本,辨治高血压

中医学中并无"高血压"之病名,而据其临床表现分属于"眩晕""头痛""失眠"等疾病。焦树德老师认为此证之病因病机,系肝、肾、心、脾的正气虚为本,风、痰、气、火等邪气盛为病之标。标本互为因果,风痰气火相兼为害,在一定条件下发病。从本虚方面来看,以肝阴不足、心脾两虚及肾虚较为常见。肝阴不足则肝阳上亢,可使人肝风内动,风阳上扰;心脾两虚则血不荣上,气血不能奉养于脑;肾虚髓海不足,则可使人脑转耳鸣,胫酸眩冒,目无所见;脾虚中焦不化,清阳不升,则可致痰浊上犯,即"无痰不作眩"之意。从标实方面看:以情志失调,如过喜、暴怒、忧思、惊恐等,皆可以伤及肝肾及脾,而导致化火生痰,挟痰上扰,或肝阳过亢,或心火暴甚等;饮食不节伤害脾胃,而致中运不健,则可成为生痰之源,然而,标本绝不能截然分开。在疾病的不同阶段、不同证候中又有主次先后的不同,在一定的条件下二者又可互相转化。一般来说,在疾病初起阶段,或青壮年患者,常表现为邪盛、肝旺,以标实为主。在中期由于邪正斗争,标本转化等关系,又可出现正虚邪实、本虚标实或上盛下虚等证。阴虚阳旺证是此期最常见的证候,后期则可出现阴阳俱虚,气血俱败象。故主张病应早治。临床上一般以症状为标,以病因为本。所以高血压病之血压上升和其他自觉症状都是临床表现,是病之"标",而导致产生自觉症状和血压升高,以及引起脉象、舌诊、气色等出现异常的内脏阴阳盛衰的失调是病之"本"。所以中医诊治高血压病，其着眼点是放在调整人体内阴阳的失调方面，而不是专注降血压。但这并不排除标实证急时，有必要先治其实，再酌情适时治其正虚的一面。总之，主次标本，比重多少，缓急轻重，都须分辨清楚，立法组方，必须权衡准确，才能取得良好效果。

高血压病的临床症状颇多，经详细辨证，分析归纳为以下4种。

（一）肝阳上亢

症见：头痛，头晕，头胀，目赤，面红，急躁易怒，口苦，便秘，尿黄赤，舌苔黄，脉弦数有力。予以苦寒直折，凉血泻火，平肝息风。方选龙胆泻肝汤加减（龙胆草、黄芩、山栀子、夏枯草、生赭石、泽泻、车前子、决明子、苦丁茶、白蒺藜、赤芍、生大黄）。若肝火旺者，重用龙胆草、黄芩、山栀子、生赭石、泽泻；若兼气郁者，去赤芍、车前子，加香附、青皮、厚朴、郁金、白梅花；若兼阴虚者，去山栀子、车前子、大黄，加生白芍、生地、玄参、生石决明。

（二）阴虚肝旺

症见：头晕目花，头重脚轻，或偏头痛，烦躁易怒，失眠多梦，或面部阵阵轰热，或两手颤抖，下午手心发热，午后及夜间口干，舌质红，苔薄白，薄黄或无苔，脉细数。予以养阴潜阳，柔肝息风。方选天麻钩藤饮加减（生地黄、生白芍、玄参、生石决明、生牡蛎、生赭石、天麻、钩藤、桑寄生、牛膝、夏枯草、菊花）。若尺脉沉弱，腰膝酸软者，去夏枯草、菊花，加何首乌、女贞子、地骨皮；若头晕目眩，头重脚轻明显，两足无根者，去玄参、菊花，加灵磁石（先下）、山萸肉、杜仲、泽泻。

（三）肾精亏虚

症见：头晕目花，头部空痛，脑转耳鸣，记忆减退，腰膝酸软，精神萎靡，不能耐劳，舌质红，脉沉细，两尺弱。本着"欲荣其上，必灌其根"。予以滋肾填精，养肝息风。方选杞菊地黄汤加减（生地黄、熟地黄、山萸肉、山药、泽泻、牡丹皮、茯苓、枸杞子、菊花、沙苑子、白蒺藜、牛膝、钩藤、桑寄生）。若偏于肾阴虚者，兼见五心烦热，口渴梦遗,脉细数,酌加地骨皮、秦艽,兼见畏寒阳痿,腰以下发凉,足畏冷,两腿无根,舌质淡,尺脉缓弱,酌加肉桂、紫河车粉(分冲)、淫羊藿、沉香粉(分冲);对于妇女更年期高血压,表现为阴阳俱虚者,既有五心烦热,面部烘热,烦躁,脉细等阴虚证;又有畏冷足寒腰膝酸痛,喜暖等阳虚证;可用二仙汤加减(仙茅、淫羊藿、当归、巴戟天、黄柏、知母、牛膝、生地黄、熟地黄、桑寄生等,可酌加生牡蛎、珍珠母等)。

(四)痰浊上犯

症见:头胀头重,如裹如蒙,眩晕且痛,胸膈满闷,呕恶痰涎,少食多寐,舌苔白腻,脉弦滑。予以化痰降浊,调肝健脾。方选旋赭涤痰汤加减(旋覆花、生代赭石、半夏、橘红、枳实、竹茹、茯苓、黄芩、槟榔、瓜蒌、天南星、天麻、钩藤)。若便溏,迟消,倒饱,脉濡者,去枳实、黄芩、瓜蒌,加白术、草豆蔻、炒薏苡仁;若痰郁化火者,去半夏加竹沥,改天南星为胆南星;若痰浊流注经络,影响气血运行,而致肢体麻木,半身不遂,言语謇涩者,可酌加菖蒲、郁金、桑枝、丝瓜络、地龙,改南星为胆星。

以上四种证候常混合兼见,又可在一定条件下相互转化,故临证时须灵活运用。

焦树德老师在治疗高血压病中,遇到比较顽固的头痛、偏头痛时,常在辨证论治的方剂内,加用一些荆芥或芥穗(病情较轻者用荆芥,重者用芥穗),往往取得良效。他认为荆芥(芥穗)可兼入血分(头痛久者,多与血分有关),可引方中其他药之药力上达头部而发挥效果(风药上达);可疏散风邪,清头目而治头痛、头旋、目眩。头部气血疏畅则疼痛可减。对属于肝阳旺的高血压病,他常在辨证论治的方剂中,加用泽泻或与地骨皮同用。因为泽泻能泻肝肾湿热、郁火,并能起阴气以召上亢之阳复返于下的作用。肝经郁热不解者,又常用肾经虚热上浮,故又可加配地骨皮清热益肾。二药合用肝肾兼顾,相得益彰。

六、源堤归壑汤治愈悬饮病

焦树德老师自拟的"源堤归壑汤",用于治疗悬饮(渗出性胸膜炎胸腔积液),颇有佳效,屡用屡验,救治多人。兹择一例介绍其处方及其精辟的方论。

源堤归壑汤:全瓜蒌30g,川椒目6~9g,杏仁9g,枳壳9g,广橘红9g,茯苓15~25g,冬瓜皮30g,淡猪苓15g,车前子(布包)9~15g,泽泻12g,桂枝5g。水煎服。

患者曹某,男,18岁,农民。10多天来咳嗽,气短,咳时牵引胸胁疼痛,尤以左侧明显,只能向左侧卧,走路则喘,口干不欲多饮,食欲缺乏,二便尚润,舌苔薄,色浅黄,脉象沉细数。西医学检查:左胸叩诊呈实音,心浊音界消失。心脏右移,在胸骨右侧才可听到心音,未闻杂音。胸部X线透视:左侧渗出性胸膜炎,左胸腔积水,纵隔被迫右移。四诊合参,诊为悬饮。治以消饮逐水之法,用源堤归壑汤稍事加减。处方:全瓜蒌30g,川椒目9g,桑白皮12g,猪苓15g,茯苓15g,车前子(布包)12包,杏仁9g,枳壳9g。水煎服,5剂。二诊时,诸症略减轻。上方去橘红,加桂枝5g,冬瓜皮30g,5剂。服此方后,小便显著增多,曾有一夜排尿一大盆。此5剂药服完后已不咳不喘,能平卧及向两侧卧,心脏听诊已复位。又服5剂,诸症消失,食欲增加,每日可吃1斤多,已能干农活。仍投第二诊方,前后共服24剂。2个月后X线胸透:胸腔积液完全消失。以后追访时,体健。

方论:《金匮要略·痰饮咳嗽病脉证并治第十二》有"水流在胁下,咳唾引痛,谓之悬饮"的记载;《诸病源候论》中也有"痰饮者,由气脉闭塞,津液不通,水饮气停在胸府,结而成痰"的说法。一般来说,痰饮源于肾,动于脾,贮于肺,治疗痰饮要从肺、脾、肾入手。治肺是"导水必自高源",治脾是"筑以防堤",治肾是"使水归其壑"。所以要顺气、化湿、利水。对于水饮结积久者,还要兼用消饮破痰之剂攻之。前人有"治饮之法,顺气为先,分导次之。气顺则津液流通,痰饮运下，自小便而出"的经验；又有"及其结而成坚癖，则兼以消痰破饮之剂以攻之"的主张。《金匮要略》虽有治悬饮的"十枣汤"，但因其药有毒性，攻力猛峻，不适于常服及体弱者。为此焦老师结合多年临床经验，参考《医醇賸义》椒目瓜蒌汤方，加重其用量增减其药味，组拟成源堤归壑汤。方中用川椒目、瓜蒌、葶苈子、桑白皮，逐水消饮；以杏仁、枳壳、橘红，顺气、降逆、化痰；茯苓、冬瓜皮，利湿健脾；又以泽泻、猪苓、车前子，导水下行自小便而出。《金匮要略》指出，治疗痰饮"当以温药和之"，故又加桂枝助阳化气以导利水饮从膀胱气化而出。实践证明，于方中加入桂枝后，患者的小便量会明显增多。

本方采用了"导水必自高源"的精神，从治肺(顺气、消痰饮)入手，结合利水(治肾)、化湿(治脾)，并运用"以温药和之"的经验，屡用于临床，均取得了满意的效果。

七、拟立足胻消肿汤治愈顽固性下肢淋巴回流障碍病

"胻"同"胻"系指小腿下部而言。足胻消肿汤是焦树德老师根据《证治准绳》之鸡鸣散加减而成的。临床中凡是由于风寒湿之邪流注于小腿、足踝而致两足及胻踝浮肿胀痛、沉重、麻木、筋脉挛急、行走障碍等，包括西医诊断的下肢淋巴或静脉回流障碍等引起的足、踝、小腿下部肿胀疼痛，均采用了本方加减治疗，疗效颇佳。原方组成为：焦槟榔12~15g，茯苓20~25g，木瓜10g，苍术6g，紫苏梗、紫苏叶各9g，生薏苡仁30g，防己10g，桔梗4.5g，吴茱萸6g，黄柏10g，牛膝12g。水煎服。方中以槟榔辛温降气，质重达下，破滞气而行水为主药；辅以茯苓、紫苏散寒行气，辟秽利湿；佐以生薏苡仁、木瓜理脾行湿，舒筋活络；苍术、黄柏、防己益肾祛水；吴茱萸温肝肾，燥湿浊；桔梗宣肺气而利水；使以牛膝引药下行直达病所。共奏降气利水，祛湿消胀，舒筋活络，散寒温经之功。临证中，若因湿郁化热，症见足

踝肿胀灼热,口干口渴,舌质红,舌黄,脉滑数者,可去吴茱萸、苍术,加重黄柏为12g,另加木通、泽泻、连翘、滑石等。若兼有肾虚而腰酸腿软,足跟疼痛,尺脉弱者,可去桔梗、黄柏,加桑寄生、川续断、杜仲等,或兼服济生肾气丸。若足踝浮肿,并见青筋怒张或皮下脉络缕缕,舌质暗,或有瘀斑者,可加红花、赤芍、泽兰、白茅根等。今举焦老师活用本方治愈病程10余年之下肢回流障碍病案一例。

患者党某,男,55岁,工人。10余年前开始左下肢浮肿,以后渐至双足及下肢均浮肿胀痛,麻木,筋挛,步履艰难,因双足浮胀,胀大,夏天也不能穿单鞋,须穿棉鞋。近4年来加重,每到夏季即复发,逢雨天更加重。西医诊断为"下肢静脉回流障碍"。曾服多种中西药物均不效,西医建议手术治疗。今又发作如上述且有头晕,观其舌苔薄白,切其六脉皆弦。四诊合参,诊为湿邪下注,络脉郁阻,气机不畅而致双足及小腿胀痛。属中医脚气病范畴。治宜降浊利湿行气,佐以益肾。方宜足骱消肿汤加减。并约患者每年夏季来治,连治3年。处方:炒焦槟榔12g,木瓜10g,茯苓20g,生薏苡仁30g,防己10g,吴茱萸6g,苍术6g,炒黄柏10g,桑寄生20g。二诊时,双足及小腿浮肿沉重感均减轻,舌苔薄白,脉沉细弦。上方茯苓改为30g,苍术改为9g,继服6剂。三诊时,头晕及下肢浮肿均明显减轻,足及小腿仍感发胀,上方改焦槟榔15g,加红花6g,服12剂。其服上述中药68剂。症状消失。第二、三年夏天,患者均遵焦老师之嘱服上述中药预防。追访3年,未见复发。第5年夏天患者来信说:"我因每年夏天左脚浮肿,达十多年(后来右脚也肿),后经五六家医院一直没有治好。3年连续经您(焦树德)治疗,一年比一年好,第4年夏天,我试着停服药也没有肿。苦恼了17年的病根,在您的诊治下,终于解除了。"

鉴于本病例皆在夏季发病,故去掉紫苏梗、紫苏叶辛温发散之品;因病已10余年,久病可致虚,故用桑寄生补肝肾、壮筋骨、益下元,以易去牛膝。从此加减也可体现焦老师擅用辨证论治之一斑。

第三章　疑难病案举隅

一、运用"痞气"理论，治愈肝脏特别肿大的早期硬化

中医古典医籍中，虽然没有"肝大"这一名词的记载，但有腹中有"积"块的论述。焦老师在临床上运用中医"脾之积，名曰痞气"的理论和方药，治愈过多例肝大的患者。今举一典型病例。

史某，男，30岁，工人，初诊日期：1962年4月5日。

病史摘要：患者1958年6月曾患肝炎，1961年8月因痢疾在北京某医院住院治疗，发现肝大，肝功能不正常，诊断为早期肝硬化。11月出院后，虽经治疗肝病，但肝功能一直不正常，肝大不消退。近来各种症状又见加重，特来中医院就诊。

现症：胃脘胀满，两胁胀痛，有时刺痛，左侧较重。胃脘部有一大积块如覆盘（肝大），腹鸣，大便溏，一日两行，两眼眶疼痛，经常鼻衄，周身倦怠乏力，脊柱上半段疼痛。午后五心烦热，夜难入睡，且多梦。面色晦暗，舌质边、尖绛红，苔白。右手脉弦滑，左手脉弦。查体：心肺（－）；肝大，横径（左肋弓下缘和左胸骨旁线交点处与右肋弓下缘和右乳中线交点处连线）12.5cm；直径（剑突下正中线）8cm。质较硬，表面光滑，压痛（±）脾未触及。腹水征（－）。肝功能化验：血清蛋白总量7.20g/dl，白蛋白3.85g/dl，球蛋白3.35g/dl。麝香草酚浊度试验20U，麝香草酚絮状试验++++，谷丙转氨酶290U/L。

辨证：根据患者最突出的症状——肝脏明显肿大，与前人关于"脾之积名曰痞气，在胃脘覆大如盘……"的论述相一致，故可以诊为"痞气"积块。再据其两胁胀痛，有时刺痛，兼见左手脉弦，知为肝经气血郁滞、肝郁犯脾，故见胃胀、腹鸣、便溏；脾胃气血痰食久滞不化，故胃脘处形成积块如覆盘；阳明之脉行于眉楞骨近处而过，阳明胃脘有积块，久久不消，经气运行失畅，故目眶疼痛，右脉见弦滑，舌

苔白等。中焦受克,运化欠佳,气血生化不足,再兼久病入血,致血虚内热而经常鼻衄,午后五心烦热,舌质红绛,面色晦暗。正气渐虚,而现身倦乏力、脊柱疼痛等象。综观脉症,诊断为肝郁犯脾,久生痞气积块之证。

论治:痞气为年积月累渐积所成,治疗也需渐渐消磨,不能朝夕可去。如若攻之太急,则反伤正气,正伤则积愈痼。所以目前不能用大毒、峻烈的药去大攻大泻。应先用调肝和中,佐以软坚化积之法,疏达气血,使积块渐渐消散。

处方:生石决明15g(先煎),生牡蛎15g(先煎),焦神曲12g,夏枯草9g,炙鳖甲15g(先煎),地骨皮9g,银柴胡9g,海螵蛸9g,茜草根9g,三棱4.5g,莪术4.5g,海藻6g。

方解:生石决明、生牡蛎平肝潜阳,抑肝以助脾。神曲助消化,健运中焦。银柴胡、地骨皮清虚热,疏肝胆以退午后烦热。海螵蛸、茜草根和血祛瘀。鳖甲、夏枯草、海藻软坚散结。少佐三棱、莪术以消积块。

二诊(4月12日):上方服6剂,症状减轻,肝略有缩小。仍以上方稍事加减,进行治疗,共服用20剂。曾加减使用过香附、枳壳、赤芍、白芍、山楂核,并同时加服"烂积丸"(中成药,其组成是:黑牵牛子、山楂、陈皮、枳实、青皮、大黄、莪术、三棱、槟榔、红曲,醋和水泛为小丸),每日2次,每次3g,晨起及睡前各1次,白开水送服。

三诊(5月5日)、四诊(5月25日):均以上方稍事加减(加重健脾和胃之品)。患者自觉症状日渐减轻,肝功能化验各项均有好转。积块(肝大)亦见缩小,横径11cm,竖径6cm(横径渐向右缩,竖径渐向上缩)。

根据前人经验,认为"汤者,荡也",适用于快速解决问题,对于慢慢地消散积块则不相宜;"丸者,缓也",适用于缓缓消积。但烂积丸药味过于克消,不适于久服、单服。因而改用脾胃病大师李东垣先生的"痞气丸"方,随证加减,配制丸药,以便常服。其处方如下:

川黄连 15g，厚朴 9g，吴茱萸 4.5g，白术 6g，黄芩 6g，茵陈 9g，茜草根 3g，茯苓 4.5g，泽泻 3g，制川乌 2.5g，川椒 2.4g，巴豆霜 1g，莪术 6g，三棱 6g，昆布 6g，生牡蛎 9g，焦神曲 9g，枳实 7.5g。共为细末炼蜜为丸，每丸 3g。每日 2 次，每次 1~2 丸。配制丸药期间，仍服三诊时的汤药方，以后即改服丸药。

五诊(6 月 14 日)、六诊(7 月 16 日)、七诊(9 月 7 日)：连服用上方配制的丸药(六诊时去大腹皮、川椒、川乌，加山楂核、红花、木通)，已百余日，食纳已增加，偶尔有些腹胀，精神、面色明显好转。鼻衄很少发生，有时背部有微痛，舌苔尚白、脉略弦。肝功能又有好转。血清总蛋白 6.8g/dl，白蛋白 4.06g/dl，球蛋白 2.74g/dl，麝香草酚浊度试验 9U，麝香草酚浊絮状试验 +++，谷丙转氨酶 141U/L(130U/L 以下为正常)。肝见缩小，横径 9cm，竖径 4cm。再加减前方，配服丸药，处方如下：川黄连 30g，人参 9g，黄芩 18g，茵陈 24g，茜草根 15g，砂仁 6g，茯苓 18g，三棱 27g，莪术 27g，皂角刺 7.5g，生牡蛎 24g，昆布 15g，焦神曲 30g，炮穿山甲 15g，巴豆霜 1.2g，山楂核 15g，海螵蛸 15g，桂枝 12g，泽泻 2g，木通 6g，炙鳖甲 5g。制法、服法同前。

八诊(10 月 9 日)：病容已退食纳大增，目光明亮，衄血一直未再发生。再投上方丸药，续服两个半月。

九诊(12 月 21 日)：精神好，无病容，因尚感腰酸，故把原来方中的木通改为杜仲 21g，牛膝 12g，继服此丸药 4 个月。

十诊(1963 年 4 月 26 日)、十一诊(6 月 7 日)、十二诊(8 月 6 日)：一直服用上述丸药，面色光润，舌红转淡，舌苔白厚已化，已生薄白新苔，脉象已转和缓，症状已不明显，一切情况均好。肝功能也好转，肝大已明显缩小，横径 7.2cm，竖径 3.1cm。据此症情，又遵照前人"大积大聚，衰其大半乃止"的论述，和调理中焦，健运脾胃，其所余积块不攻自能逐步消除的经验。故又加服香砂养胃丸(其药物为：党参、白术、茯苓、香附、砂仁、苍术、厚朴、陈皮、甘草、木香、山楂、神曲、麦芽、藿香、莱菔子、枳壳、半夏曲，为末，水泛小丸)，每服 6g，每日 2 次。

另外,再按第七诊丸药方,配制丸一料,服完后,即停此种丸药,可单服香砂养胃丸 2~3 周。

十三诊(9 月 10 日):已无明显的自觉症状,精神、体力均佳。肝逐渐变柔软,仍逐渐缩小。肝功能检查:血清蛋白正常,麝香草酚浊度试验 5U,麝香草酚浊絮状试验 +,谷丙转氨酶 124U/L。正在服用上次所配丸药和香砂养胃丸。嘱其服完后即停药,休息一二周,可试做半日工作。具体情况可自己掌握。

1968 年秋追访:早已停药,参加全日工作已数年,一般体力劳动皆能胜任,肝脏仅可触及边缘,质柔软,无压痛,身体健壮。

1971 年 10 月,再次追访:数年来一直参加正常工作,肝已不大。

1975 年 5 月追访:面色红润,身体健壮。十多年来一直全天工作,并且以体力劳动为主,肝病未再作。检查肝脏恢复正常。

［体会］

1. 焦老师认为并不是所有的肝大都叫痞气

中医虽然没有肝大之说,但有不少医籍却有关于腹中积块的论述。例如《难经》第五十六难中说:"脾之积,名曰痞气。在胃脘,覆大如盘。久不愈,令人四肢不收,发黄疸,饮食不为肌肤。""肺之积,名曰息贲,在右胁下,覆大如杯,久不已,令人洒淅寒热,喘咳,发肺壅。""肝之积,名曰肥气,在左胁下,如覆杯,有头足,久不愈令人发咳逆、痎疟。"这些记载包括了肝脾大在内。但只有积块(肝大)在正中胃脘处为主者,才能诊断为痞气。痞有中焦之气运行不畅而痞塞的意思。本例之肝大以左叶肿大明显,痞塞于正中胃脘处为主,故可诊断为痞气。对于西医学中所说的肝大,要运用辨证论治的理论去分析辨别应为何证,不具备痞气特征的肝大,则不应诊断为痞气。

2. 焦老师指出注意攻积不可太急、太过

前人治积多遵《内经》"坚者削之""留者攻之""结者散之"等治则,有时用消散法,有时用攻破法,有时用补养正气法,有时先攻后补,有时先补后攻,有时攻补兼施等。通过无数的临床实践,焦老师积累了许多用药的宝贵经验,认识到治积需要较长时间的服药,才能渐渐消化,不可太急。例如明代李中梓在《医宗必读》中说:"盖积之为义,日积月累,匪伊朝夕,所以去之亦当有渐,太亟则伤正气,正伤则不能运化而邪反固矣。"在治积药剂上,焦老师也创制了不少丸剂,以便于常服而使积块渐渐消溶化散。例如明代王肯堂在《医镜》中说:"惟丸子入胃,徐徐而化,径至所患之处潜消嘿(同默)夺,日渐损削,其块自小,亦不宜消尽其块,假如鹅卵大者,消至如弹丸即止,不必再服。"这些经验既指出了治积宜用丸药常服,又体现了《内经》"大积大聚,其可犯也,衰其大半乃止"不可太过的治则精神。本例中在积块消到一定程度时,即改用香砂养胃丸扶助中焦正气,以壮运化之功,果然痊愈。实践证明前人的治积经验和理论,确有可靠的良好效果是非常宝贵的,我们应该很好地继承与发扬光大。

3. 焦老师强调治积注意调养中气

服本方所介绍的丸药,以便呈现微泄(便溏软,每日 1~2 次)为合适,不可使之成泻(稀便每日 2~3 次)。主要是加强中焦运化,调理气血,使积块渐渐消除。本例曾在第十二诊时说,自己为加快消积而主观地加服了烂积丸,结果出现了胃部饱胀,隐痛,食纳不甘,有时吞酸,舌苔中部又白又腻,大便一日轻泄 1~2 次。故而焦老师特别嘱告,立即停服烂积丸,并且加服了香砂养胃丸,才获良效。总之,要注意不伤中气,方能使积渐化,如中气受损,则积块会痼而不去。

4. 焦老师提出治积要注意运用辨证论治

在治积而选用痞气丸等方剂时,切不可死搬硬套,焦老师在治愈其余多例肝大、脾大的患者时均在前人方剂基础上,根据具体证候的不同而加减不同,然皆喜获佳效。总之,要以辨证论治的法则作为指导思想,方可提高疗效。

二、重用调肝散结、化痰消瘀之法，治愈颅内占位性病变

患者李某，男，38 岁，农民，1987 年 8 月下旬初诊。

1987 年 7 月 23 日劳动后患者自觉头晕即赴医院。就诊途中突然昏倒神志不清(无抽搐及二便失禁)。经当地医院诊治约 4 小时后神志恢复。自此每逢用力或情绪不好时即出现右侧偏头痛，呈阵发性胀痛，口苦，大便日一行质干，睡眠尚可，纳谷尚馨，无复视，无恶心，无耳鸣。曾在延边某医院做 CT 检查，被诊断为颅内占位性病变，考虑为胶质瘤或结核瘤。因患者自认为以往身体健康，坚决不同意手术治疗。病情未见好转。1987 年 8 月下旬，焦老师去延边讲学，在延边某中医院接诊了此患者。主诉同前。望其舌尖红，舌苔根部略黄，脉象弦，两寸较明显。辨为肝郁生风，痰血凝滞之证。治以调肝散郁，化痰消瘀之法。处方如下：白蒺藜 12g，当归 12g，赤芍 12g，红花 9g，地龙 6g，化橘红 12g，半夏 9g，白僵蚕 6g。

患者服上述汤药 70 剂后，于 1987 年 12 月 11 日专程来北京复诊。自诉右侧偏头痛减轻，但劳累时仍有发作。面色红，舌红，舌苔根部黄厚，脉象弦。诊为肝阳上亢，气血上逆，经络失畅，血脉不通，发为偏头痛之证。治以平肝潜阳，活络降逆之法。处方如下：生石决明 30g(先煎)，生赭石 30g(先煎)，白蒺藜 12g，夏枯草 15g，生芥穗 9g，蔓荆子 10g，赤芍 15g，红花 10g，莪术 3g，半夏 10g，化橘红 12g，茯苓 20g，白僵蚕 10g，川芎 5g。

嘱患者服此方 20 剂后，去掉川芎，再继续服用。患者去川芎后，又服药 60 剂。于 1988 年 3 月 28 日来京复诊，偏头痛基本痊愈，仅在过度劳累或感冒时偶有发作，看电视时间久时，眼睛感到疲劳，但未引起头痛，未发生过头晕，已能参加劳动，精神转佳，气色润泽。1989 年 1 月 25 日，又在延边某医院做 CT 检查，结果提示：右颞叶后部皮质区结节状占位已消失。舌苔薄白，脉象沉略滑。又将患者

带来的 CT 片请我院放射科医师前后对比仔细查看,同意原医院的 CT 诊断。为了巩固疗效,预防再次复发,于上方中去川芎,加生地黄 18g,黄芩 10g,白芷 9g,生牡蛎 30g(先煎),改生赭石 35g(先煎),服 15 剂后改为隔日服 1 剂,再服 15 剂即可停药。

[体会]

焦老师根据其突然头晕,昏倒,头痛偏右侧,情绪变化时则发病,脉象弦等特点,知病在肝经。肝郁生风,风邪善行而数变;无痰不生晕,风邪挟痰上扰,故突然昏倒。痛处固定不移,再参其舌尖红,知病又与血分有关,痰血互结,脉络不通发为疼痛。头部两侧属少阳、厥阴,故其痛在右侧,发为右侧偏头痛。

根据疏肝散郁,化痰消瘀的治法,处方采用白蒺藜苦温辛散,善行善破,宣肺之滞,疏肝之郁,破癥结,散痈疽。配以当归活血养肝,祛瘀血,生新血,使血有所归,共为主药。赤芍、红花、地龙、海藻,软坚消痰,以破积消瘤为辅药。化橘红、半夏、茯苓行气化痰,配白僵蚕祛头风,疗惊痫,而息风化痰,又以黄芪温分肉,散痈疽,而共为佐药。取川芎辛窜入肝,行气开郁,并能治风气入脑而头痛,为使药。

服药 70 剂后,又见其面红,脉弦,苔黄,知为肝阳上亢,故用生石决明、生赭石,镇潜肝阳,咸育肝阴。加夏枯草、蔓荆子散泻肝热,并用活瘀消坚、散结破积更为力专的莪术易去海藻,以加强消除积滞。因川芎过于辛窜,不宜久服,故嘱服 20 剂后去掉,余药应长服。果然又服 60 剂,偏头痛未再发作,而且颅内的占位病变亦消除,中医并没有专门去消除瘤体,而瘤体却在整个病情好转的同时而消除。这是中医学从整体观出发,而取得的效果。

另如 1969 年,焦老师在河南商丘某医院会诊一女性患者,主诉半身麻木,四肢抽搐,失眠,口眼向左抽动。经郑州某大学医院检查确诊为"颅内占位性病变",患者不同意手术治疗。经焦老师辨证论治,投平肝息风、化痰安神之法,患者痊愈。经追访 15 年,一直健康。不一一详举。

三、运用"癥瘕疝痛"的理法,治愈卵巢囊肿蒂扭转

患者张某,女,67 岁,1961 年 4 月 17 日初诊。

主诉:下腹剧痛已 10 天。

患者 10 天来下腹部剧痛,下腹稍偏右处有一个大肿块疼痛拒按。曾于 4 月 12 日住入某医院,被诊断为"卵巢囊肿蒂扭转",需要手术治疗。患者拒绝手术而来本院诊治。

患者下腹部剧痛,有肿块,拒按,坐卧不宁,不能安睡,饮食减少,饭后脘腹闷胀,口干不能多饮,夜间五心烦热,大便干结。

望诊:患者呈急性痛苦病容,虽坐卧不安,但又不敢自由转侧,神态疲惫。舌红苔白。

闻诊:微有呻吟,言语声低,气息较怯弱。

切诊:下腹部膨隆且胀,脐下稍偏右处有一肿块呈茄形,大如儿头,疼痛拒按,较硬,压痛(+++),腹肌紧张(++),反跳痛(+)。六脉均有弦象,以关、尺较为明显,稍数。体温 37.8℃。

辨证:观其疼痛以小腹为主,肿块波及右侧少腹,知病在肝、肾二经。但根据腹肌紧张,中医称腹筋弦急。肝主筋,筋失和则急;《内经》讲:"肝足厥阴……是动则病……丈夫癞疝,妇人少腹肿,甚则嗌干……"《金匮翼》说:"妇人亦有疝,凡血涸不月,少腹有块等症皆是,要不离乎肝经为病。"可见,病以肝经为主。再据《证治汇补》"凡疝久成积,盘附脐之上下左右,为癥为瘕,作痛不已"的记载和患者腹痛来势如此急骤来看,本病属于癥瘕疝痛之疾。两手脉弦,既主肝经病,又主疝瘕积聚、腹中急痛,如《脉经》所说:"诊妇人疝瘕积聚,脉弦急者生。"四诊合参,诊为癥瘕疝痛。

治法:腹中虽有拒按的肿块实邪,但患者已 60 岁,病已 10 天,食睡不好,气怯气低,又兼长途劳累,是实中有虚之证。因此,在治疗上暂施以行气活血,调肝缓急之法,等疼痛减轻,正气渐复后,再给予消块除癥之剂。

处方：乌药 12.5g，当归 12.5g，白芍 25g，吴茱萸 3.5g，炒川楝子 12.5g，荔枝核（打）9g，炒橘核 9g，胡芦巴 9g，炒小茴香 9g，青皮 6g，木香 4.5g，乳香 6g，没药 6g，延胡索末 4.5g（分 2 次冲服）。2 剂。

方解：本方用乌苓通气汤和茴香橘核丸加减而成。方中以乌药行腹部滞气，顺肾经逆气，行气治疝作为主药。当归、白芍养肝活血，舒筋缓急，为辅药。橘核、小茴香、荔枝核、胡芦巴、木香温散肝肾两经滞气，气行则血行；乳香、没药、延胡索活瘀舒筋，消肿定痛，从而调整机体功能，增强治疗效果为佐药；吴茱萸、青皮主入肝经，疏肝开郁，理气破结为使药；川楝子舒筋行气为治疝要药，因其性苦寒，能清小肠、膀胱、肝、肾之热，故本方中既用为治疝痛之品，又作为预防温药致热的反佐药。

二诊（4 月 19 日）：腹痛减轻，二便通畅，夜已能安睡 1 小时以上。腹壁已较柔软，癥块的压痛也略有减轻，饮食仍不多，周身乏力，说话气怯，舌同前，脉略弦。化验检查：白细胞计数 $19.7 \times 10^9/L$，中性粒细胞 82%，淋巴细胞 16%，嗜碱性粒细胞 2%，仍守原法，前方去吴茱萸，加西洋参 4.5g（另煎兑入），炙黄芪 9g，以扶助正气，2 剂。

三诊（4 月 24 日）：服上方后，效果很好，故又按方服 2 剂才来就诊。现腹痛已全部消失，夜能安睡，食纳增加，精神已好，能坐卧和扶杖行走，小便正常，大便又五日未行。腹部切诊：腹壁已柔软，下腹稍偏右处可清楚地摸到一个肿块，约小儿头颅大小，稍能移动，压痛（+）。切脉：六脉略数，稍带弦滑，舌苔白厚。化验检查：白细胞计数 $9.2 \times 10^9/L$，中性粒细胞 79%，淋巴细胞 20%，嗜酸性粒细胞 1%。在查尿常规时发现尿糖（++），再询问病史，述素有糖尿病。仍从前方加减：人参 6g，白术 6g，茯苓 6g，炙甘草 4.5g，陈皮 6g，川楝子 9g，炒茴香 6g，荔枝核 9g，香附 9g，炙黄芪 12g，乳香 3g，没药 3g，瓜蒌 19g（与玄明粉 1.5g 捣拌），延胡索末 3.5g（分冲）。2 剂。

四诊（4 月 26 日）、五诊（5 月 3 日）：诸症减轻，大便已能通，行动自如，饮食倍增，面色较前红润，但尿糖仍为（++）。上方去瓜蒌、玄明粉,加知母、生石膏、黄芩、丹参、青皮清气血之热,兼治中消。

六诊(5月8日):患者已无自觉症状,面色润,精神佳。腹部切诊:下腹部稍偏右处的肿块尚有苹果大小,行动坐卧已无疼痛,按之亦无明显压痛。切其脉两关尺仍略有弦象。舌苔薄白。据此改用扶正消积,攻补兼施之法,用丸剂常服。即在上方基础上去黄芪加三棱、莪术、桃仁、红花、槟榔、乌药、白芍、焦山楂、焦神曲、焦麦芽等,共为细末,制为水丸如绿豆大,每次服3~6g,日服2次,温开水送下。

1961年9月19日追访:患者面色润泽,行动如常人,能主持家务。尿糖已阴性。腹部切诊:脐下稍偏右处,尚能摸到一个小肿物如杏大小。嘱其仍服所配丸药。

1962年5月17日再追访:患者身体健康,尿糖仍为阴性。腹部肿块已全消。

[体会]

1. 面临危重急症患者,更应遵照辨证论治的准则

此例患者表现为下腹剧痛之症状,焦老师仔细询问其疼痛喜按还是拒按;是否伴有口干渴喜饮,饮食及大便如何,有无夜间五心烦热……以利于辨认其寒热虚实。如望其舌质红舌苔白,结合问诊,知病虽10天,但并未化热,知可用温散药舒缓腹部筋急,行疝气,活瘀血。对其脉见稍数之象。综合分析,此乃因剧痛和坐卧不安等所致,故舍脉从症,仍先用温通之剂治之。

2. 对于腹中癥瘕积聚并未一味地活血行瘀、软坚散结

焦老师通过"切腹"知其下腹部有癥块,疼痛拒按,考虑为气血不通的实证;部位偏在少腹,故又知与肝经有关;脉见弦象知病属肝经;关、尺弦甚,更知下腹痛剧。故治疗上施以行气活血,调肝缓急之法治之,待疼痛减轻,正气渐复后,再给予消块除癥之剂。

3. 本病除了根据中医特点进行诊治以外,也参考了西医学的局部解剖和病理特点

知卵巢囊肿蒂扭转后,其属于浅部的静脉受压迫而回血障碍,但居于深部的动脉,受压力较小,却照常供血而造成肿物越来越大,不能缓解,故西医主张手术治疗。然患者拒绝,特请焦老师会诊,内服中药缓腹急,顺逆气,行瘀血,而治愈。这不但给今后用非手术治疗积累了经验,而且也说明中医通过整体治疗,全面调理,不但能治疗功能性疾病,对器质性疾病也有良好效果。

近些年来,焦老师应用上述理法,治疗多例子宫肌瘤、卵巢囊肿等疾病,均能取得满意效果。

四、肾结石案

某患者,男,60岁,1985年3月12日初诊。

主诉:阵发性左少腹疼痛月余,加重10天。

20年前患者在法国查体时,曾发现尿结石,但无明显不适症状。1个月前又发生阵发性左少腹疼痛,并向会阴部放射,2月5日做B超检查提示:左肾盂、肾盏分别可见0.3cm和0.4cm的强回声,后有声影。诊断:左肾小结石可能性大。曾给予镇痛消炎药及中药等治疗。近10天来又出现左少腹部隐痛,并于溲后绵绵不休,阴茎内作痛,尿意频频,无灼热感,尿色正常,纳谷尚馨,大便调,夜寐尚可。查尿常规:比重1.016,pH 5.5,蛋白阴性,尿糖阴性,红细胞++++,白细胞0~1/HP。

望诊:发育良好,营养佳,痛苦病容,舌边尖红,舌苔微黄。

闻诊:言语、声音、呼吸均正常。

切诊:腰腹部切诊,未发现异常。左脉象滑沉细,右脉象滑弦。

辨证:患者素食肥甘,蕴而生热,温热下注,肾膀热郁,水结化石,发为砂石淋痛,《诸病源候论·石淋候》中说:"肾主水,水结则化为石。故肾客砂石。肾虚为热所乘,热则成淋。其病之状,小便则茎里痛,尿不能卒出,痛引少腹,膀胱里急……"本患者舌边尖发红,舌苔黄,知为热证,脉滑主有湿邪,四诊合参诊为肾膀湿郁,久蓄生石,发为石淋。

治法：益肾利湿，理气滑窍，佐以化石。

处方：川续断 12g，怀牛膝 15g，茯苓 30g，泽泻 20g，冬葵子 15g，泽兰 20g，海金沙 20g，鸡内金 10g，金钱草 50g，车前子 15g（布包），滑石块 15g，焦槟榔 10g，白芍 12g，乌药 10g。

方解：方中川续断、怀牛膝补益肾气，以利膀胱之气化，为主药；茯苓、泽泻、金钱草、海金沙、鸡内金清利膀胱湿热，排石化石，为辅药；白芍缓腹部之急，乌药顺理肾膀逆气，泽兰利腰肾血分之湿，冬葵子、滑石滑窍通淋，为佐药；焦槟榔性如铁石之降，为使药，引气下行以助结石顺利排出。全方共奏益肾利湿，理气通窍，化石排石之功效。

本方立意于扶正祛邪，补益肾气，肾气足则水有所主，膀胱之气化自行，再兼佐缓腹急，顺肾膀逆气之品，更使以槟榔降气下行之妙用。不专排石而石可自排。

二诊（3 月 16 日）：服上药后，患者排尿时左少腹疼痛，放射至会阴部，服完第 3 剂中药，排尿时疼痛加剧，甚则冷汗出，每次发作时间持续 1 小时左右，无发热。复来我院内科门诊就诊。再次查尿常规：红细胞 7~10/HP，白细胞 3~5/HP，蛋白阴性。原取血查血尿酸、尿尿酸、血钙等均正常。尿培养无致病菌生长。建议住院诊治，因患者工作繁忙而不能住院，继服原中药治疗。

3 月 20 日服完 7 剂中药后，于上午 10 时 30 分，患者秘书来电话述："方才患者一阵腹痛，在小便时先是尿混，后排出结石数块，大者如绿豆样，呈咖啡色……"后经我院病理科检验尿结石为"草酸钙结晶"而成。

1985 年 9 月 5 日追访：患者自排出结石后，未再出现少腹疼痛。尽管工作繁忙劳累，但能坚持完成，无任何不适的症状。

1986 年 1 月 23 日追访：患者多次往返于法国、中国，虽工作辛劳，但无任何不适症状。于我院又复查 B 超示：未见明确的结石。此后又曾追访：身体健壮，未再复发。

五、肝结石案

喀麦隆患者,男,60岁,1985年10月10日初诊。

15年以来,患者经常出现右胁部隐痛不适,夜寐欠佳,噩梦纷纭,无恶心,无呕吐,无厌油腻食物,饮食及二便均正常。本次就诊前4年,曾于法国做B超检查后诊断为"黄疸型肝炎"。早已治愈。

望诊:发育良好,营养佳,腹部平坦。舌质正常,舌苔白,根部微黄。

闻诊:腹软,肝脾不大,脉象右手沉弦滑有力,左手沉滑略细。

B型超声波检查示:肝右叶内可见一个0.5cm的强光团,后部有声影,B超诊断为肝内小结石,余未见明显异常。

辨证:肝经湿热蕴结。

治则:疏利肝胆,清利湿热佐以化石。

处方:用自拟燮枢汤加减。柴胡10g,黄芩10g,炒川楝子12g,茯苓30g,片姜黄10g,皂角刺6g,泽泻20g,猪苓20g,鸡内金12g,郁金10g,生明矾2g,金钱草30g,海金沙15g(布包),珍珠母30g(先煎),车前子12g(布包),土茯苓30g。7剂。

二诊(1985年10月17日):右胁隐痛减轻,舌苔尚白,根部已不黄,脉象沉滑略弦。于10月10日方内去生明矾,加王不留行10g;泽泻改为25g。14剂,水煎服。

三至八诊(1985年10月31日至1986年4月17日):服10月17日方之汤药20剂后,胁部隐痛即消失,饮食、大便均正常,睡眠好,小便有时混浊。即主要以10月17日方去珍珠母;加焦四仙、红花、白蒺藜;改金钱草为40g,海金沙为25g,进行治疗,下肢出现酸痛时,曾加用过威灵仙、牛膝等。

九诊(1986年4月24日):患者自我感觉良好,舌苔薄白,脉象和缓。1986年4月18日做B超复查,提示肝内回声均匀,未见明显强回声。肝胆未见异常,肝内结石已消失。为巩固疗效,处方如下：柴胡 12g,黄芩 10g,炒川楝子 12g,茯苓 30g,炒鸡内金 12g,泽泻 20g,半夏 10g,厚朴 9g,远志 10g,枳实 10g,金钱草 30g,藿香 10g,红花 10g,焦四仙各 10g,土茯苓 30g。14 剂,隔日水煎服 1 剂,服完即停药。

1986 年 12 月在法国做 B 超检查,提示肝内结石已不见。

[体会]

焦老师根据《灵枢·经脉》说肝之脉"布胁肋",胆之脉"循胁里","过季胁"。患者右胁隐痛达 15 年,知病在肝胆。但因病久,而以肝为主。肝久郁而病入络,血络不通而致右胁隐痛,固定不移。肝郁化热,肝火燎心,故睡眠不好,而且多梦。左脉见滑象,弦象见右手,知兼有湿邪不化。湿热蕴结,久滞不散,灼湿成痰,渐结为石。湿热结石滞留脏内是为实邪,故脉象按之滑而有力。所以治法是在疏利肝胆的同时,又加清热利湿、消痰化石之品。药方选用焦老师自拟的"燮枢汤"的大部分药(柴胡、黄芩、炒川楝子、片姜黄、泽泻、皂角刺。后来又加用了原方中的白蒺藜、红花、焦四仙)以疏肝调气,活瘀散结,又加白金丸(郁金、白矾)消痰燥湿,除积滞。以茯苓、猪苓、车前子配柴胡、黄芩而清利肝胆湿热。更以鸡内金、海金沙、金钱草,利湿涤石。其中尤其是鸡内金,能化铁、砖、瓷、石等异物(俗称"化石丹"),善消食化积,而且又能增强中焦消化功能。焦老师常用此药加入有适应证的汤药中使用,以治疗肝胆结石,每收良效。堪称治疗肝胆结石之良药。再借皂角刺、片姜黄消瘀消散之力,金钱黄、海金沙利湿化石,使湿热之邪有下利之势,结石自可随之消化下行,而被消除。加珍珠母则使之育心潜神以安眠,兼顾其兼证。肝胆湿热,久蕴则有化表之热,故用土茯苓清热利湿解毒。从整个治疗方药来看,虽然以治肝为主,但也同时治心、治胃、治脾,甚至还与肾、膀胱有一定联系。总之,焦老师并不是专治肝,更不是专化结石,而是运用辨证论治的指导思想来组方选药,取得了理想的效果。

六、急性延髓麻痹案

李某,女,39岁,本院职工。1988年6月4日初诊。

患者于1988年5月30日因过度劳累又受了凉,即感到进食时吞咽困难,咽部有阻力,伴有说话声音改变,鼻音重,无喉音,饮水时呛咳,自感咽中有物不能咽下,亦不能咯出,恶心,右面颊部发紧皱,无疼痛及发热。经喉科检查:下咽喉会厌可运动,右侧梨状窝变浅,少许唾液潴留,右侧披裂固定,右声带固定于正中位,声带光滑。左侧声带运动好,左梨状窝正常。诊为突发声带麻痹(右)、迷走神经运动障碍。又到神经内科检查,也诊为声带麻痹。次日不能吞咽,只能慢慢地吃些奶粉之类,饮水则从鼻孔流出,且有呛咳,到耳鼻喉科检查见:右声带麻痹,软腭右侧下垂,上提功能差,右侧咽反射迟钝。诊断为延髓麻痹(右)。以后又经X线钡剂检查,诊断为咽部功能障碍。神经内科也诊断为延髓麻痹,并做了磁共振及X线片等检查,均未查出器质性病变。虽经西药、针灸治疗近1周,病情仍不见好转,即于1988年6月4日来中医内科请焦老师诊治。

望其神情恐慌,舌苔薄白,闻其说话声浊不清,主诉同前述。吞咽更困难,饮水从鼻出。诊其脉象略滑。四诊合参,诊为风寒束闭,肺胃气逆之证。治以宣肺开窍,和胃降逆之法,处方拟麻杏二三汤合旋覆代赭汤加减:生麻黄10g,杏仁10g,桔梗6g,旋覆花10g(布包),生赭石30g(先煎),半夏10g,紫苏叶10g(后下),炒紫苏子10g,紫苏梗10g,菖蒲10g,远志10g,蝉蜕15g,天竺黄10g,生甘草6g,胖大海5g,炒黄芩10g,山豆根5g。3剂,水煎服。

二诊(6月7日):说话较前略清,咽干,吞咽仍困难,饮水发呛,不咳,舌苔薄白,脉象滑细略沉,仍守原方随证出入,处方如下:麻黄10g,桔梗6g,荆芥10g,薄荷5g(后下),旋覆花10g(布包),半夏10g,生赭石30g(先煎),紫苏子、紫苏梗各10g,茯苓18g,连翘15g,羌活9g,全蝎9g,白僵蚕10g,刀豆子10g,石莲子10g,生地黄15g。4剂,水煎服。

三诊(6月11日):吞咽较前好转,已能小口喝水,大口喝水仍呛,自觉心慌,腿软,出汗。苔薄白,脉沉略细。上方去薄荷,加珍珠母30g(先煎),川续断15g。7剂,水煎服。

四诊(6月28日):已能进食,吞咽已渐恢复正常,喝水亦不发呛,但进固体食物时,仍敏感。稍有咽干,已无心慌,腿软,出汗,口唇及舌前部发紧,脉沉细略滑,舌苔薄白,上方加白芷10g,木通6g。7剂,水煎服。于1988年6月30日耳鼻喉科检查:发声及吞咽均已好转,右声带已恢复活动,咽反射亦已恢复。

五诊(7月5日):吞咽无异常,饮食均正常,只自觉咽部似有痰欲咳出,舌苔薄白,右脉沉细,右脉沉滑略细,上方去木通、刀豆子,加厚朴10g,香附10g。7剂,水煎服。

六诊(8月16日):已停止治疗1个月,吞咽正常,近来阴天觉咽部发紧不适,饮水不呛,饮食正常。近来尿黄,偶有淋漓之感,舌苔薄白,脉沉细,右尺弱。上方生地黄改生地黄、熟地黄各15g,加桂枝9g。7剂,水煎服。

1988年12月6日追访:吃完中药后,一直上班工作,饮食正常,6月底已结婚。吞咽功能正常,未感到有异常。唯在下雨阴天时,偶有感到咽部不适,但无功能障碍,身体健康。年底新年晚会上清唱了《智取威虎山》选段,发音完全正常。

[体会]

焦老师指出《灵枢·经脉》说胃脉"循喉咙入缺盆",肺脉"从肺系横出腋下"(李念莪注:肺系,喉咙也)。故临床上称喉咙为肺胃之门户。《素问·血气形志》说:"形苦志苦,病生于咽嗌,治之以甘药。"甘药者,调理脾胃之意。本患者因操劳过度,有伤脾胃,胃气滞而不行,又因受了凉,肺气束闭而肺胃气逆,胃气上逆,故食不能咽下;肺失宣肃而气上逆,故饮水从鼻出、呛咳,并见声音重浊。痰阻咽喉之间,不能咯出,亦不能咽下,脉见滑象,是肺胃之气逆乱,而升降失职,故痰聚不除。胃脉行于面颊部,因受凉而络脉束闭,故见有面颊部发紧发皱。根据宣肺开窍、和胃降逆的治法,选用麻杏二三汤加桔梗以宣肺、化痰、降气;旋覆代赭汤镇降和胃,并加紫苏叶助麻黄而宣肺,助紫苏梗而和胃;菖蒲、远志开九窍;蝉蜕宣肺出声音;黄芩清肺胃之热;天竺黄清心胸热痰;山豆根、胖大海清润咽喉。二诊时更加刀豆子、石莲子降胃气,开口噤;羌活、全蝎、祛风止痉为"转舌散",并配合白僵蚕加强祛风、化痰、散结以疏利舌本。咽干比较明显,又加生地黄益肾生津而润肺。后来又增用白芷入阳明经,芳香开窍;木通引湿热下行,以利吞咽。基本痊愈后,则去掉刀豆子、木通等苦降之品,加理气疏肝之品以收全功。

第四章　医论撷拾

一、阴中求阳，阳中求阴一席谈

"阴中求阳，阳中求阴"这句话是张介宾（号景岳）"新方八阵"的"补略"中提出的。原话："善补阳者，必于阴中求阳，善补阴者，必于阳中求阴，则阴得阳升而泉源不竭。"这是阴阳学说指导临床治疗的良好例子。具体些说，这是《内经》"用阳和阴，用阴和阳""阳病治阴，阴病治阳""因其衰而彰之"及"形不足者，温之以气，精不足者，补之以味""阴阳俱不足，补阳则阴竭，泻阴则阳脱，如是者，可将以甘药"等法则的变化运用和进一步的发挥。

补法是治病八法的一个大法。补阴法、补阳法又是补法中的重要方法。它比补气法、补血法更为深入、更为复杂、更为困难。但气血阴阳是密不可分的。所以张景岳论："气虚者，宜补其上，人参、黄芪之属是也；精虚者，宜补其下，熟地、枸杞之属是也；阳虚者，宜补而兼暖，桂、附、干姜之属是也；阴虚者，宜补而兼清，门冬、芍药、生地之属是也；此固阴阳之治辨也。其有气因精而虚者，自当补精以化气；精因气而虚者，自当补气以生精。又有阳失阴而离者，不补阴何以收散亡之气；水失火而败者，不补火何以苏垂绝之阴。此又阴阳相济之妙用也。"又说："以精气分阴阳，则阴阳不可离；以寒热分阴阳，则阴阳不可混。此阴阳邪正之离合也。"这些理论看起来好像难以捉摸，实际上是中医观察疾病变化的客观规律，用现代话说，就是具体矛盾具体解决，中医治病必须按客观规律办事，不能差半分毫厘。焦老师以一个深寓此意的故事再强调此道理：他的一位朋友特别爱吃某厨师做的炒油菜，于是向厨师请教烹饪方法，厨师告诉了他如何做，即回家中亲自遵章做菜，然总是做不出厨师那样的美味。复请教于厨师，厨师说您仍亲自动手，我亲自指导。视其炒菜过程均符合要求，唯油菜不是洗后仍泡在水中，而是事先洗好控干的。遂将油

91

菜仍泡在水中,捞出立即下锅,使水、油、菜互激,炒好后再品尝,果然鲜味可口。炒菜的方法差一点,味即不同。中医治病用药更不能稍有偏差,有时就是相同的方药,剂量变化一下,治病就不同了。

焦老师又就补阴补阳之法举出数个方药进行分析:

1. 小建中汤

小建中汤出自《金匮要略·血痹虚劳病脉证并治第六》,治疗“虚劳里急,悸、衄、腹中痛、梦失精、四肢酸痛、手足烦热、咽干口燥”。方药组成有:桂枝、白芍、生姜、炙甘草、大枣、饴糖。本方全在补阳。桂枝、白芍一阴一阳,调和营卫,甘草饴糖一阴一阳,补和营卫。生姜、大枣一阴一阳,宣合营卫。这些药是互相宣化制约的,酸甘合化生阴,辛甘合化生阳。又本方既符合《内经》“阴阳俱不足,补阳则阴竭,泻阴则阳脱,如是者,可将以甘药”之旨,又合乎“劳者温之”之治则。

2. 八味肾气丸

八味肾气丸也出自《金匮要略》,原文是“虚劳腰痛,少腹拘急,小便不利者,八味肾气丸主之。”方药组成是:干地黄(后世改用熟地黄)、牡丹皮、山茱萸、泽泻、山药、茯苓、桂枝(后世改为肉桂)、附子。这八味药非常清楚地体现了“善补阳者,必于阴中求阳”的精神。本方是补阳之剂。但是在大量补阴的基础上来补阳。熟地黄用量大,但附子用量少,是阴中求阳。方中用药都是成对成双的,一补一泻,一温一凉,一走一守。山茱萸补,泽泻则泻;熟地黄温,牡丹皮则凉;山药健脾,茯苓利湿;附子走而不守,肉桂守而不走……都互相制约。这就是阴阳学说的具体体现,说明了阴阳互根,阴阳互助,阴中求阳的道理。油灯无油将尽时,骤然加许多油,可使灯火淹灭,这时如一边加少量油,一边拔长灯捻,既添油又拔灯,即可使灯越来越亮。此可帮助理解八味丸于阴中求阳的道理。

3. 右归丸

此系张景岳的方剂,治元阳不足。方剂组成:大熟地黄、山药、山茱萸、枸杞子、鹿角胶、菟丝子、杜仲、当归、肉桂、制附子。方剂的特点是,用大量的熟地黄,中量的当归,其余是一般量。本方旨在补阳,治元阳不足,用了附子、肉桂,又用了大量的补阴药。体现了他自己提出的"阳得阴助则生化无穷"的主张。

4. 左归丸

此亦为张景岳的方剂,治真阴、肾水不足。方剂组成:大熟地黄、山药、枸杞子、山萸肉、川牛膝、菟丝子、鹿角胶、龟甲胶。方剂的特点是,补肾阴用了大量的熟地黄,滋阴用了龟甲胶。鹿角是补阳的,但做成胶后又有益阴的作用。鹿角胶是为了鼓动龟甲胶更好地生阴而设的。故本方偏于治真阴肾水不足。熟地黄、龟甲胶、菟丝子、山萸肉补阴填精。张锡纯认为山药色白入肺,味甜入脾,有黏汁入肾,配上熟地黄、山萸肉入肾。用牛膝引药下行而补肾阴。在大量的补肾阴中,又配鹿角胶、枸杞子温性药。方中的温性、阳性药有升发的意思,这样才能达到"阴得阳升则泉源不竭"的目的。张景岳的左归丸、右归丸,就体现了他提出的"善补阳者,必于阴中求阳;善补阴者,必于阳中求阴"的观点。这一观点对后世有很大的影响。

总之,阳中求阴,阴中求阳,是《内经》阴阳学说调整阴阳治则的具体运用,是补法中补阴、补阳法的深入与发展。张景岳是《内经》发挥的有功之臣,应学习他的精神,在继承发扬中医学的工作中,做出更多的贡献。

二、简谈"阴常不足"

"阴常不足"之义为朱丹溪明确提出,原论名为《阳有余阴不足论》(见《格致余论》),其论曰:"人受天地之气以生,天之阳气为气,地之阴气为血,故气常有余,血常不足。"其主要论据约为以下几种。

1. 天大地小

天地为万物之父母,天大为阳,运于地之外,地居天之中为阴,天之大气举之。

2. 日实月虚

日实,属阳,运于月之外;月缺,属阴,禀日之光以为明。

3. 男实女虚

男子十六岁而精通,女子十四岁而经行。男子六十四岁而精绝,女子四十九岁而经断。男得健四十八年,女得健三十五年。

4. 阳主外,阴主内,阳道实,阴道虚

《素问·太阴阳明论》中谓:"阳者,天气也,主外;阴者,地气也,主内。故阳道实,阴道虚。"原文虽然是谈脾胃的关系,但胃属腑,脾属脏,脏藏而不满。腑属阳,脏属阴,故也可以说是阳道实而阴道虚。

5. "至阴虚天气绝,至阳盛地气不足"

此句也是根据《内经》阴阳学说阐述阴太虚则天气少,天气绝而不降,阳太盛则地气少,地气微而不升的阴阳虚实理论以说阴阳的。

6. 君相二火动则精泄

君相二火虽不交会,亦暗流疏泄。君相二火动表现为阳有余,精泻则说明了人体阴液受损。

7. 冬不藏精,春必病温

冬属阴,应藏精,冬季不藏则阴虚,到春天则易发温热病。

8. 终生仰事俯育,皆需用心

心动则精血伤,故人的一生都相对地处于阴不足的状态。

朱丹溪据此提出注意养阴之说,尤其指出火热病必伤阴。后来的温病学说注重养阴的思想,实从丹溪时开始。可见温病学说在元代已有萌芽,至清代才渐成体系。

虽然张景岳在《传忠录》中极力批评阴常不足之论,其他医家也有对此提出异议者,甚至有的说"阳常不足"等,但我们应看到两种说法都各有一定的长处,不要偏执一见,应结合临床实际来论其有无实用价值。

其实张景岳也很注意养阴,如他的"新方八阵"补阵中,共有29张药方,其中如左归饮、左归丸、一贯煎、加减一贯煎、二阴煎、三阴煎、四阴煎、大营煎、小营煎、贞元饮、当归地黄饮、地黄醴、归肾丸等补阴方即占15方(50%以上)。阴阳双补的11方,补气方3张,其中所谓补阳的方如右归饮、右归丸等,也是在补阴的基础上去补阳的。在寒阵中共20方其中养阴清热者,如保阴煎、化阴煎、玉女煎、滋阴八味丸等共有9张。所以,焦老师强调说古代医家总结出来的"无形之阳易复,有形之阴难回"之说,是有临床实际根据的。

另外,治温热病,后期常以养阴为法。《温病条辨》的上焦篇有清营汤、增液汤、养胃汤、护胃承气汤、新加黄龙汤、冬地三黄汤。下焦篇有加减复脉汤、一甲复脉汤、二甲复脉汤、三甲复脉汤、大定风珠汤、小定风珠汤、青蒿鳖甲汤、犀角地黄汤、竹叶玉女煎等。这些方药都是注重于养阴,更说明临床常见阴不足之证。由此看来,用阴常不足这一理论指导临床,确有其一定的实用价值。应当根据临床实际情况灵活运用,不可刻板拘泥,更不可以偏见主观对待。

三、沙参、知母利弊一得

1. 沙参

沙参能补胃阴而生肺气,故肺热而气虚者,用之可清热补气。

沙参又为肺家气分中理血之药,因肺气上逆而血阻于肺者,用之可清除血阻使血脉通畅,且疏通而不燥烈,润泽而不滞腻。凡热伤肺气,气伤而血阻,血阻而扰心,心乱而有惊气诸证,沙参皆能主之。

外感风寒的咳嗽和肺中素有内寒的咳嗽均忌用。

古人虽然有"人参补五脏之阳,沙参补五脏之阴"的说法,但本品若与人参相提并论,则实为差之太远,用者要心中有数。

2. 知母

知母可以润肾燥。肾恶燥,燥则开合不利而水湿蓄郁不行。本品能润肾燥,故对湿热郁阻而肢体浮肿之证,有良效。

知母性寒滑,下行,在治热时有热去阴生之可能。若用之太过可致脾胃受伤,真阴暗损,此药并非滋阴补益之品。用之于祛邪则可,用之于扶正则不可。

四、竹沥小议

竹沥味甘微辛,性寒,为祛痰的重要药物,特点是能祛经络四肢、皮里膜外的痰浊。

对于肝风内动,风痰上扰而发生中风,症见仆倒,不省人事,牙关紧闭,痰声辘辘,半身不遂,言语失利等,可用竹沥9~13ml(兑入生姜汁两三滴),随应证的汤药冲服(不会吞咽者可用鼻饲法)。

对于小儿痰热壅盛上扰清窍,痰热生风而致惊风抽搐,咬牙吊眼,口吐痰涎泡沫,可用本品清心胃痰热,化痰以息风,常用3~6ml灌服,或随汤药冲服。

对于肝气郁滞化热,痰热蒙蔽心窍而神明失常,或骂人打人,爬屋上墙,或独自哭笑,自言自语等。竹沥能清热化痰,滑肠通便,以清心胃痰热。常与郁金、天竺黄、菖蒲、远志、香附、生赭石、青礞石、胆南星、生铁落、黄连、黄芩、大黄等同用。

对于高热性疾病,突然出现神志昏迷、痰声辘辘、谵语烦躁等,可用本品清化胸间及心经热痰,常配合牛黄、广犀角(现用水牛角替代)、生地黄、玄参、郁金、黄连、连翘心、天竺黄、远志、菖蒲等同用。在治疗流行性乙型脑炎及流行性脑脊髓膜炎等病出现上述证候时,常用竹沥汁送服抗热牛黄散(安宫牛黄散)0.6~1.2g(常用鼻饲法),对祛痰、清热、醒神都有帮助。

白芥子、天竺黄、竹沥皆能祛痰,然白芥子能除皮里膜外之痰且性温,而竹沥偏于除经络之痰且性寒。至于天竺黄则清心经热痰,其性滑利。

　　由于竹沥性寒滑,对肠胃虚寒之人不宜多用。所以临床上使用竹沥时,须加入生姜汁两三滴(注意加入生姜汁须在服用前将鲜姜切碎绞汁滴入,不可在服前 1~2 天即预先加入,这样常变质而失效),调匀后服用。这样既能免除其寒滑之性,又能助其宣行通畅之力,从而更好地祛除经络之痰。

下篇

竭力创新

　　"师授"是播种机，"传承"是必由路，"发扬"是代代花。吾以传承为己任，望薪火工程代代相传。漫漫传承路，誓砥砺前行！

第一章　悟"治未病"之内涵，探"治未病"之治则

　　"治未病"是中医学理论体系的重要组成部分，是中医精华之一，不仅对后世中医学的发展具有重要的影响，对当代中医学的理论与临床发展也有重要指导意义。"治未病"即指预防疾病的发生和发展，防患于未然，是中国传统文化中的重要思想之一。中国古代大量的哲学、文学、史学文献中都有类似思想的阐述。"治未病"思想的酝酿、积累、领悟至诞生经历了一个相当长的历史过程。其虽奠基于《内经》《难经》，但这种防患于未然、预防为主的思想，却可追溯至殷商时代。如《商书·说命》中说："惟事事，乃其有备，有备无患。"又如《左氏春秋》亦云："书曰'居安思危'，思则有备，有备无患。"再如春秋时代的管仲在《管子·牧民》中云："惟有道者能备患于未形也，故祸不萌。"还如《国语·楚语下》中云："夫谁无疾眚，能者早除之。"这种避祸防患、疾眚早除的观念，医学界受其影响，引申发展为《内经》治未病的思想。孔子在《周易·系辞下》中云："君子安不忘危，存而不忘亡，治而不忘乱。是以身安而国家可保也。"他从天地万物处于永恒的运动变化之状态，告示后人，任何事物都不可能永驻，为此必须居安思危，密切注视事物的发展动向，将一切可能导致危亡的因素及早清除，防止事物向坏的方向转化。春秋末期著名的思想家、哲学家、文学家和史学家老子曾云："其安易持，其未兆易谋，其脆易泮。其微易散，为之于未有。治之于未乱，合抱之木，生于毫末；九层之台，起于累土；千里之行，始于足下。"（《老子》六十四章）其意为事物在安静、平稳、正常的时候容易持守，一旦发生动荡、祸乱，疾患就难以把持了。没有形迹时容易图谋，脆弱时容易分解，微细时容易消散，因而无论治国、处事等都应当在未发生败乱破散祸患之前，未兆之先，脆弱之际，微小之期，防患于未然，消弭于无形，而且祸乱病患的初浅阶段都容易得到治理。显然，老子已认识到本来细

小的事情,发展下去会发生质的变化而成为大事,刚刚萌芽的问题容易解决,拖延下去会发生质的变化而成为难办之事的道理。所以他主张"图难于其易,为大于其细",(《老子》六十三章)并明确指出:"以其病病,是以不病。"(《老子》七十一章)意即时常害怕有病而先做预防,就可能避免疾病为害,又云:"故善治者治皮毛,其次治肌肤,其次治经脉,其次治六腑,其次治五脏,治五脏者,半死半生也。"告诫后人,善治之医者,应依次治其病在皮毛、肌肤、经脉、六腑等,若待五脏病矣,方治之,必于半生半死之状也。意即病宜早发现、早治之。以上列举斑斑的朴素辩证法的精华,皆为《内经》"治未病"理论的形成和丰富奠定了基础。

一、悟"治未病"之内涵

"治未病"蕴含着科学而严谨的医学理念,首见于《内经》,是其防治理论的核心。"治未病"的理论体现了中医保健养生及防治疾病方面"防重于治"的特色,贯彻了中医学"以人为本"的理论基础。"未病"者其意大致分为四种。一是病邪未侵,身体尚健。二是邪已入侵,病隐未发。即指体内已有病理信息或尚处于发病的萌芽状态。三是病虽已发,但未传变。即指虽已出现病理状态,尚未进一步迁延、发展。既无脏腑之间的相传,也未出现变证,也就是将要被累及的脏腑,尚处于邪未侵、尚"未病"之状态。四是病虽已瘥,存病发机。意即病虽已愈,严防复发。根据"未病"的四种状态,则可有四种医治思路。一则养生保健,未雨绸缪。意即"未病先防"或"无病重防",而防病之道,养生为要。养生者,保养身体,维系健康之态。元代著名医家朱震亨云:"与其救疗于有疾之后,不若摄养于无疾之先。盖疾成而后药之,徒劳而已。是故已病而后治,所以为医家之法;未病而先治,所以明摄生之理。"又云:"淳淳然以养生为急务者,意欲治未然之病,无使至于已病难图也。"其实,《素问·四气调神大论》也早就告诫我们"圣人不治已病治未病",治病应治"无病之病""无患之患",启迪我们病患之所从生,必须从根源上加以消除才能避免病患的发生。二则见微知著,救治萌芽。意即"防微杜渐""欲病救萌",主要是针对疾病欲发之先兆而言。《内经》指出"上工救其萌芽"。《素问·刺热论》云:"肝热病者左颊先赤,心热病者颜先赤,脾热病者鼻先赤,肺热病者右颊先赤,肾热病者颐先赤,病虽未发,见赤色者刺之,名曰治未病。"圣人不治已病治未病,不治已乱治未乱,此之谓也。三则已病早治,截防传变。意即"既病防变""已病防传",也就是早治、慎治防变。早在《难经》就有"所谓治未病者,见肝之病,则知肝当传之于脾,故先实其脾气"的记载。清代名医叶天士云:"先安未受邪之地。"亦此谓也。四则勿喜病瘥,慎防病复。意即"病愈防复""瘥后防发"。也就是说治未病还应包括防止疾病的复发。疾病初愈,虽然症状消失,但此时邪气尚未尽,正气尚未复,阴血尚未定,阴阳尚未平,必待调理方能渐趋康复。所以在病后,应适当地用药巩固疗效,同时配合饮食调养,注意劳逸得当。生活起居有规律,以期早日康复,从而避免疫病的复发。张仲景前贤在《伤寒论》之六经病篇之后,又专设"辨阴阳易差后劳复病脉证并治篇",不仅扩大了六经辨治的范围,并且开拓了辨证论治的新领域,赋予了其更新的内涵,以此告诫我们,应对病后的调理予以足够的重视,防止疾病的复发。

二、探"治未病"的治疗原则

(一) 扶正祛邪——祛邪于未发,扶正于御邪

《内经》云:"正气存内,邪不可干,邪之所凑,其气必虚。"指出了正虚邪侵而发病的基本原理,为中医在已发疾病和"未病"的防治中坚持"祛邪扶正"这一重要原则奠定了坚实的基础。《灵枢·逆顺》云:"上工,刺其未生者也,其次刺其未盛者也,其次刺其已衰者也。"指出了"治未病"是在邪气未生,正气充盛;邪气未盛,正气损伤不重;邪气衰退,正气欲复时的邪气尚弱或减退,正气尚强或欲恢

复时。此即强调了在"治未病"时,御邪、祛邪虽重要,但正气的盛衰更关键,从而形成了"扶正祛邪"乃防止疾病因正气损伤而发生、发展、传变的"治未病"之原则。正如《内经》中提示的病前养护正气,防疾病之发生;病早救护正气,防病已成;病中先机扶正,阻断传变;瘥后养护正气,防止复发。总之,应祛邪于未发,扶正于御邪。

(二) 安和五脏,先安未受邪欲传之地

安和五脏是指要树立脏腑的整体观念,五脏之间、脏腑之间、六腑之间都有着密不可分的联系。尤其是五脏之间相互联系、相互化生、相互制约的关系,一脏有病可以波及他脏。所以"治未病"首先要安和五脏,使五脏在其本位,正常发挥五脏的生理功能,既不"过"又不"不及";既可使人体保持正常的健康状态,又可使五脏功能健全,正气充足,更可御邪外出。再者,在辨治未病之时,更要关注五脏的生克之关系,熟练地掌握五脏的生克关系,灵活辨治;熟练地掌握疾病的传变规律,应明确时令季节、地域环境与疾病的关系,辨证择方用药;还要根据疾病的规律,五脏相生、相克、相乘、相侮的规律而先安未受邪之脏(地)。《金匮要略》首篇首条即指出:"夫治未病者,见肝之病,知肝传脾,当先实脾。"意即如此。总之,疾病的发展和传变是有规律可循的。为此,医者在辨治某一病证时,应根据疾病的传变规律,"先安未受邪之地",预先对可能受影响的脏腑、部位加以固护,增强其抗病能力。

(三) 顾护脾胃,调和营卫

脾肾乃后天与先天之本。脾主运化,运化水谷精微及水湿,是气化化生之源。脾旺则正气充足,方能很好地御邪、祛邪;肾主藏精,精生髓,正如《素问·阴阳应象大论》所言"肾主骨髓",故髓养骨健。另外,命门附于肾,肾与命门,元阴元阳寓于其中,即内寄真阴真阳之意,故水火相济,阴阳互根,为人体阴之源,阳之根也。故顾护了肾之阴阳,则使人体之阴充阳盛,正气足必可达御邪、祛邪之效。

营卫之地乃人体之藩篱,防御邪入,祛邪外出均经此处。营气是

营运于脉中的精气,生于水谷,源于脾胃,出于中焦,化生血液,荣养周身,其流溢于中,则营养五脏六腑,散布于外,则润泽筋骨皮毛。如《灵枢·营气》中云:"营气之道,内谷为宝,谷入于胃,乃传之肺,流溢于中,布散于外,精专者行于经隧,常营无已,终而复始。"卫气者,亦出于水谷,源于脾胃,但出于上焦。其性剽疾滑利,善于游走窜透,故不受脉道之约束,行于脉外。卫气为阳气也,得肾阳之温煦,其根在肾,熏于肓膜,散于胸腹,使五脏六腑得以温养,外循皮肤之中,分肉之间,则能温养肌肉、皮肤。正如《灵枢·本脏》云:"卫气者,所以温分肉,充皮肤,肥腠理,司开阖者也。"卫气功能正常,则体外肌肉及皮肤的生理功能亦可正常。故又云:"卫气和,则分肉解利,皮肤调柔,腠理致密矣。"由此,不难得出,卫气不但能温养内外一切脏器组织,而且还具有保卫肌表,抗拒外邪的功能。故人体的营卫功能正常且又调和,才能正常发挥人身藩篱之作用。

故顾护脾胃、调和营卫是"治未病"的重要治疗原则之一。

(四) 扶正勿过,祛邪忌猛,以"衡"为度

"治未病"之内涵不外有:一则有预防疾病的含义,即《素问·刺法论》所云:"正气存内,邪不可干,避其毒气。"二则有早期治疗的意义,即《内经》云:"上工救其萌芽。"早期防治。三则掌握疾病的发展趋势。五脏之病可以相互传变,要先安欲传而未传之脏,及早予以防治,意如《金匮要略》所云:"夫治未病者,见肝之病,知肝传脾,当先实脾……余脏仿此。"四则病瘥初愈,正气未全恢复,邪欲留,此时扶正进补切记不可过之,御邪祛邪不可弃之,定要以"衡"为度,意即扶正要有度,谨防补之过,则有"气有余便生火"之嫌;御邪祛邪亦不可全弃,谨防"留恋妄返"之邪"卷土重来"之弊,两者均应以"衡"为度,不可"过之",亦不可"不及"。

第二章 治尪痹要抓住辨治"欲尪"的时间窗

一、尪痹的渊源与内涵

（一）尪痹的渊源

我们要辨治尪痹就要首先了解尪痹的由来及其临床特点。因为痹病包括各种原因造成的关节、肌肉等疼痛、肿胀、僵硬等，所以常见的风湿性疾病，如类风湿关节炎、强直性脊柱炎、骨关节炎及系统性红斑狼疮、干燥综合征、硬皮病、多发性肌炎、皮肌炎等相关的关节、肌肉、肌腱、筋膜等均将其泛泛地隶属于"风寒湿三气杂至合而为痹"之"痹病"的范围。随着中医学的发展，历代医家已认识到尚有区别于行痹、痛痹、着痹、热痹，而以骨关节受损变形为特点，可令人致残的一种痹病，并有着不同的命名与描述。据其病痹在体为骨，在脏为肾，故名之为"骨痹""肾痹"；又因其病性顽固、病程迁延、缠绵难愈、治宜长久而称之为"顽痹"；另因脊柱强直或驼脊畸形以及关节肿大、变形、活动不利、屈伸不能等，谓之"龟背""历节风""竹节风""鹤膝风""鼓槌风"。总之，诸医家各持己见、各立其名，缺乏系统深入的论述和统一的名称。恩师焦树德教授在学习继承前人论述的基础上，谨遵仲景先师"诸肢节疼痛，身体尪羸"之意，参考当代文献，结合多年临床体会反复推敲创立了"尪痹"病名，把关节变形、骨质受损、筋挛肉卷、屈伸不能、活动受限、几成废人的痹病，冠之以"尪痹"，并在1981年12月武汉召开的"中华全国中医学会内科学会成立暨首届学术交流会"上正式提出。且指出，尪痹的发病特点主要是三邪深侵入肾，肾主骨，故发生骨质受损、关节变形。三邪未侵入肾者，虽久痹不愈也不会产生骨质受损变形，所以尪痹的发病机制要比风、寒、湿、热痹更为复杂，病邪更为深入，症状更为严重。

（二）尪痹的内涵

"尪痹"之病名亦为很多医家和学者所认同,经专家论证将本命名纳入了国家中医药管理局 1994 年 6 月发布、1995 年 1 月实施的《中华人民共和国中医药行业标准·中医病证诊断疗效标准》(以下简称《标准》):"尪痹由风寒湿邪客于关节,气血痹阻,导致小关节疼痛、肿胀、晨僵为特点的疾病。"并明确指出"本病主指类风湿关节炎"。1994 年版普通高等教育中医药类规划教材《中医内科学》将尪痹录入痹病分类辨治中。而后相继在国家中医药管理局"十一五""十二五"重点专科建设项目里亦明确指出"类风湿关节炎"相对应的中医病名就是"尪痹"。

然而,在这里值得强调的关键问题是:①《标准》中明确指出"本病主指类风湿关节炎",所谓"主指"是说在关节变形的尪痹中以类风湿关节炎为多见,并不表明其他疾病如强直性脊柱炎、银屑病关节炎、干燥综合征、骨关节炎、硬皮病等相关的关节肿痛变形就不可归属于尪痹辨治。②重点专科建设项目中亦明确了类风湿关节炎相对应的中医病名为"尪痹",但并不意味着尪痹对应的西医病名就是或仅指"类风湿关节炎",而是包括了其他"关节肿痛、变形"的风湿性疾病。总之,尪痹是对关节肿痛变形的一类疾病的统称,绝非一两种疾病所能涵盖的,"一叶障目,不见泰山"之见,是片面的,是不正确的。

（三）尪痹的病因病机

尪痹的形成即其病因病机与其他痹证确有不同之处,值得关注的是:

1. 无"肾虚"则不发尪痹

中医所称之"肾",乃人之"先天之本",内藏肾阳与肾阴,肾阳又称"元阳""真阳""真火""命门之火""先天之火"。肾阳是肾生理功能的动力,也是人体生命活动动力的源泉。肾所藏之精,需赖命门之火的温养,才能发挥其滋养体内各部分器官组织和繁殖后代的作用,尤其是脾胃的功能更需命门之火的温煦,才能发挥正常的腐熟水谷和运化精微的作用。肾阴又称元阴、真阴、肾水、真水,乃与肾阳相对而言,系指肾脏之阴液(肾脏所藏之精),与肾阳依附为用,是肾阳功能活动的物质基础。另外,生于水谷,源于脾胃,出于上焦,行于脉外、护卫肌表、抗御外邪、滋养腠理、开阖汗孔、调节内外,其性刚悍的卫气,与营调和,行抵邪外出之职,其根在肾。而尪痹的特点为肾所主之骨受损、关节功能丧失、变形。所以,如果肾不虚、肾之阴阳旺盛、卫气充盈、营卫调和正常地发挥卫外御邪的功能,则邪不能深入于肾,伤骨,损坏关节,进而发生尪痹了。

2. 无风寒湿邪"深侵入肾",则不发尪痹

当人体卫气不充,营气不和而致营卫失调,感受风寒湿等诸邪合而为病,或日久正虚,内生痰浊、瘀血、热毒,正邪相搏,使经络、肌肤、血脉、筋骨,甚至脏腑的气血闭阻,失于濡养,而出现以肢体关节、肌肉疼痛、肿胀、酸楚麻木、重着等症状为特征,甚则累及脏腑的痹病(痹证)。但尪痹之形成除具一般痹病的病因病机外,还有其独特之处,或因先天不足,或因后天失养,而致肾虚;肝肾同居下焦,肾虚不能濡养肝木,筋骨失养而成骨松筋挛,关节变形不能屈伸;肾旺于冬,寒为冬季主气,冬季寒盛,感受三邪,肾先受之,寒邪伤肾入骨,致骨重不举,疼痛彻骨;肝肾同源,筋骨失养,久则关节变形,形成尪羸之疾;痹病迁延不愈,冬春寒冷之季,复感三邪,寒风气盛,内舍肝肾,筋骨同病,渐成尪痹。故尪痹发病之关键在于风寒湿邪深侵入肾伤骨,骨质受损,关节变形。风寒湿等邪未深侵入肾者,虽久痹不愈也不会使骨质受损、关节变形。所以尪痹的发病机制较风痹、寒痹、湿痹等更为复杂,病邪更为深入,症状更为严重,常波及于肝肾,殃及于脾胃,而致骨损、筋挛、肉削,且病程缩长,寒湿、贼风、痰浊、瘀血,互为胶结,凝聚不散,使病情愈发加重。

3. "合"字为尪痹发病之关键

尪痹乃痹病之一,其病因病机,即"风寒湿三气杂至合而为痹也"。焦树德教师对于"合"字有颇为深刻、全面的理解。

首先,他认为痹病不仅是风寒湿三气杂至,还要与皮、肉、筋、骨、血脉、脏腑的形气相"合"才能为痹,正因为有各种不同的"合",故而形成了各种不同的"痹":如合于皮者为皮痹,合于肉者为肉痹(肌痹),合于筋者为筋痹,合于心者为心痹,合于肝者……总之,不能与风寒湿三气杂至相合者,则不能为痹。其次,他认为风寒湿三气杂至,不但可与皮、肉、筋、骨、血脉、脏腑之形气相合而为痹,还因与不同季节各脏所主之不同的时气相"合"而为不同的痹。如春季感受风寒湿三邪,则易与肝所主之春气相合而发为筋痹;冬季感受风寒湿三邪,则容易与肾所主之冬气相合而发为骨痹等。再次,他认为"合"字还有内舍于五脏之"合"的意思。若筋痹、脉痹、肉痹、皮痹、骨痹病久不愈,复感受三邪,则内舍于所合之脏而成肝痹、心痹、脾痹、肺痹、肾痹之疾。

焦老师对"合"字深刻、独到的理解,对于他创建"尪痹"病名和分析其病因病机,以及寻找出本病发生、发展、转归、治疗的特点奠定了中医理论基础。我作为焦老师的门人弟子,"学之、思之、悟之",认为"合"字在尪痹发病中亦甚为关键。风寒湿等邪深侵入肾,与肾合,损及肾所主之骨、关节等;殃及于肝,与肝合,损及肝所主之筋、肌腱等;累及于脾,与脾合,损及脾所主之肌肉,从而形成"骨损、筋挛、肉削、其形尪羸"之尪痹。由此不难看出,风寒湿诸邪深侵,与肾、肝、脾相合,损及其所"主",而为尪痹发病之关键。

二、尪痹的临床表现

尪痹是一种具有特定病机、独立证候的疾病,所以在临床表现上又具有一定的证候特点。尪痹临床证候除具有风寒湿痹共有的症状,即关节疼痛、肿胀、沉重及游走窜痛等外,还具有病程长、疼痛剧烈、痛发骨内、骨质受损、关节变形、僵直蜷挛、屈伸不能的特点。因病邪深侵,久病入血,血属阴,寒湿之邪亦属阴,故本病多在夜间疼痛剧烈,临床上多见沉弦、弦滑、沉弦滑等脉象。因肾虚为病之本,故有70%左右的尪痹患者,表现出尺脉弱小。

三、尪痹的辨治

焦树德教授提出的"尪痹"之名,追溯到《金匮要略》曾记载:"诸肢节疼痛,身体尪羸,脚肿如脱……"其中"尪羸"即指关节肢体变形,身体羸弱,不能自由活动,渐成废人的疾病。有些痹病日久不愈,渐渐发展为肢体关节变形、骨质受损、筋脉挛急、肌肉痿倦、屈伸不能、活动受限、身体羸弱、几成废人的尪痹。显而易见,尪痹的临床表现均是痹病晚期的表现。若待病变至此再予以辨治,犹如"亡羊补牢",为时晚矣! 为此,医者在辨治"尪痹"时,要充分体现"治未病"的学术思想,高度重视"痹病欲尪"的辨治。

辨治"尪痹"时,莫待"痹已成尪"再治,而是要抓住"痹欲成尪"的辨治时间窗,及早及时地予以"补肾、养肝、健脾、活络利节除痹",以防其、缓其"痹已成尪";若痹已成尪时,更要加强"补肾壮骨、养肝荣筋、健脾利节",以防止、减缓骨质破坏、关节损伤、功能障碍,改善"尪"的程度。由此不难看出一名优秀的医生治病,一定要早期诊断、早期治疗,犹如《内经》所训:"上工救其萌芽,下工救其已成。"

(一) 关注"痹病欲尪"的临床特点

近期发生的关节症状(一般≤1年),关节疼痛先于关节肿胀出现,疾病的严重程度常与关节僵硬、刺痛或烧灼感、关节肿胀、屈伸欠利相伴随,晨僵明显且≥60分钟,晨起症状最明显,指、趾小关节受累,以掌指关节、跖趾关节及指趾受累多有压痛,具有尪痹(类风湿关节炎)一级家族史、手握拳困难及足趾屈曲困难等痹病,且伴有吸烟史、高出生体重及肥胖等,皆易由"痹病欲尪"发展为"尪痹"。

(二) 重视运用现代检测手段

随着现代科学的发展,医学的检测手段不断地更新。细析这些检测手段,不外化学、物理学等在医学领域应用的延伸,也可以理解为中医四诊(望、闻、问、切)的延伸。这种延伸将有助于我们进行"微观辨证",更好地中西合参诊治疾病。

1. 实验室检查

实验室检查可以理解为化学手段运用于医学中之延伸。如反映疾病活动的指标——红细胞沉降率(erythrocyte sedimentation rate,ESR)、C反应蛋白(C-reactive protein,CRP)、血小板计数(platelet count,PLT)等;反映治疗安全性的指标——血常规、肝肾功等;反映疾病诊断及早期诊断的指标——类风湿因子(rheumatoid factor,RF)及多种抗体,如抗角蛋白抗体(antikeratin antibody,AKA)、抗核周因子抗体(antiperinuclear factor autoantibody,APF)、抗环瓜氨酸肽抗体(anticyclic citrullinated peptide antibody,anti-CCP antibody)(下文均简称抗CCP抗体)等的检测。

2. 肌肉骨骼超声检测

肌肉骨骼超声检查,是物理学超声波应用于医学的检测手段,是关节炎及周围软组织或炎症发生、发展的预测行之有效的方法之一,尤其是在诊断临床滑膜炎方面,比其他一些临床检查具有更高的敏感度。因而它是临证时能更早地发现"痹病欲迮"的一种重要的检测手段。

3. 磁共振成像

磁共振成像(magnetic resonance imaging,MRI)是物理学中磁场应用于医学的检测手段,是早期发现关节病变的另一重要手段。研究发现,在抗CCP抗体阳性且伴有关节痛患者中,MRI可检测出小关节滑膜炎症及骨髓水肿,同时与健康对照相比,抗CCP抗体阳性患者的腕关节MRI的炎症评分更高。但值得关注的是,在血清阴性关节痛患者中MRI也可能出现炎症信号。另外,在正常老年人群中也可能出现异常信号.为此提示,MRI预测关节炎的特异性还是值得深入关注思考的。

总之,我们应破除"门户之见",积极及时地采用这些检测手段,作为我们辨治"痹病欲尪"之参考。

(三)"痹病欲尪"的治则

1. 补肾壮骨为本

尪痹的发病乃肾虚、寒湿之邪深侵入肾,伤骨、损筋、削肉、形尪而成。故无肾虚在先,无寒湿之邪深侵入肾,则不会成"尪痹"。欲尪之疾,亦同此理。肾虚乃发病和病进之基础。肾主骨,骨之健与衰、强与弱,均与肾之阴阳充足与否直接相关,故补肾壮骨乃辨治痹病,尤其是"尪痹"及"痹病欲尪"时重中之重的法则。临证施以补肾之法时,更应关注肾中阴阳之度,使其协调以达平衡。医者不可仅补肾阳,忽视其阴,或仅补肾阴,忽视其阳。阴阳双补,阴阳协调使之平衡方为宜。如常用补肾阳之药有狗脊、川续断、杜仲、骨碎补、补骨脂、益智仁、淫羊藿、菟丝子、沙苑子等;补肾阴之药有桑寄生、龟甲、鳖甲、墨旱莲、女贞子、胡麻仁、地黄、天冬、石斛等。医者临证时细辨肾之阴阳虚损之度、辨析每味药之功能主治特点,酌情甄选搭配,以达协调阴阳、壮骨之主肾、实肾所主之骨,即可药到病缓疾除矣。医者治"痹病欲尪"时,早期施之此法治之,更可体现"治未病",使肾坚骨充,以达减轻发病程度,减缓病情进展,积极控制病情的目的。

2. 寒热辨证为纲

寒热是辨别疾病性质的两个纲领,寒证和热证能反映机体阴阳的偏盛与偏衰。阴盛或阳虚的表现为寒证;阳盛或阴虚的表现为热证。正如《素问·阴阳应象大论》说:"阳盛则热,阴盛则寒。"因而可以用"寒热辨证"作为临证时辨证论治的纲领。值得关注的是,寒热辨证绝不是孤立地根据个别症状作为判断,而是通过四诊对其相适应的疾病本身所反映的各种症状、体征的概括。具体地说,热证是指一组有热象的症状和体征;寒证是指一组有寒象的症状和体征。痹病系人体正虚(尤其是肾虚)于内,且营卫失调,风寒湿热之邪入侵、深侵日久正虚,内生痰浊、瘀血,搏结于内,致皮、肉、筋、脉、骨、关节等产生疼痛、肿胀、酸楚、麻木、重着、变形、僵直、活动受限等症状,甚则累及脏腑。所以,痹病、尪痹及痹病欲尪在临床表现的症状是多种多样的,颇为复杂多变,由诸种症状组成的证候也是纷纷不同的。如此以"寒热辨证为纲"而统之,便可达到提纲挈领、执简驭繁,以达到利于同仁们学习、领会、运用的目的,更利于中医药走出国门,走向世界,为全球患者解除疾病。再者,寒热辨证在治疗上有重要的指导意义,《素问·至真要大论》云"寒者热之""热者寒之"。告诫我们寒证要用热剂,热证要用寒剂。简言之,医者在辨治"痹病欲尪"时,亦要根据不同的证候,用不同的治法,择方用药更应与之相应方宜。

3. 调五脏,护阴阳,扶正气,祛邪势

《灵枢·百病始生》云:"风雨寒热,不得虚邪,不能独伤人。卒然遇疾风暴雨而不病者,盖无虚,故邪不能独伤人,此必因虚邪之风,与其身形,两虚相得,乃客其形。"《素问·评热病论》亦云:"邪之所凑,其气必虚。"所以,正气虚是形成疾病的主要因素,外来邪气乃是构成疾病的条件。尪痹的发病如此,痹病欲尪更是如此,且后者还蕴有邪进之势。为此辨治之时切莫忘调五脏,尤重补肾;平阴阳尤重寒热从化;扶正气,以利祛邪;祛邪势,以抵御邪侵、邪进之趋势。

(四) 辨治"痹病欲尪"择药规律

辨治"痹病欲尪"应充分体现"治未病"的学术思想,应注意此时"病在始",故应扶正与祛邪均不可过之,亦不可不及,尤如太极图之"阴阳鱼",要将双方保存在浑圆整体之中,但又不失彼此之动态变化。

1. 补肾壮骨要阴阳相合

补肾需阴阳兼顾,择用补肾阴之桑寄生,则要配伍补肾阳之品,如温肾阳直达下部筋骨气血的杜仲,又如温阳、疏通血脉、续筋骨之续断。择用补肾阳之狗脊,则需配伍补肾阴之品,如长于养肾阴清热之(干)地黄和/或配伍长于润肾燥而滋肾阴之知母。

2. 活血通络要气血兼顾

活血通络之时绝非只重视"血"而应气血兼顾,尤其在病之初,

需治其"未病"而使"气行血行"。择用行气解郁、凉血破瘀之郁金时,若伍用理气解郁之香附,或与温通顺气、除气逆寒凝之乌药相伍则效更佳。择用辛散温通、破血行气之姜黄时,伍用行气散积、消痞之枳壳(即推气散)则气行血行,瘀祛络通矣。

3. 祛邪利节要关注"从化"

入侵之邪不外寒热之分,所生证候亦不外寒热之别,故临证时择温热之品以祛寒邪之时,万不可过之,久之不可忽略邪之"从化",故应予清热之品佐之为宜。择苦温之鸡血藤时,伍用苦寒利节之络石藤;择用辛温之蚕沙时,则与清热除湿利节之土茯苓相伍,从而防邪从热化之嫌。若临证热盛之时,莫忘在择用大量清热利节之品时不忘酌加性寒利节之品。择清热利节之忍冬藤、豨莶草时,莫忘酌情适度加入祛寒利节之海风藤、海桐皮等,以防苦寒清热过之而使邪从寒化之弊。

4. 调和营卫,要重视其"源"

营卫乃外邪入侵和祛邪外出必经之处,因而调和营卫又是重要的治疗法则。营卫者,乃营运于脉中的精气,生于水谷,源于脾胃,出于中焦。有化生血液,以营养周身为用;卫气亦生于水谷,源于脾胃,但出于上焦,其性慓疾滑利,善于游走窜透,所以它不受脉道约束而行于脉外。由于营、卫之气皆源于脾胃,故脾胃健,营卫充,方能御邪入,祛邪出。故于择桂枝汤之君臣药桂枝、芍药外,可配伍姜、枣以助其调和营卫之作用。

5. 顾护脾胃要燮理气机开降

辨治疾病尤其是风湿病,顾护脾胃也是重要的治疗法则。消化水谷是胃之功能,而水谷精微之吸收、输布,却有赖于脾。脾为阴土,其性温而主升,故津液赖以上输;胃为阳土,其性燥而主降,故水谷得以下行。因此顾护脾胃之要,在于燮理好脾胃气机之升降,故临证辨治风湿病尤其是疾之始,"痹病欲尪"之时,可择选黄芪、白术、扁豆等益气健脾止泻,助中州主升之气机,又要酌情择药砂仁、陈皮、乌药等和胃温中降气之品,可燮理脾胃气机,以达升降适宜的目的。

四、验案举隅

患者王某,女,48岁,就诊时间:1998年10月26日。

患者长期在冷水浸洗,工作繁重,故双手指、腕关节僵痛阵作,经对症处理或避寒、冷水及稍休息后即可缓解,故未行系统检查及治疗。近3个月,症状加重,持续不缓解,故赴医院诊治。现症:近3个月来因过劳,双手拇指关节及双手食指、中指近端指间及掌指关节肿胀疼痛,皮肤微热,晨僵每日达1小时以上,屈伸受限,影响工作,且腕、肘、肩、膝、踝、趾关节亦时有酸痛不适感,有夜间痛,喜将患处放于被外,冷久痛著,又速收回,伴腰膝酸软,纳可,大便调,小便略黄。舌边尖略红,薄苔黄白相兼,脉沉细略滑,尺脉弱。辅助检查:ESR 42mm/h(正常值<20mm/h),CRP 25mg/L(正常值0~10mg/L),RF 46U/ml(正常值<20U/ml),抗O正常,抗CCP抗体126U/ml(正常值<25U/ml),双手、双腕关节X线正位片示:双手指软组织肿胀,余未见明显异常。双手腕MRI示:双腕、双手近端指间关节及掌指关节多处均可见骨髓炎症水肿。

中医辨证:久劳伤肾,肾虚风寒湿邪入侵,痹阻脉络,瘀滞气血,日久邪郁则生从热化之象,邪欲深侵,亦有伤肾损骨之势。

中医诊断:痹病(痹病欲尪)。西医诊断:类风湿关节炎早期。

治法:补肾祛寒,化湿散风,荣筋壮骨,活络利节。

处方:生地黄10g,熟地黄10g,酒浸黄柏10g,川续断15g,桑寄生30g,补骨脂10g,骨碎补15g,防风15g,片姜黄15g,桑枝30g,制延胡索25g,知母12g,桂枝6g,赤芍10g,白芍10g,羌活12g,独活12g,生薏苡仁30g,土茯苓30g,伸筋草25g,忍冬藤25g,徐长卿15g,炙穿山甲6g。共服用30剂,每日1剂,分3次,饭后半小时到1小时服用。

二诊:关节肿胀晨僵减,然疼痛仍作,关节处皮肤仍发热,但程度均较前减,唯自觉手足心热时心烦,故改酒浸黄柏为 12g,忍冬藤 30g。处方:生地黄 10g,熟地黄 10g,酒浸黄柏 12g,川续断 15g,桑寄生 30g,补骨脂 10g,骨碎补 15g,防风 15g,片姜黄 15g,桑枝 30g,制延胡索 25g,知母 12g,桂枝 6g,赤芍 10g,白芍 10g,羌活 12g,独活 12g,生薏苡仁 30g,土茯苓 30g,伸筋草 25g,忍冬藤 30g,徐长卿 15g,炙穿山甲 6g。35 剂,每日 1 剂,分 3 次,饭后半小时到 1 小时服用。

三诊:关节肿胀、晨僵明显减轻,局部皮温正常,心烦、溲黄等均明显减轻,夜间痛基本消失,复查血常规及肝肾功能均于正常范围,ESR 25m/h,CRP 10mg/L,RF 25U/ml。但自觉稍有恶风、畏寒,胃脘喜暖畏寒,故于上方改桂枝 10g,骨碎补 20g,减酒浸黄柏、生地黄,加淫羊藿 10g,去徐长卿,加千年健 15g,改川续断 20g。处方:熟地黄 10g,川续断 20g,桑寄生 30g,补骨脂 10g,骨碎补 20g,防风 I5g,片姜黄 15g,桑枝 30g,制延胡索 25g,知母 12g,桂枝 10g,赤芍 10g,白芍 10g,羌活 12g,独活 12g,生薏苡仁 30g,土茯苓 30g,伸筋草 25g,千年健 15g,淫羊藿 10g,忍冬藤 30g,炙穿山甲 6g。共服用 60 剂,每日 1 剂,分 3 次,饭后半小时到 1 小时服用。

四诊:关节肿胀、晨僵、心烦等症状基本消失,关节局部皮肤无发热,关节疼痛明显减轻,仍有轻度恶风畏寒、胃脘喜暖,已停服非甾类药半月余,故去忍冬藤、知母、生薏苡仁、千年健,加鸡血藤 30g,徐长卿 15g,高良姜 6g,香附 6g,改川续断 25g。处方:熟地黄 10g,川续断 25g,桑寄生 30g,补骨脂 10g,骨碎补 20g,防风 15g,片姜黄 15g,桑枝 30g,制延胡索 25g,桂枝 10g,赤芍 10g,白芍 10g,羌活 12g,独活 12g,土茯苓 30g,鸡血藤 30g,伸筋草 25g,淫羊藿 10g,徐长卿 15g,高良姜 6g,香附 6g,炙穿山甲 6g。每日 1 剂,分 3 次,饭后半小时到 1 小时服用。

守方继服 60 剂后,因恢复正常工作,欲停服中药,改服中成药;尪痹冲剂,每次 1 袋,或尪痹片每次 4 片,每日 3 次,配合知柏地黄丸每次 20 粒,每日 3 次,温开水送服,并嘱避免过劳及受寒。

四诊后半年随访,改服中成药尪痹片及知柏地黄丸共 5 个月余,复查 ESR、CRP、RF,均于正常范围,抗 CCP 抗体 36U/ml,双手、腕关节 X 线片与前对照,未见软组织肿胀影,余未见明显异常。复查双手、腕关节 MRI 未见明显异常,自停服中成药。已坚持全日制日常工作,无明显不适症状。

一年后再追访:无任何不适,坚持全日制上班,夜班值班及加班,状如常人。

本病案为"痹病欲尪"。分析其病证特点如下。①肾虚:因患者为年过 48 岁的女性,近于四十九岁"天癸竭,地道不通",此时乃肾精亏虚欲竭之时,形欲败,神欲衰,加之长年过劳更伤及肾;②寒湿欲深侵:即长期浸洗在冷水之中,寒湿之邪入侵体内,伤皮毛、肌肤、气血、筋脉,久则乘肾虚之机欲深侵入肾,伤骨、损筋、削肉,更欲致尪;③寒湿之邪久蕴亦有从热化之嫌,如关节疼痛酸胀外,关节部位的皮肤微热,疼痛时喜将患处置于被外等邪从热化之象,且舌、脉表现亦然。

"据证辨治",故本案辨治特点如下。①急则治其标:病本寒湿,然久蕴从热化,故"急则治其标"。首剂方中以生地黄、黄柏、知母、赤芍、白芍、土茯苓等清其标热,寓于补肾壮骨之方药中,待热退减之时,酌情减之。②肾虚乃"痹病欲尪"及尪痹之本,故"补肾"乃辨治之首。方中不忘补肾的壮骨之品如熟地黄、川续断、桑寄生、骨碎补、补骨脂等贯穿治疗始终。肾强骨壮,正气充足,方可抵御外邪,使之不深侵而肾伤骨损,方使痹病不能成"尪",或成"尪"但程度亦轻。③寒湿之邪欲深侵,故临证辨治时,既要扶正补肾,又要祛邪、驱寒胜湿等。本案始为寒湿之邪久蕴化热,以急治其标热,继之热渐退而恶风畏寒渐显,故于方中渐减清热利节之品,同时渐加祛寒湿、利关节之品,而久服并改服性味相同的中成药持续服用。如此突出"治未病""扶正与祛邪结合""寒热并用""圆机活法"等据证辨治,方使肾虚寒盛而化热轻证之"痹病欲尪"未能转为"尪痹"且获良效,使患者恢复到正常的生活工作之中。

五、临床研究——尪痹片治疗早期类风湿关节炎

"尪痹片"是在中医泰斗焦树德教授临床经验方基础上研发的中成药,是《国家基本药物目录》中扶正祛湿类中药片剂。其主要药物组成为熟地黄、生地黄、知母、淫羊藿、续断、狗脊(制)、羊骨、伸筋草、红花、白芍、桂枝、独活、防风、威灵仙、皂角刺、附子(黑顺片)。其中生地黄、熟地黄补肝肾、益精血为君药;续断、淫羊藿等强筋骨、祛痰湿,附子、威灵仙等温化痰湿、通经络,桂枝温经通脉,红花、白芍活血消瘀、皂角刺祛湿化痰,共为臣药;佐以知母、白芍养血荣筋,并制诸药温燥之性。全方具有补肝肾、强筋骨、祛风湿、通经络的作用,用于治疗肝肾不足、风湿阻络、瘀血痹阻之尪痹,症见关节肿胀、疼痛,僵硬畸形,屈伸不利,肌肉酸痛,腰膝酸软,畏寒乏力。尪痹片临床应用三十余年,治疗类风湿关节炎疗效确切,临床应用广泛。

我们曾对尪痹片治疗早期类风湿关节炎(肝肾不足、风湿阻络证)的有效性及安全性进行了相关的临床研究,将350例确诊的早期类风湿关节炎患者随机分为研究组与对照组,以甲氨蝶呤作为基础治疗,研究组175例予尪痹片口服治疗,对照组175例尪痹片模拟剂口服治疗;12周为1个疗程。在治疗后2周、4周、12周统计两组患者28处关节疾病活动度评估(disease activity score 28, DAS28)、美国风湿病学会评价RA疾病缓解程度标准20%缓解率(American College of Rheumatology 20% improvement criteria, ACR20)、美国风湿病学会评价RA疾病缓解程度标准50%缓解率(American College of Rheumatology 50% improvement criteria, ACR50)及中医症状积分以评价其临床疗效及安全性。研究结果显示,在治疗12周后DAS28评分两组与本组治疗前比较均有改善($P<0.05$),组间比较研究组明显优于对照组($P<0.05$),在治疗2周、4周、12周后ACR20评分两

组与本组治疗前比较均有改善($P<0.05$),组间比较研究组明显优于对照组($P<0.05$),在治疗4周、12周后ACR50及中医证候积分方面,两组与本组治疗前比较均有改善($P<0.05$),组间比较研究组明显优于对照组($P<0.05$);观察期间,未出现不良反应。结论:尪痹片治疗早期类风湿关节炎(肝肾不足、风湿阻络证)具有一定疗效,早期使用尪痹片在改善疾病活动度、控制疾病病情,改善关节疼痛、关节肿胀、关节屈伸不利、晨僵等症状方面疗效确切,为类风湿关节炎的早期治疗提供新思路,具有重要的临床应用价值。

六、西医学对"欲尪"认识与诊治

在国家中医药管理局1994年6月发布、1995年1月实施的《中华人民共和国中医药行业标准·中医病证诊断疗效标准》明确指出:"本病(尪痹)主指类风湿关节炎";嗣后,国家"十一五""十二五"中医重点专科项目中又明确规定类风湿关节炎相对应的中医病名为"尪痹";继之在《22个专业95个病种中医诊疗方案》中提出了"尪痹(类风湿关节炎)诊疗方案"且制定了"临床路径"。在中医学"治未病"的理论指导下,我提出了"欲尪理论",强调辨治尪痹要抓住"辨治欲尪的时间窗"。"欲尪"即指尪痹的早期,尚未成"尪"的阶段,其与西医所指的早期类风湿关节炎的内涵颇为相似。下面将从几个方面认识一下早期类风湿关节炎。

(一)概念

类风湿关节炎的基本病理改变是滑膜炎,但在表现为周围关节急性滑膜炎的患者中仅有一小部分发展为类风湿关节炎,而临床表现为慢性持续性滑膜炎者有可能进展为类风湿关节炎。也就是说具有以下两方面的特征则提示发展为类风湿关节炎的可能性大:一是持续性滑膜炎;二是骨关节结构的损伤,即侵袭性破坏,而侵袭病变最为关键。值得关注的是,一部分患者在类风湿关节炎临床表现发作前几年就存在循环的自身抗体,因而抗环瓜氨酸多肽抗体及类风湿因子、红细胞沉降率、C 反应蛋白及 HLA-DRB1 基因的检测就显示了它的必要性和重要性。对于早期类风湿关节炎的病程,众说不一,一般来说,从<6 个月至<24 个月的为多,而多数人认为半年(即<6 个月)为宜,且没有骨破坏为宜。

(二)诊断

美国风湿病学会 1987 年类风湿关节炎分类标准对非早期类风湿关节炎诊断的特异度和灵敏度都令人满意。实际临床中对于多关节肿痛及双手畸形等典型表现的类风湿关节炎患者,诊断并不难,而早期确定哪些关节炎是类风湿关节炎才是最需要的。随着医学的基础研究和临床研究的不断进展,发现尽早地使用传统改善病情抗风湿药物和生物制剂,可以改善类风湿关节炎的预后。因此不难看出,美国风湿病学会提出的 1987 年类风湿关节炎分类标准明显地不能满足人们对早期类风湿关节炎诊断的要求了。随着影像学技术的不断发展,如单光子发射计算机断层成像术、电子计算机 X 线断层扫描技术、核磁共振技术肌骨超声技术及彩色多普勒超声等日益增多地被用于关节的检查。尤其是核磁和超声不仅可早期检测类风湿关节炎关节的骨侵蚀,还可观察到骨髓水肿、软骨破坏和关节滑膜炎症等,比关节 X 线平片检查更具有利于早期类风湿关节炎诊断的意义。继之,美国风湿病学会和欧洲抗风湿病联盟又提出了 2010 年类风湿关节炎分类标准。这个标准更利于识别具有持续性和 / 或侵蚀性特征的未分化关节炎,利于早期类风湿关节炎的诊断,并以此作为开始改善病情抗风湿药治疗的基础,以阻止其发展为典型类风湿关节炎。此标准是欧洲和北美多国风湿病学专家经历近 10 年临床研究的结果,明确它在不同的人群中的灵敏度和特异度的重要性,尤其是特异度,可避免具有多关节炎的患者当时不能被明确诊断的其他结缔组织病被误诊为类风湿关节炎。嗣后,2012 年美国风湿病学会,又对早期类风湿关节炎的治疗推荐了意见的更新,强调越早进行干预治疗,预测预后越好,而且相关数据证实,早期强化治疗可以极大地保护关节功能,提高生活质量,并减少关节功能障碍的发生率;2017 年该学会又刷新了相关内容,定义了容易发展成为类风湿关节炎的关节痛的概念:指临床关节炎无其他原因可以解释,且除外其他疾病的关节痛,这种关节症状在最近一年内,主要累及掌指关节(metacarpophalangeal joint,MCP),晨僵时间 ≥ 60 分钟,尤其以晨起最为严重,其直系亲属存在类风湿关节炎;查体可见握拳困难,MCP 关节挤压试验阳性。当然,这些参数尚有待进一步验证。在我国,以栗占国为首的学术团队通过分析早期炎性关节炎患者的临床、实验室以及影像学特征,提出早期类风湿关节炎的分类标准并评价其在早期类风湿关节炎分类诊断中的价值。研究结果提示:早期类风湿关节炎分类标准(表 1)在早期类风湿关节炎诊断中的临床价值明显优于 1987 年美国风湿病学会分类标准,与 2010 年美国风湿病学会和欧洲抗风湿病联盟的类风湿关节炎分类标准相比更简便实用,有利于早期类风湿关节炎的临床诊断。换言之,本早期类风湿关节炎分类标准的敏感性显著高于其他分类标准,特异性高于 2010 年美国风湿病学会和欧洲抗风湿病联盟分类标准。

表 1　早期类风湿关节炎分类标准

1. 晨僵 ≥ 30 分钟
2. 多关节(14 个关节区中 3 个以上部位的关节炎)
3. 手关节炎(腕、掌指或近端指间关节至少一处关节炎)
4. 抗 CCP 抗体阳性
5. RF 阳性

　　以上 5 项满足 3 项或 3 项以上者可以分类为早期类风湿关节炎,敏感性84.4%,特异性 87.4%。

(三) 治疗

　　大量的临床研究证实,部分类风湿关节炎在早期就可发生不可逆的骨质破坏。因此,人们对类风湿关节炎治疗的观念也发生了变化,即强调早期使用改善病情抗风湿药治疗,疾病可以得到有效控制,而避免残疾,亦即所谓"窗口期治疗"。早期治疗,个体化的治疗方案是提高疗效、改善预后的关键所在,早期治疗亦要遵循合理规范治疗及达标治疗。首先,低活动度且不具备预后不良因素的早期类风湿关节炎患者首选治疗类风湿关节炎的"基础用药"——甲氨蝶呤,仍坚持将传统合成改变病情抗风湿药物单纯作为一线治疗方案。如果具备中高度活动且伴预后不良因素的早期类风湿关节炎患者亦建议首选甲氨蝶呤并联合其他改善病情抗风湿药如羟氯喹、来氟米特、柳氮磺吡啶、雷公藤等药物,酌情采用二联或三联的治疗方法。(所谓的"预后不良因素"指:女性发病;发病年龄早;起病时受累关节数多;经 MRI 或 B 超证实滑膜炎症明显,并有软骨和软骨下骨及骨受累征象;关节症状明显具有关节功能受累出现关节功能减退,并有进行性发展;实验室检查:RF 阳性且效价高、抗 CCP 抗体阳性且滴度高、抗 CCP 抗体、AKA 及 APF 抗体均为阳性、HLA-DR4 阳性,或 HLA-DR1 阳性、循环免疫复合物含量升高,尤其是持续升高等。)值得提出的是,对于早期类风湿关节炎患者要加强监管、定期复查、密切观察患者病情变化及相应的检测指标的波动,酌情及时调整治疗方案。

第三章　关注"从化学说"辨治尪痹

焦树德教授提出了既具备"风寒湿三气杂至合而为痹"的特点，又具有"寒湿之邪深侵入肾"，多为"冬季受邪、寒湿入肾"及"痹病久而不愈复感三邪，寒湿深侵"的特点之尪痹。由此不难看出，尪痹的发病特点主要是三邪深侵入肾而肾主骨，故发生骨质受损、关节变形。三邪未侵入肾者，虽久痹不愈，也不会产生骨质受损、关节畸形。所以，尪痹的发病机制要比风、寒、湿、热诸痹更为复杂，病邪更为深入，症状更为严重。

一、尪痹的初始辨治规律

尪痹除具有风、寒、湿痹的共同症状——关节痛、肿、沉重酸困、游走窜痛等外，还具有病程长、疼痛剧烈、痛发骨内等症状外，还具有骨损、筋挛、肉削、形尪的特点。因病邪深侵、久病入血，血属阴，寒湿之邪亦属阴，故本病以夜间疼痛剧烈为著，故于临证之时多见沉弦、弦滑、沉弦滑、沉细、沉弦细等脉象。因弦脉主痛，故本病多见弦脉。又因本病的发病以肾虚为本，故有约70%的患者可见尺脉弱小。焦老师总结了多年的临床经验，归纳出尪痹常见的三种证候，且在补肾祛寒为主的治疗原则下，辅以化湿、散风、养肝荣筋、活瘀通络、强壮筋骨之法。

(一) 肾虚寒盛证

证候：喜暖畏寒，倦怠乏力，腰膝酸软，或腰腿疼痛，晨起关节屈伸不利等，舌苔较白，脉多沉细兼弦，尺脉弱。

经验方：补肾祛寒治尪汤（由《金匮要略》桂枝芍药知母汤合《太平惠民和剂局方》虎骨散加减化裁而成）。

川续断 12~20g，补骨脂 9~12g，熟地黄 12~24g，制附片 6~12g，骨碎补 10~20g，淫羊藿 9~12g，炙虎骨 9~12g（现已禁用），白芍9~12g，威灵仙 12~15g，防风 10~12g，麻黄 3~6g，苍术 6~10g，知母

9~12g,炙穿山甲 6~9g,伸筋草 30g,赤芍 9~12g,松节 15g,土鳖虫 6~10g,牛膝 12~18g。

(二)肾虚标热轻证

证候:关节肿胀疼痛,甚则拘挛僵硬,自觉夜间关节痛重时喜将患处放到被外,似乎感觉痛轻些,然而久则痛反加重,又速放入被内,手足心时觉发热,疼痛剧时关节或微有发热,但皮肤不红,伴倦怠乏力,口干,便涩,舌质微红,舌苔微黄,脉沉弦细略数。此种证候常在阳气渐复,部分邪气有欲化热之势时见之。

经验方:加减补肾治尪汤(本方适用于肾虚寒盛证经过治疗于休养后阳气渐振,部分邪气有欲化热之势的肾虚标热轻证)

本方在补肾祛寒治尪汤中减去温燥之品,减量制附片 3~5g,减量桂枝为 6~9g,减量麻黄为 2g(若汗多时可以去掉);去熟地黄、淫羊藿、苍术、防风、松节,加入苦以坚肾、活络清疏之品,即加生地黄 15~20g,酒浸黄柏 12g,忍冬藤 15~30g,络石藤 20~30g,红花 9~10g,桑寄生 30g,生薏苡仁 30g。并保留了补肾祛寒治尪汤中的川续断、补骨脂、骨碎补、知母、赤芍、白芍、独活、威灵仙、炙穿山甲、土鳖虫、伸筋草等补肾、祛风、散寒、化湿治本之品。

(三)肾虚标热重证

证候:自觉关节有热感,局部皮肤略发热发红,喜将患处放于被外,但放久受凉后疼痛加重又收回被内,如此反复。伴口干咽燥,五心烦热,小便黄,大便干,舌质红,苔黄厚而腻,脉滑数或弦滑数。

值得强调的是此证似热痹(热痹的病程短,无关节僵直变形、关节红肿热赤而疼痛……)而又别于热痹。本证在邪气郁久化热,或久服助阳之品后,阳气骤旺,邪气从阳化热时,可见之。

经验方:补肾清热治尪汤(本方改补肾祛寒为主之组方原则,实为急则治其标热之邪的暂用方剂。值得关注的是此证之热即为标热,那么要密切关注病证的变化,当标热已清时,则应注意本虚肾亏肝肾不足之象,故将方药逐步转为补肾祛寒治尪汤之方药为宜。)

川续断 15g, 炒黄柏 12g, 地骨皮 10g, 赤芍 12g, 桑枝 30g, 秦艽 20~30g, 忍冬藤 30g, 络石藤 30g, 蚕沙 10g, 威灵仙 15g, 独活 6~9g, 羌活 6~9g, 白僵蚕 9g, 制乳香 6g, 制没药 6g, 土鳖虫 9g, 红花 10g。

二、从"从化学说"悟焦树德教授对尪痹的辨治规律

"从化"乃"归化""归顺"之意,又称"从类化",源于《内经》。《素问·六微旨大论》中云:"物之生从于化,物之极由乎变。"其内涵是指病邪侵入机体,可随人体的体质不同、病邪侵犯的部位不同,以及治疗时间变化及物理环境等各种条件变化而发生性质的变化,从而形成不同的症状改变。如《灵枢·五变》云:"一时遇风同时得病,其病各异。"另《素问·风论》中亦云:"风之伤人也,或为寒热,或为热中,或为寒中,或为疠风,或为偏枯,或为风也,其病各异,其名不同。"张仲景在《伤寒论》中虽无明言从化,但其提倡的"六经辨治"中却自始至终贯穿着这一思想;刘完素在《病机十九条》中提出了"六气皆从火化";清代医家对病邪从化问题已有相当精辟的认识和论述,如清代太医吴谦在《医宗金鉴》中云:"六经为病尽伤寒,气同病异岂期然? 推其形脏原非一,因从类化故多端,明诸水火相胜义,化寒变热理何难,漫言变化千般状;不外阴阳表里间。"从而不难看出中医学十分注重疾病的性质变化,认识到不但病邪不同可引起不同的疾病,即使病邪相同也可以出现不同的疾病,从而通过长期临证实践总结出从化学说的规律:病邪虽同,从化各异,从阳化热,从阴化寒。焦树德老师深谙此理,于是将"尪痹"的辨证分为肾虚寒盛证、肾虚标热轻证、肾虚标热重证。

三、从"从化"理论谈辨治尪痹的体会举隅

(一)临证时密切关注病邪"从化"

"从化"实指病情或病证的寒热性质,在一定的条件之下发生变化或相互转化的病理过程。即相同的病邪侵袭人体,可以因体质差

异、邪侵部位的不同、治疗的不当、时间长短变化的不同、地理环境的不同等而出现不同的症状。所以我们要防"从化"就必须了解病邪易发生从化的因素。

1. 体质因素

体质就是对个体身心特性的概括,是由遗传性和获得性因素所决定的。它影响到人体对自然及社会环境的适应能力和对疾病的抗病能力,同时对某些病因和疾病的易感性,以及产生病变的类型和疾病的传变与转归都具有某种倾向性。总之,体质是疾病及其发生与发展的基础。因为存在着体质的差异,所以疾病的发生和发展必然会受到体质从化的影响,就是说病邪虽同,从化各异。体质也决定了疾病的传变,如通过影响正气的强弱,决定了疾病发病传变的迟与速;又如通过病邪的性质从而影响了疾病的传变。《医宗金鉴》中云:"六气之邪,感人虽同,人受之而生病各异者,何也?盖以人之形有厚薄,气有盛衰,脏有寒热,所受之邪,每从其人之脏气而化,故生病各异也。是以或从虚化,或从实化,或从寒化,或从热化。"另外,清代章楠《医门棒喝》中亦云:"六气之邪,有阴阳不同,其伤人也,又随人身之阴阳强弱变化而为病。"

2. 邪侵部位

外邪侵入人体的部位不同,亦会影响病邪从化的结果。人身之脏腑、经脉等具有阴阳之别。一般来说,邪入阳经,阳腑则多从热化;邪入阴经,阴脏则多从寒化,此亦称之为"脏腑从化"。如胃为阳明之腑,其经为足阳明胃经。《灵枢·胀论》云:"胃者,大仓也。"胃主要有受纳和腐熟水谷的作用,故又称之为"水谷之海";《素问·刺法论》中云:"胃为仓廪之官,五味出焉。"日本森立之《素问考注》云:"(眉)《四十二难》虞注:'胃为仓廪之官'",而胃又有"阳明燥土"及"阳明阳土"之称谓。当邪入于胃多从热化,而见口干、口臭、口中异味、吞酸、嗳腐、腹痛、便艰、大汗、舌苔干燥的燥热之象;脾居中州,乃后天之本,其性属"土"。脾属太阴,喜燥而恶湿,其病易为湿困,故又有"脾为湿土"之称,必得阳始运。故邪入于脾多从寒化,而出现口淡乏味、纳谷欠馨、食后脘闷、倦怠乏力、四肢沉重、呕恶泄泻及水肿等寒湿之象。

3. 四季变化,区域差异

四季气候不同,对人体的生理病理功能均会发生影响,此时病邪的侵袭也会发生不同的从化。比如春夏之季,气候渐温转热,阳气升发,人体之腠理易疏松开泄,此时感邪易从热化,即便感受了风寒之邪,也不可过用辛温发散之品,以免造成开泄过之,邪从热化耗伤气阴;又如秋冬季节,气候渐渐变寒,人体腠理致密、阳气内敛,此时如非大热之证,则宜慎用大汗、过凉之品,以防邪从寒化,更易伤阳;还如长夏乃暑湿之季,故于辨证论治之时,莫忘加入解暑化湿之品;再如秋季暑热消,气候渐渐干燥,故辨治之时莫忘加入辛凉润燥之品,不可妄用寒凉及温热之品。另外,不同的区域地势、气候、生活环境和条件的不同,使人的生理活动和病理特点亦不同,因而病邪侵入人体后从化亦不相同。如北方寒冷,地势较高地区生活的人,多吃牛羊肉及膏脂类食物,体质较壮实,抗邪之力强,故多发内伤之疾;又如东南地区地势多低洼,温热多雨,故肌理较疏松,病多痈疡,且易外感在表。若以上两种人同患风寒感冒,前者则用辛温解表药时剂量较重、作用较强,如麻黄、桂枝等,而后者则剂量较轻、作用较缓的药物,如荆芥、防风等。综上所述,不难看出从化理论实为三因(因人、因时、因地)制宜的内涵之一,充分体现了中医致病的整体观及辨证论治在临床运用时的原则性和灵活性。

4. 治疗不当,病程中病理变化

在疾病的辨治过程中,治疗不当也会引起病邪从化不同。如发汗攻下太过易化热化燥;又如过用苦寒之品易伤阳,以致邪从寒化、从湿化。正如清代医家陈修园所云:"知此愈知寒热之化,由病人之体而分也。何谓误药而变?凡汗下失宜,过之则伤正而虚其阳,不及则热炽而伤其阴。虚其阳,则从少阴阴化之证多,以太阳、少阴相表里也：伤其阴，则从阳明阳化之证多，以太阳、阳明递相传也。所谓寒化、热化，由误治而变者此也。"另外，随着病程及疗程的延续，原来疾病的寒热属性也可发生从化不同，如阳热体质，邪从热化，或误治伤阴，阴血生热则邪从热化，使疾病转化为热的病理过程；又如疾病病证原本属热，但因患者系阳虚体质或误治伤阳，继而转为寒性的病理过程。总之，我们要从细微的差异上深入地把握疾病的病性和病情发展变化的规律，预见且预防疾病从化的发展趋势，方能取得更好的疗效。

总之，要深悟防"从化"的意义是深远的，已然要谨遵"未病先防""既病防变""瘥后防复"的治未病的总原则。

(二) 临证时更要关注"防治从化"

1. 关注体质差异，从化差异，防治在先

体质学说是中医学基础理论的重要组成之一，也是辨证论治的理论依据之一。体质学说注重的是"个体差异""体质与辨证论治的密切关系"等。关注并领悟其内涵对于医者掌握病证的发生、发展及转化规律；临证辨治、择方、用药；最终病去、病衰、康复等都具有一定的指导意义。但更值得强调的是，临证辨清患者的体质，从而抓紧治疗时机，将"治疗窗"前移，防止从化的发生，降低从化的发展及加重，往往会起到"事半功倍"的佳效。一般来说，体质偏寒盛、偏湿盛、偏虚弱之体，多属阴性之体、阴盛之体，当遇风寒之邪侵入之时，体内正气无力奋起抗邪，必见无热而恶寒，常因诸邪郁遏表阳或阳虚卫弱而致病。因于前者可酌情选用《伤寒论》桂枝汤或桂枝加附子汤加减治之，壮在表之元阳，有逼邪外解之趋；因于后者可酌情选用《伤寒论》之甘草附子汤或《金匮要略》之白术附子汤加减治之，以温阳祛寒之意。若体质虚弱之体莫忘方中加入温补先天肾、补益后天脾胃，前者可用温肾阳之杜仲、续断与益肾阴之桑寄生、熟地黄相伍酌情加减用之；后者可用温补脾阳之白术与滋补脾肾之阴之山药相伍酌情加减治之，培补先后天之本，肾脾双调，强体之本矣。

总之,临证之时不要"重病轻人"忽视体质,而应"以人为本"重视体质,关注"从化趋势"防治从化,方能在辨治之时,全面深入辨识病证,提高疗效。

2. 关注气候不同,从化各异,防治在先

四季气候不同,春季阳气升发,夏季阳气旺盛,感邪易从热化,故辨治择方用药之时莫忘酌情加入甘寒、清热、益阴生津之品,如天冬、麦冬、石斛、百合、葳蕤、沙参等,以防从热化之邪耗津伤阴之弊;秋冬季节阳热之气渐减,气候渐凉而阴寒之气渐增,故临证辨治之时,酌情加入杜仲、续断、补骨脂等甘温补肾之品及黄芪、白术、山药、大枣等甘温健脾之品。既能防邪从寒化,伤及肾阳、脾阳,又能温护脾胃,顾护先后天之本,以增扶正祛邪之力。长夏暑湿邪盛,上接夏之炎热,故邪易从湿从热化,故辨治之时莫忘酌加性味苦寒之黄芩、黄连、黄柏、秦艽等清热燥湿之品,以防邪从湿热化;长夏之末,下接秋凉及冬寒,故邪易从寒湿化,故辨治之际莫忘酌加藿香、佩兰、白豆蔻、砂仁等辛温醒脾化湿之品,以防邪从寒化更抑脾阳。值得提出的是,暑湿当盛之长夏季节,均可酌加西瓜翠衣、荷叶、荷梗、绿豆等甘寒、清热、解暑之品,以助清其热、解其暑之力。故临证之时酌选一二味药,加于辨治之方药中往往能起到"防治"之佳效。

3. 关注居住地域习俗之差,从化各异,防治在先

我国地域广,不同的区域人群的生理、病理特点不同,同受邪侵,从化不同,证候则异。如西北寒冷,且地势多高,故久居此域者,常喜食牛羊肉及膏脂类食物,身体多粗壮抗邪之力强,多发内伤之疾,邪亦从热化,故临证辨治之时,宜酌情加入消食导滞、理气和胃之品,如焦山楂、陈皮、炒莱菔子、鸡内金等,佐以清热护阴之黄连、黄柏、知母等防从热化之;如若东南湿热多雨之地,且有过劳嗜甜之弊,常伤及脾胃,湿化不利,聚蕴于中,易与热结而从化为湿热之证,故临证时莫忘酌加黄芩、黄连、黄柏、胡黄连等品以治之,防其从化湿热。

简言之,在临证之时,全面了解患者的体质、居住地域、习俗等

差异,可于未病之前采取相应的防御措施,可减少、减轻病证的发生;既病之后,针对体质的偏差、居住之域气候及习俗等的差异,"先安未受邪之地"以防病证传变;辨治过程中,在重视祛邪除病的同时,及时调节人体脏腑功能的失调,以防患于未然;在康复阶段,应继续改善患者体质,克服居住之域气候变化的影响,改善不良的生活习俗,以期取得"阴平阳秘"内外环境的平衡,此意即"防治从化"之内涵。

第四章　寒热为纲辨治尪痹

寒与热是辨识病证属性的纲目,寒热辨证是"八纲辨证"的重要组成部分。风湿病种类繁多、临床表现颇为复杂,如以"寒热为纲"辨治统之,不乏为以简制繁、提纲挈领辨治风湿病的最佳选择。下面我将以"尪痹"为例,谈谈以"寒热辨治为纲辨治尪痹"的运用体会。

一、尪痹的病因病机特点

(一)"肾虚"为尪痹发生的基础

肾为"先天之本",内蕴肾阳与肾阴。由于先天禀赋不足或后天失养,过劳伤肾、房劳过度伤肾、妇女月经病及产后均可伤肾而致肾虚。肾虚的内涵绝非肾阳独虚,而是肾气肾阳虚衰之时,肾精血、肾阴亦虚损矣,故临证时,应注意肾之阴阳要双补,视肾阴与阳虚之程度酌情补之。

(二)寒湿诸邪深侵入肾方致尪痹

风寒湿诸邪因人体营卫不和,卫气失其祛邪外出之功,尤其在寒湿之邪偏盛之时,寒湿之邪与肾同气相感,乘虚深侵,入肾入骨,痹阻经络,血气不行,关节闭涩;肾不养肝,筋乏淖泽,筋骨失养,渐至筋挛骨松,关节变形,不得屈伸,发为骨损、筋挛、肉削、形尪之尪痹。病变可殃及多个部位,甚则殃及脏腑。若无风寒湿诸邪深侵入肾,无伤骨、损筋、削肉、络阻等之害,则不会发生尪痹。

(三)尪痹的发生发展中,"从化"之变不可忽视

肾虚诸邪深侵入肾,伤骨、损筋、削肉致形尪,但要特别注意的是,证候非一成不变,常因个体体质的差异、居住条件的不同、感邪时令不同、口味食俗的不同等,邪常不同从化而生变证,故临证之时应密切关注"从化"之因素,防治是非常重要的。

二、尪痹的治则特点

(一) 补肾为先

肾虚是尪痹发生的重要基础,故补肾乃尪痹的辨治之要。《素问·灵兰秘典论》中曰:"肾者,作强之官,伎巧出焉。"作强是指动作轻劲多力,而伎巧是指精巧灵敏。肾主作强出伎巧乃是因肾藏精、生髓、主骨的结果。故肾阳肾气旺盛、肾阴精髓充盈者,不仅精神健旺、灵敏多智,而且筋骨劲强、关节自如、动作有力,故医者临证之时切记,补肾要阴阳双补,斟酌其阴与阳虚之程度偏差而补之,使肾之阴阳平衡,以达《内经》所云"阴平阳秘,精神乃治"之状。

(二) 祛邪为要

寒湿诸邪深侵入肾,伤骨、损筋、削肉、形尪乃成尪痹,故临证时及时恰当地选择祛邪利节之品,部分祛邪利节之品归经入肾,对于不入肾之品需与入肾之祛邪利节之品相伍用而增强入肾祛邪之效;又如用入肝经清热、祛风、通络之桑枝,伍用性苦微寒,入心、肝、肾经,祛风通络之络石藤,更能加强入肾祛邪,清热利节之效。若再与补肾入肾之药,如桑寄生、续断、杜仲等配伍应用,则祛除深侵入肾之邪,辨治尪痹则效更佳。

(三) 调和营卫不可缺

营卫的理论是中医基础理论的重要内容之一。

1. 卫指卫气而言

《素问·痹论》曰:"卫者,水谷之悍气也。"《灵枢·本脏》云:"卫气者,所以温分肉,充皮肤,肥腠理,司开阖者也,……卫气和则分肉解利,皮肤调柔,腠理致密矣。"不难看出,卫气卫外而属阳,其主要功能为:①护卫体表,防御外邪;②熏肤充身,温养皮毛;③控制腠理开合,主司汗液排泄;④为御邪入侵和祛邪外出之重要屏障与通路。

2. 营则指营气而言

《素问·痹论》云:"营者,水谷之精气也,和调于五脏,洒陈于六腑,乃能入于脉也,故能循脉上下,贯五脏络六腑也。"《灵枢·邪客》云:"营气者,泌其津液,注之于脉,化以为血,以荣四末,内注五脏六腑。"所以说,营气实为运行于脉中的精气之柔和部分,生于水谷,源于中州脾胃,出于中焦,有化生血液营养周身的作用。

3. 营气与卫气合称为营卫

两者同源于中焦脾胃水谷化生。正如《灵枢·营卫生会》云:"营卫者,精气也。"营行脉中,具有营养周身的作用;卫行脉外,具有捍卫躯体的功能。正如《灵枢·营卫生会》又云:"营卫之行,不失其常,故昼精而夜瞑。"所以营卫功能调和,方能防御欲侵入人体之邪气,且能祛除入侵人体之邪气。故营卫又有"人体藩篱"之称。调和营卫的旗舰方系张仲景《伤寒论·辨太阳病脉证并治》篇中的第一首方——桂枝汤方。前贤柯韵伯言桂枝汤"为仲景群方之魁,乃滋阴和阳、解肌发汗、调和营卫之第一方也"。方中桂枝为君药,芍药为臣药,二者构成了本方之灵魂。因此,在辨治病程长久、极易复发、缠绵难愈的尪痹时,调和营卫是不可缺的。

(四)活血通络不可少

尪痹的发病特点主要是风寒湿诸邪深侵入肾,肾主骨,故发生骨质受损、关节变形。三邪未深侵入肾者,虽久痹不愈,也不会产生骨质受损、关节变形,所以尪痹的发病机制要比风、寒、湿、热诸痹更为复杂,病邪更为深入,症状更为严重。而且其病程冗长、病情反复,寒湿、贼风、痰浊、瘀血互为交结、凝聚不散,使气滞血瘀、运行不畅、脉络交阻,而生瘀血阻络之血瘀证。故在辨治尪痹时,莫忘及时运用活血通络法以治其"瘀"。活血通络法又称祛瘀通络法,即运用具有活血祛瘀、疏通经络作用的方药,治疗瘀血凝滞、脉络受阻所致病证的治法,是针对"血瘀证"的治法。《诸病源候论》中云:"血之在身,随气而行,常无停积。若因坠落损伤,即血行失度,随伤损之处即停积,若流入腹内,亦积聚不散,皆成瘀血。"此明确指出瘀血为血液运行不畅,瘀滞脉络之中,甚至离经而于局部淤积的病理产物。亦如《辞海》中所云之瘀,指体内血液滞于一定处所。瘀血阻络,贯穿于尪痹病程始终,所以辨治时一定要酌情加入养血活血的桃红四物汤(地黄、当归、芍药、川芎、桃仁、红花)加减用之;还可在祛邪利节的基础上加入活血通络之品,如片姜黄、郁金、泽兰、赤芍、土鳖虫等,还可酌加利节祛瘀于一身之品,如鸡血藤、豨莶草等,从"防"与"治"的角度均可取得佳效。

(五) 健脾和胃伴随辨治尪痹的始终

中医学认为"中央土"为万物之母,人体脏腑的生理功能活动无不赖脾土以化生。清代郑钦安撰述《医理真传》中云:"五行之要在中土,火无土不潜藏,木无土不植立,金无土不化生,水无土不停蓄。"《景岳全书·脾胃》中云:"能治脾胃,而使食进胃强,即所以安五脏也。"不难看出,辨治脾胃,使之和健,则五脏安矣。而尪痹之疾,病程冗长,病情反复,损骨伤筋,削肉形尪,且治疗宜坚持,病程较长,故辨治时必须关注脾胃,健脾和胃之品要贯穿全病程酌情使用之。更重要的是不光要"治",还要"防"。所以,我一直主张"辨治风湿病健脾和胃贯穿始终"。在辨治尪痹时,更应将健运脾胃之品酌情加入方中,并贯穿治疗的整个过程,因此在我的每张处方中均有健脾和胃之品。如一般情况方中均有用茯苓、薏苡仁以健脾渗湿、助邪出路;如纳谷欠馨,食后脘闷胀不舒、嗳气者,可酌加陈皮健脾理气、和中降逆;若兼有脾阳不足便溏或泻时疼痛发作者可加砂仁醒脾调胃,温脾实便;再如平素脾胃虚弱面黄肌瘦者,则方中常加焦白术补脾阳,生山药益脾阴;还如若患者年幼或年迈,中央土健运和中不佳,故宜酌加焦三仙、炒莱菔子、鸡内金等,健脾消食,和胃行滞。

三、尪痹的辨证论治

尪痹除具有风痹、寒痹、湿痹等共同具有的症状——关节疼痛、肿胀、酸沉及游走窜痛等症状外,还具有病程冗长、疼痛剧烈、痛发骨内、骨质受损、筋脉挛急、关节变形、僵直蜷挛、屈伸不能、夜间痛剧等,并兼见腰膝酸软乏力、神疲倦怠、劳后尤著等特点,临证多见沉弦细、沉弦滑、弦滑等脉象,且多见尺脉弱小,舌质偏淡、偏暗,白苔或白黄兼见。主要治则是补肾扶正,祛邪利节,活络止痛。

方药:补肾治尪汤。骨碎补18~20g,补骨脂10~15g,桑寄生20~30g,熟地黄10~15g,桂枝10~12g,赤芍10~12g,青风藤15~25g,防风10~15g,片姜黄10~15g,桑枝10~25g,制延胡索15~25g,羌活10~15g,独活10~15g,茯苓15~25g,豨莶草10~15g。

方解:骨碎补,苦温入肾、心经,性降补肾阳、补肾以坚骨,同时兼备活血以疗折伤之效,故其补肾坚骨、祛瘀生新、利于病除,乃为君药。补骨脂辛苦大温入肾经,能补肾壮阳,辅骨碎补温肾之力;桑寄生苦平,入肝、肾之经,补肝肾、除风湿、养精血、强筋骨;熟地黄甘微温,入心、肝、肾经,可补血滋阴,缓一切因阴虚而致阳亢火升、躁动不静、刚急不舒等,可助桑寄生滋补肝肾之精血,三药合之,温补肾阳、滋养肾阴,共为臣药,深寓《素问·至真要大论》之"谨察阴阳所在而调之,以平为期"之意。桂枝与赤芍乃桂枝汤之君药、臣药,可调和营卫,以助御邪侵入和祛邪外出之用;青风藤与桑枝皆苦平,入肝经,具有除风湿、利关节、通经络、止疼痛之效;防风辛甘微温,入膀胱、肝、脾经,长于祛风、胜湿、止痛;姜黄苦温辛,入脾、肝经,长于行气破血、通络止痛;羌活与独活均辛苦温,入肾、膀胱经,具有祛风湿、止痹痛之效,而羌活主腰以上风湿痹痛,独活主腰以下风湿痹痛;延胡索辛苦温,入心、肝、脾经,长于活血通络、行气止痛;茯苓长于健脾渗湿、培中央土,诸药合用以取祛邪利节、活络止痛之效,共为佐药。使以豨莶草苦寒入肝肾经,既可祛风湿、利筋骨,又可引诸药入肝肾之经,驱除深入之邪,还可因其性寒而牵制方中使用多种性温之品化热之嫌。方中诸药合而奉之,共达补肾扶正、祛邪利节、活络止痛之功效。具体分型证治如下。

(一)寒盛证候

证候:在原肾虚寒湿之邪深侵所致骨损、筋挛、肉削、关节变形、不能屈伸、形体尪羸之外,尤以喜暖畏寒,易疲倦不耐劳,腰膝酸软疼痛,晨僵明显,更以夜间寒湿阴邪所致疼痛为突出,舌苔多白,脉多沉细兼弦,尺脉尤弱。

治则:补肾祛寒,除邪利节,活络止痛。

方药:祛寒补肾治尪汤。骨碎补 18~20g,补骨脂 10~15g,桑寄生 20~30g,熟地黄 10~15g,桂枝 10~12g,赤芍 10~12g,青风藤 15~25g,防风 10~15g,片姜黄 10~15g,桑枝 10~25g,制延胡索 15~25g,羌活 10~15g,独活 10~15g,茯苓 15~25g,豨莶草 10~15g,制附子 6~12g,干姜 6~12g,伸筋草 20~30g,海风藤 20~30g,鸡血藤 20~30g。

方解:本方以补肾治尪汤补肾扶正、祛邪利节、活络止痛。制附子、干姜,温阳祛寒,干姜守而不走、附子走而不守,两者相合增加了温阳、温热的作用。明代御医戴元礼早年从师朱丹溪,曾有"附子无姜不热"之语,即示此理。另干姜与附子即《伤寒论》之"干姜附子汤"也。伸筋草,苦辛温,入肝经,可祛风除湿、舒筋活络;海风藤,辛苦微温,入肝经,可祛风湿、通经络;鸡血藤,苦微甘温,入肝经,走守兼备、行血补血、舒筋通络。诸药合之,共奏补肾祛寒、除邪利节、活络止痛之功。

(二)热盛证候

证候:在原有肾虚寒湿证候入肾伤骨、损筋、削肉、形尪的基础上,无论是邪日久从热化,还是感受热、湿热之邪深侵均会产生热盛证候。其特点如:自觉夜间关节痛著时,喜将患处放至被外,甚者关节疼痛有热感者,可见局部皮肤不同程度的发热、发红,放于被外的患处,时久受凉疼痛加重又收回被内,如此反复;又如关节局部不同程度的红、肿、热、痛;再如伴见口干咽燥、五心烦热、小便黄、大便干,舌质红、舌苔黄白相兼或黄厚或兼腻,脉滑数或弦滑数。

治则:补肾清热,除邪利节,活络止痛。

方药:清热补肾治尪汤。骨碎补 18~20g,补骨脂 10~15g,桑寄生 20~30g,熟地黄 10~15g,桂枝 10~12g,赤芍 10~12g,青风藤 15~25g,

防风 10~15g,片姜黄 10~15g,桑枝 10~25g,制延胡索 15~25g,羌活 10~15g,独活 10~15g,茯苓 15~25g,豨莶草 10~15g,黄柏 6~12g,苍术 6~10g,忍冬藤 20~30g,生石膏 20~30g,知母 10~15g。

方解:以补肾治尪汤补肾扶正、祛邪利节、活络止痛。黄柏、苍术,清热燥温为功。黄柏味苦性寒,入肾、膀胱、大肠经,不仅能清热燥湿、泻火解毒治实热之火,还能坚阴清虚热之火。苍术辛烈,味苦、性温,入脾、胃经,能燥湿健脾、祛风湿。两药合之,功专清热燥湿。苍术、黄柏合用最早见于元代危亦林编撰的《世医得效方》,名"苍术散",元代朱震亨著《丹溪心法》中改名为"二妙散"。忍冬藤,味甘性寒,入心、肺经,能清热、解毒、通络、止痛。生石膏、知母,具有清热泻火之功。生石膏味辛甘、性大寒,入胃、肺经,可清热泻火、除烦止渴;知母味苦、性寒,入肺、胃、肾经,可清热除烦、泻肺滋肾。两药合之,实即《伤寒论》中白虎汤之君药、臣药,突显清热除烦、养阴生津之效。两药与方中桂枝相伍,深寓《金匮要略》之白虎加桂枝汤之意,可调和营卫、清热利节,对于兼见骨节烦疼、烦躁渴饮者更为宜;两药与方中苍术相伍,亦深寓北宋朱肱撰《活人书》之白虎加苍术汤之意。可燥湿健脾、除风湿、利关节。诸药合之,共奏补肾清热、除邪利节、活络止痛之效。

四、"寒热为纲"之"纲"字内涵,解"纲举目张"寓意

(一) 深思"寒热为纲"辨治尪痹

"纲"基本的含义为提纲总绳;引申的含义为事物的关键部分。《说文解字注》:"纲,网纮也。"《书经》曰:"若网在纲,有条而不紊。"《韩非子》:"引网之纲。"其中"引"字意即起决定作用的部分。有"纲"字的常见且运用最广的成语之一乃"纲举目张",其中"目"指网眼,比喻事物的从属部分,故"纲举目张"告诫我们要抓住事物的关键,即可带动其他环节,深寓"条理分明"之意。于是我将此引入

焦树德老师提出的尪痹的辨治中,提出了"寒热为纲"辨治尪痹的学术思想。

寒热辨证是八纲辨证的重要内容之一,寒和热是鉴别疾病属性的两个纲领,《素问·阴阳应象大论》中明确指出"阳盛则热,阴盛则寒"。寒热证候是阴阳偏盛偏衰的具体表现之一。《素问·至真要大论》又提出"寒者热之"和"热着寒之"的辨证准则,也就是说,寒证要用热剂,热证要用寒剂,两者的治法迥不相同。焦老师从"从化学说"的角度提出了尪痹的辨治方法,而诸医家又从各自长期临证实践中总结并提出了辨治尪痹的体会,故临证可见证候众多,方药纷纭,这对于初学者确有不便,故本着老子《道德经》"万物之始,大道至简,衍化至繁"之理,为便于学习、掌握、交流、推广之目的,提出"寒热为纲"辨治是值得深思的。值得提出和强调的是,证候的显现有单纯的寒证和热证,也有寒热错杂、真寒假热、真热假寒的分别。

(二) 要"师其法"而非"泥其方",贵在据"证"加减

"师"者,此即"仿效""学习"之意;"泥"者亦即"固执""拘泥"之意。师其法而非泥其方,告诫我们要学习他人(师者)的方法,但是不能完全为其左右,学以致用是目的。我们学习古人、他人之方,志在辨治今时之病。故应坚持注意灵活变通,明其理、化其意、师其法,而不泥其方,重在以中医理论指导临证辨治,本着"有是证,择是方,用是药"的精神,临证精准治之。所以前面介绍的"补肾治尪汤""祛寒补肾治尪汤""清热补肾治尪汤"均是我从师焦树德教授后,长期临床运用而总结归纳的,愿与同道们共享,但也衷心地告之同仁们,一则精准辨证,据证用之;二则证变则治亦变,择方用药酌情加减,不可呆板于临证。

(三) 深悟焦师辨治尪痹证候分类之含义

焦树德老师早在 1981 年首先提出"尪痹"病名,并将辨治尪痹分为肾虚寒湿证、肾虚标热轻证、肾虚标热重证,不难看出其中深蕴"寒与热"之意,但同时突显了"从化理论",即深侵入肾的寒湿之邪

可因诸种原因而从热化,使寒盛之证从化为标热轻证及重症,继则又增加了肾虚督寒证和湿热伤肾证。纵观五种证候以"寒热为纲",仍可分为寒性证候(包括肾虚寒盛证和肾虚督寒证)、热性证候(包括肾虚标热轻证和肾虚标热重证及湿热伤肾证)。故临证之时,辨清寒与热,再据其证候特点酌情用方药治之。如对于肾虚寒盛证,可据证选用补肾祛寒治尪汤;对于肾虚督寒证,可选用补肾强督治尪汤;对于湿热伤肾证,可选用补肾清化治尪汤。总之,牢记"有是证,择是方,用是药"方为上策。

五、坚持"寒热为纲"辨治尪痹的点滴体会

(一)深悟方义,擅用"补肾治尪汤"

补肾治尪汤是根据尪痹的病因病机、证候特点而设的,突出了补肾扶正、祛邪利节、活络止痛的治疗原则。深悟本方之义,一则内蕴张景岳之"阴阳互根"的学术思想,他明确指出:"阴根于阳,阳根于阴,阴阳结合,万象乃生……阴无阳不生,阳无阴不成,而阴阳之气本同一体。"故本方不仅突出了"补肾治尪",更突出补肾则要阴阳双调,即骨碎补与补骨脂补肾阳,桑寄生与熟地黄补肾阴,肾之阴阳双补,则"治尪"之基础实也。二则方中寓有桂枝汤之君臣二药,桂、芍相配,调和营卫,使入侵之邪得"御",已侵之邪得"祛","邪去正安"防治尪痹之要也。三则方中祛邪利节之品,多性温和,无著寒、热之偏,故无论寒证还是热证均可用之。由此不难看出,本方在尪痹的"欲尪"阶段(即类风湿关节炎早期)可用之;在尪痹寒热之偏不明显时可用之,即使寒热偏明显时,仍可据证再加减后用之;在尪痹之寒热辨治后趋于平和,为巩固补肾治尪之疗效,还可用之。总之,"补肾治尪汤"是辨治尪痹的最基础的"方"。

(二)辨"寒邪之强弱""证候之轻重"活用"祛寒补肾治尪汤"

虽然辨证是"寒证—肾虚寒盛"但常因寒邪的强弱不同而产生

轻重不同的证候表现。故临证时尚须进一步辨证,方可获得更精准治疗。肾虚寒盛重证者,可选用祛寒补肾治尪汤,方中制附片及干姜均可用 6~12g,去掉方中桑枝、豨莶草等,酌加秦艽、威灵仙等加强祛寒利节之效;肾虚寒盛轻者,亦可选用祛寒补肾治尪汤,方中制附片及干姜用量可减至 0~5g,去掉伸筋草、海风藤等,酌加络石藤、秦艽等清热利节以防邪从热化。总之要辨证精准、择药有度,才获佳效。

(三)辨"热邪之盛衰""证候之轻重"活用"清热补肾治尪汤"

当辨证为"热证—肾虚热证"时,更应详加辨析热邪的强弱程度、证候表现以及热性的盛衰。热证虽均可用"清热补肾治尪汤",但热盛之证则可去方中青风藤,减少苍术及桂枝用量,酌加土茯苓和/或寒水石和/或络石藤等以增强清热利节之效。热轻之证可酌情去掉方中苍术、黄柏、生石膏等,酌加络石藤、土茯苓、木防己等以防药性过寒之弊。总之,"有是证,用是药""据证择药"是"辨证论治"的基础与灵魂。

(四)无论寒证、热证,辨证论治勿忘"寒热互结""湿热交结"

邪之致病,非单一而发,往往是多邪合致,寒与湿,热与湿,往往是常见的合邪致病,故在辨治寒盛之尪痹时,往往用温化寒湿之品,如制附子、干姜、砂仁、白蔻仁、茯苓等防治之;在辨治热盛之尪痹时,往往用清热除湿之品,如苍术、黄柏、土茯苓、滑石等防治之。总之,无论何种治法均是给湿邪出路矣!

第五章　治大偻重在早发现、早辨治痹病欲偻

一、大偻的渊源与内涵

（一）大偻的渊源

提起大偻,首先要论及大偻与尪痹的渊源,那还要从我跟师焦树德教授谈起。跟师三年,我刻苦学习,看到了许多骨损、筋挛、肉削、尪羸患者,但其尤以脊背、腰骶部及髋部深处的疼痛、僵硬不舒为主要症状;查血 HLA-B27 阳性,经影像学检查后常被诊断为强直性脊柱炎。此类患者辨证多属肾督阳虚,寒邪深侵肾督而致。焦树德老师指导并同意我在 1995 年撰写毕业论文时的创新点中选择增加了尪痹的第四种证候"肾虚督寒证",并以"补肾强督祛寒汤"加减治之。1996—1999 年,因焦老年事已高,承蒙恩师厚爱与信任,我有幸协助焦老师带教一名硕士研究生,授命讲述"焦树德教授学术思想和临床经验",并帮助该生完成硕士研究生毕业论文。并在焦老师的授意下,该论文中创新性地提出了"强直性脊柱炎"相关的中医病名为"大偻"。"大偻"首见于《内经》。《素问·生气通天论》曰:"阳气者,精则养神,柔则养筋,开阖不得,寒气从之,乃生大偻。""大"者具有双重含义:一为脊柱乃人身最大的支柱。《素问·四时刺逆从论》云:"冬刺络脉,内气外泄,留为大痹。"大痹即指病情严重的痹病。故"大"字又深寓"病情深重"之意,此其二也。《诸病源候论·背偻候》云:"肝主筋而藏血,血为阴,气为阳。阳气,精则养神,柔则养筋。阴阳和同,则气血调适,共相荣养也,邪不能伤。若虚则受风,风寒搏于脊膂之筋,冷则挛急,故令背偻。"背偻者亦指曲背俯身,脊椎突出之征,又称背伛偻、大偻。常因肝虚受风,风寒搏于背膂之筋所致,亦可由督脉虚,精髓不充,或中风寒之邪所致。《杂病源流犀烛·胸膈脊背乳病源流》云:"背伛偻,年老伛偻者甚多,皆督脉虚而精髓不充之故,此当用补肾益髓之剂;若少壮之人,忽患伛偻,并

足挛,脉沉弦而细,皆中湿故也,宜煨肾散。"总之,背偻、背伛偻、大偻,同也。故而偻者,《辞源》注"曲脊";《中国医学大辞典》云"大偻,背俯也。"我认为:脊柱具有正常的生理曲度,使其能更好地起到支撑人体的作用。而偻者,乃曲背也。"背"字的含义包括两个方面:一指颈以下,腰以上部位;二指背部、腰部、骶部的总称。督脉及膀胱经,均循行于背部。"曲"包含有当直不直而屈曲或当屈曲不屈曲反僵直的双重含义,实则指脊柱正常生理曲度消失,呈僵直或过度屈曲之状。

综观强直性脊柱炎患者,不仅只腰、骶、髋关节疼痛、僵直不舒,继则沿脊柱由下而上渐及胸椎、颈椎,或见生理弯度消失,僵直如柱,俯仰不能;或见腰弯、背突、颈垂、肩随、形体羸弱等临床表现,更有甚者可见"脊以代头,尻以代踵"之征象,酷似"大偻"的表现。所以在长期临证中,我们诊治了大量的大偻的患者,发现辨其证属"肾虚督寒证"者占大多数,然表现为无畏寒喜暖,反见热象,如畏热喜凉、口干、口渴欲饮、咽痛、口臭、喜凉饮食、心烦、目赤、便秘、溲黄等亦不乏其人,且有的患者胸肋、脊肋、四肢,尤以下肢关节红、肿、热、痛者亦常有之。故仅以"尪痹—肾虚督寒证"作为强直性脊柱炎相对应的中医病名,未免含义狭窄而不确切,不利于中医对强直性脊柱炎的证候分类及准确辨证论治,有碍于本病的研究发展。中医学对于强直性脊柱炎还应考虑建立新病名来适应临床研究和中西医结合的需要。所以我们在1999年正式提出强直性脊柱炎相对应的中医病名为"大偻"。但值得强调的是,《康熙字典》曾记载:"﨟与偻通,尪也,曲背也",可见,﨟、偻、尪字形异而含义同。

(二) 大偻的内涵

大偻(强直性脊柱炎)的病因病机主要是肾督阳气不足,风寒湿热诸邪深侵肾督而致。但值得强调的是,临证所见大偻的病因病机和证候特点、病情变化颇为复杂,究其原因,不但诸多经脉(膀胱、肝、胆、脾、胃、冲、任、带、阳跷、阴跷、阳维、阴维等)巡行均与肾脉、督脉相贯通,而且各经脉之间又通过众多的交会穴而息息联系,因而病变不仅表现在肾与督,还会波及肝、脾、肺、肾、心、胃、肠、膀胱等脏腑和目、口、前后二阴等窍而产生病变。我经过长期临证辨治大偻患者,认真总结辨治体会,于2002年在《中国医药学报》第17卷第10期发表了《强直性脊柱炎与大偻》一文,并将大偻的临床常见证候分为两期六证。

1. 发作期

(1)肾虚督寒证:本证候临床颇为常见,尤其是久居寒冷之地的人。

证候:腰、臀、胯疼痛,僵硬不舒,牵及膝腿痛或酸软无力,畏寒喜暖,得热则舒,俯仰受限,活动不利,甚则腰脊僵直或变形,行走、坐卧不能,或兼男子阴囊寒冷,女子白带寒滑,舌苔薄白或白厚,脉多沉弦或沉弦细,尺弱。

治法:补肾祛寒,壮督除湿,佐以活血通脉,强健筋骨。

方药:壮督Ⅰ号方(后名"补肾强督祛寒汤")。熟地黄15~20g,淫羊藿9~12g,金毛狗脊20~45g,制附片6g,鹿角胶(或片或霜)9~12g,杜仲15~20g,骨碎补15~20g,补骨脂9~12g,羌活、独活各9~12g,桂枝10~15g,川续断15~20g,赤芍、白芍各9~12g,知母10~15g,土鳖虫6~9g,防风10~12g,麻黄3~6g,干姜6~10g,川牛膝、怀牛膝各6~10g。

方解:方中熟地黄补肾填精;淫羊藿温壮肾阳,除冷风劳气;金毛狗脊坚肾益血,强督脉,利仰俯,为君药。制附片温肾助阳,逐风寒湿,并治脊强拘挛;鹿角胶(或片或霜)益肾生精,壮督强腰;杜仲补肝肾,能直达下部气血,使骨健筋强;骨碎补坚骨壮骨,行血补伤;补骨脂补肾阳暖丹田;羌活散风祛湿,治督脉为病,脊强而厥,共为臣药。独活搜肾经伏风;桂枝温太阳经而通血脉;川续断补肝肾,强筋骨;赤芍散血滞;白芍和血脉,缓筋急;知母润肾滋阴,以防桂、附之燥热;土鳖虫搜剔血积,接骨疗伤;防风祛风胜湿,善治脊痛项强;麻黄散寒祛风;干姜逐寒温经,为佐药;川牛膝、怀牛膝活血益肾,引药入肾,治腰膝骨痛,为使药。

加减:寒甚病重者,加制川乌、制草乌各3~5g,七厘散1/3管随汤药冲服以助阳散寒止痛;关节沉痛僵重,舌苔白厚腻者,去熟地黄,加片姜黄9~12g,炒白芥子6g,生薏苡仁30~40g;大便稀溏者,可去或减少川牛膝用量,加白术9~12g,并以焦、炒为宜;项背寒痛者,可加重羌活用量至15g;久病关节僵直不能行走,或腰脊坚硬如石者,可加透骨草15g,寻骨风15g,自然铜(代虎骨)6~9g(先煎),泽兰15~20g,甚者可再加急性子3~5g。

(2)邪郁化热证:本证系寒湿之邪入侵或从阳化热,或郁久热生所致,多见于强直性脊柱炎的活动期,或病程过长,久服、过服温热燥热之品者。

证候:腰骶、臀、胯僵痛、困重,甚则牵及脊项,无明显畏寒喜暖,反喜凉爽,伴见五心烦热,口干咽燥,急躁易怒,发热或午后低热,纳呆倦怠,大便干,小便黄,舌偏红,舌苔黄白相兼少津,脉多沉弦细数,尺脉弱小。

治法:补肾清热,壮督通络。

方药:壮督Ⅱ号方(后名"补肾强督清热汤")。

以Ⅰ号方为基础,加减或去掉辛热之品如桂枝、附子等药的用量,加入清热之品,如败龟甲、炙鳖甲、桑枝、忍冬藤等,加重知母、黄柏等用量组成。

(3)湿热伤肾证:本证多见于久居湿热之域或在潮湿闷热之环境中长期工作的人群,肾虚湿热之邪入侵蕴结而伤肾督所致。

证候:腰、臀、胯酸痛,晨僵不适,身热不扬,绵绵不解,汗出心烦,口苦黏腻或口干渴而不欲饮,脘闷纳呆,大便溏软或黏滞不爽,小便黄赤,或伴见关节红肿灼热疼痛,或有积液,屈伸活动受限,舌质偏红,苔腻或黄腻,脉滑细或滑数。

治法:清热除湿,祛风通络,益肾强督。

方药:壮督Ⅲ号方(后名"补肾强督清化汤")。

以Ⅱ号方为基础,酌加芳香化湿之品,如豆蔻仁、薏苡仁、千年健、苍术、青蒿等加减。

(4)邪痹肢节证:本证见于以外周关节病变为首发或为主要伴见症状的患者,尤其以下肢大关节如髋、膝、踝等为多见。

证候:病变初起表现为髋、膝、踝、上肢、趾、足跟等关节疼痛,晨僵,渐见腰、脊、颈僵痛不舒,活动不能,或除腰、脊、胯、尻疼痛外,并可累及以下肢为主的大关节,晨僵疼痛、肿胀,伴见倦怠乏力、纳谷欠馨等。痛处多见畏寒喜暖(亦有无明显畏寒,反喜凉爽、发热者)。舌淡红暗,苔白,脉沉弦或沉细弦。

治法:益肾壮督,疏风散寒,祛湿利节。

方药:壮督Ⅳ号方(后名"补肾强督利节汤")。

以Ⅰ号方为基础,酌加通经活络利节之品,如青风藤、海风藤、络石藤等,偏于热象者可酌加清热之品,并减量或去辛燥之品。

(5)邪及肝肺证:本证多伴见胸胁疼痛、呼吸受限(累及胸锁、胸肋、脊肋等关节)及腹股沟疼痛为主的患者。

证候:腰背疼痛,心烦易怒,锁骨、胸胁等疼痛,或伴有压痛,或伴有胸闷、气短、咳嗽、气喘等,或伴有腹股沟处疼痛,或伴双目干涩、疼痛、发痒,大便或干或稀,脉象多为沉弦,舌苔薄白或微黄。

治法:舒理肝肺,益肾壮督,通络利节。

方药:壮督Ⅴ号方(后名"补肾强督燮理汤")。

以Ⅰ号方为基础,酌加白蒺藜、炒川楝子、延胡索、香附、紫苏梗、杏仁等,有热象者酌加清热之品并去或减量辛燥之品。

2.缓解期

证候:经治疗后腰、脊、胸、颈及关节等疼痛、僵硬基本消失或明显减轻,无发热,实验室检查无异常者。

治法与方药:鉴于病情明显减轻且较稳定,则可将取效明显的最后一诊方药4~5剂共研细末,每服6g,温开水送服,每日3次以巩固疗效。或服用我的经验方制成的"补肾舒脊颗粒",每次 6g,每日 3 次维持巩固治疗效果。

二、治大偻重在抓住痹病欲偻的时间窗

"欲偻"之状是未形成大偻或脊柱变形"脊柱弯曲"之体态。可知"欲偻"的内涵,欲者,即想要、将要之意;欲偻则为即将发展为大偻的疾病阶段,警示我们要早发现、早诊断、早治疗。这充分体现了"治未病"的学术思想。"治未病"具有两种含义:一为防病于未然,即预防疾病的发生;二是既病防变,在辨治"大偻"时,莫待"疾已成偻"方治之,而是要抓住"疾欲成偻"的治疗时间窗,及早、及时地予以"补肾、强督、养肝、健脾、活络、利节"以防其、缓其"疾欲成偻";若疾已成偻时,更要加强"补肾强督、壮骨荣筋、活络利节、健脾和胃、填精充髓",以防止、减缓骨质破坏、关节损伤、功能障碍,改善"偻"的程度。

(一) 早发现

1. 腰痛

大偻之腰痛的特点,常以腰背部及下腰部(骶部)和伴见脊背部疼痛不适(督脉及足太阳膀胱经循行部位);且以隐匿出现为多见,持续数周或数月,可伴晨僵、俯仰不舒,休息后加重,活动后改善;甚者尚有牵及颈项部疼痛不舒。

2. 下肢为主的寡关节肿痛

下肢为主的寡关节肿痛,常见有如下几类。

(1)髋关节:表现有臀部深处疼痛、鼠蹊部疼痛、臀横纹中间部"承扶穴"处的疼痛(即足少阳胆经和足厥阴肝经及足太阳膀胱经循行部位)。在我国强直性脊柱炎患者髋关节病变的发生率明显高于国外,可达 38%~66%。文献报道 94% 的髋关节病变出现在发病前 5 年内,以单侧受累多见,但整个病程中将会有 74% 患者最终出现双侧受累。大约 30% 的髋关节受累者最终发生骨性强直,这也是强直

性脊柱炎致残的重要原因。所以早发现、早关注、早治疗髋关节病变是颇为重要的。

（2）膝关节：文献报道强直性脊柱炎以膝关节疼痛为首发症状者占到11%，病程中出现膝关节受累发生率为32.5%~50%。患者膝关节受累为单侧或双侧交替，很少同时出现双侧同时受累。

（3）踝关节：在强直性脊柱炎患者中，仅有17%~24.8%的发病率，总之，强直性脊柱炎合并外周关节受累的下肢关节为主，寡关节为多见，值得提出的是外周关节发病率与患者年龄有关，发病年龄越小，外周关节受累越明显，其致残率越高。

3. 足跟痛等

临床见到急性起病的非对称性足跟痛、跖底痛和胸锁、胸肋关节的疼痛时，要警惕大偻常见的肌腱附着点的炎症。

4. 葡萄膜炎——眼部受累

若出现或反复出现单眼葡萄膜炎（少见双眼），尤其是前葡萄膜炎（包括虹膜、前部睫状体和睫状体）表现为眼部疼痛、充血、流泪、畏光及不同程度的视力下降等，莫忽视，及时排除大偻之可能。

5. 血清阴性脊柱关节炎家族史

血清阴性脊柱关节炎（病）包括了强直性脊柱炎、反应性关节炎、Reiter综合征、银屑病关节炎、炎性肠病性关节炎、幼年发病的脊柱关节病和未分化脊柱关节病等。所以要关注患者的家族史。一旦出现上述症状，再有相关的家族史时，则应及时尽早进行相关检查以助早期诊断。

（二）早诊断

大偻的早期诊断，除了要关注以上所述症状、体征、家族史等，还要关注实验室检查和影像学检查。

1. 实验室检查

（1）HLA-B27检测：HLA-B27是人类白细胞抗原（human leucocyte antigen，HLA）B27的简称。强直性脊柱炎患者HLA-B27

阳性率达 90% 以上。如果症状和体征提示患者有大偻的可能,那么,HLA-B27 将显著增加正确诊断的机会。国内学者观察结果提示 HLA-B27 阳性者,发病年龄较阴性患者平均早 5 年。患者的眼部受累及体液免疫反应增强,均与 HLA-B27 阳性密切相关。所以,及时检测 HLA-B27 对大偻的诊断确有重要意义。

(2)红细胞沉降率:是一项古老而实用的急性时期指标,早期、活动期的大偻患者中 80% 会表现为红细胞沉降率增快,而静止期或晚期可降至正常,所以检测红细胞沉降率可作为判断病情活动和评估临床疗效的观察指标。

(3)C 反应蛋白:该指标反映炎症程度敏感而迅速,比红细胞沉降率更敏感,且其结果不易受贫血、高球蛋白血症等影响,因此对于检测大偻的病情和临床疗效具有重要作用。

(4)血小板:大偻患者可能血小板轻度增高,而在疾病活动期可有显著升高,所以血小板数量的变化可作为判断疾病活动情况及评价疗效的实验室指标。

(5)免疫球蛋白:大偻患者免疫球蛋白 A 可有中度升高,其升高水平与病情活动有关。若伴有外周关节受累者,还可有免疫球蛋白 G、免疫球蛋白 M 的升高。

2. 影像学检查

(1)X 线检查:大偻最突出表现的骶髂关节炎常于发病后数月乃至数年后始能发现阳性 X 线征象,所以不适宜疾病早期的欲偻阶段的诊断。

(2)CT 扫描:骶髂关节的 CT 扫描,较 MRI 更容易发现骨侵蚀,高分辨率 CT 较常规平扫 CT 对于骶髂关节放射线分级 Ⅰ、Ⅱ 级病变的检出率显著提高,而螺旋 CT 扫描后,可行任意多平面重建,利于早期病变的显示。但对于欲偻(强直性脊柱炎)的患者,骶髂关节骨破坏不明显时,还应进一步采用 MRI 检查。

(3)磁共振成像:众多的研究证实,MRI 检查是显现骶髂关节炎最好的检测方法。尤其在欲偻即疾病的早期骨侵蚀前,骶髂关节炎和椎体 Romanus 病灶,对于骶髂关节和脊椎关节椎旁骨髓水肿,软骨的异常改变及骨髓内脂肪沉积的显示均明显优于 CT,可作为大偻之欲偻,即强直性脊柱炎早期首选的诊断方法。

(4)多普勒超声波检查:目前多用于大偻早期常见的肌腱附着末端炎,如足跟部、跖趾足底痛等的诊断及疗效评估,对肌腱损伤和肌腱炎的鉴别优于 MRI。同时对下肢寡关节炎,尤其对滑膜病变、关节腔积液等,也是最佳的诊断和疗效评估的手段。

(5)放射性核素扫描检查:放射性核素骨显像,可发现早于 X 线检查 2~6 个月的异常改变,其敏感性很高,但因骨转化的增多,而使特异性明显降低。

(三) 早治疗

应尽早发挥五连环治疗的综合作用,应早采用中药辨治欲偻。

1. 五连环综合治疗

第一环:健康教育。

健康教育即要与患者有很好的沟通,建立可信赖的医患关系;告知患者相关疾病的科普知识,坚持合理规范治疗的重要性与必要性,增强患者治疗的信心和积极性;鉴于患者处于"欲偻"(强直性脊柱炎早期),故应注意定期复查,关注病情的动态变化,以利及时予以规范治疗。

第二环:体育医疗。

体育医疗有助于保持肌肉和关节的功能,对于缓解病情,防止肌肉萎缩,减少关节功能障碍有益。不同风湿病的病种及风湿病的不同时期,体育医疗方法和内容是不同的,应注意合理的选择。体育医疗具体方式方法的选择,亦要因人而异、因病情而异,辨证指导体育医疗是中医的特色。因"欲偻"是大偻的早期,还未见明显"骨损、筋挛、肉削、形尪、脊强",故及早地进行体育医疗是非常关键的。如有脊背、腰部、颈项僵痛不舒时,要坚持水上运动,如蛙犬游泳、飞燕式锻炼及仰卧位的蹬自行车、划船样运动；立位时，枕部、双肩、双臀、双足跟一起靠墙，双手叉腰做深呼吸或做扩胸运动（不离开墙面）。由 10 次→20 次→30 次……采取循序渐进的方式，不可过猛、过力、过度，因人而异，适度而止，防止过度运动造成二次伤害。

第三环：中医药为主。

"欲偻"阶段很适合采用以中医药为主的治疗。中医药的治疗具有辨证论治个体化治疗的优势及有益于改善症状，不良反应较小的优势；具有"以人为本"，治已病之人，而非已病之病，注重整体调节，重视"治未病"的特点；重视寒热为纲、执简驭繁的统领风湿病的辨证论治，运用补肾强督、养肝柔筋、健脾充肌治其本，祛邪利节治其标，辅以活血通络贯穿始终。总之，以中医药为主的治疗，可尽早地扶正祛邪、防邪深入、防病进展，利于气血畅行、经络畅通。

第四环：内外兼治。

风湿病是筋、脉、肉、皮、骨、肌腱、筋膜和关节病变为重要的表现，而大偻又是以肌腱端炎，以及骨、关节等病变为主要表现，所以在"欲偻"之时采用内治与外治的结合治疗，可迅速改善症状，减轻患者痛苦，利于患者进行合理运动，利于关节功能的保持及体态如常。

第五环：中西合璧。

认真正确地评估病情。如果病情在欲偻阶段，但其腰骶、脊背、颈项僵痛，影响睡眠及工作时，则可及时选用非甾体抗炎药以环氧化酶 2 抑制剂为优选，如美洛昔康、艾瑞昔布、塞来昔布、依托考昔等以减轻疼痛，坚持适宜运动配合中药的治疗；如果病情评估，具有髋、膝、踝等外周关节受累，则应在运用中医药治疗的同时，联合应用改善病情的药物如柳氮磺吡啶、甲氨蝶呤、雷公藤等，但要定期复查，监测药物的不良反应。若此时联合"寒热辨治为纲"的外治方法，则疗效更佳。

总之，在"欲偻"的早治疗中要及时、规范、合理地采用中药辨治，并联合外治的方法，不乏是一种优选。

2. 尽早合理选择中药辨治"偻"

首先应关注的是"偻"可致骨损,但因"欲偻"是"大偻"的早期阶段,其疾未重,骨损未著,故应及时予以补肾壮骨,但不可峻补、急补、猛补,而应尽早采取缓补、平补、协补的方法。所谓"缓补"是治疗学中的名词,系补法之一,即用甘缓平和的药物,缓缓调补之。如味甘缓,性平和的补肾壮骨药,有鹿角、肉苁蓉、锁阳、胡桃、杜仲、狗脊、续断、女贞子、墨旱莲、桑寄生、龟甲、鳖甲等;所谓"平补"亦系补法之一,属缓补法的范畴,但其深寓"并补""双补"之意,故临证应用性平缓的补肾之药时,即可将和缓的补肾阳药,如狗脊与鹿角、续断与杜仲并用,以增强疗效;所谓"协补",协者,帮助、辅助、共同合作之意,即通过择用具有不同功效而作用和缓的补肾之品,相互协助,共同达到更好的补肾之功效。如临证"欲偻"之疾时,可择选性平缓补肾阳之品,如狗脊、鹿角、续断等,与补肾阴之品桑寄生、龟甲、鳖甲等协同以并补肾之阴阳,共奏补肾之佳效。再有,应关注的是"偻"可致筋挛。肝藏血,主筋,与肾同居下焦,又有"乙癸同源"之说。而大偻的主要病变之一为肌腱(筋)端炎,故辨治"欲偻"时要尽早地采用柔肝、滋肝、疏肝的方法。所谓"柔肝"亦称"养肝",是治疗肝阴虚,肝血不足的方法。肝之阴血不足,所主筋脉失养,而致筋挛不伸等。常可择用药物如当归、白芍、地黄、何首乌、枸杞子、女贞子、墨旱莲、桑椹子等。《类证治裁》记载:"肝为刚脏,职司疏泄,用药不宜刚而宜柔,不宜伐而宜和。"所以又有肝脏以柔为补之说。所谓"滋肝"即"滋补肝阴"之意,又称"育肝阴""养肝肾""益肝阴"。肝阴得养,肝血得充,肝筋则荣,从而防治"欲偻"之肝筋失荣致筋损挛急之状。常可择用天冬、白芍、桑寄生、胡麻仁、枸杞子、龟甲、鳖甲、熟地黄等以达滋养肝肾之阴之效,若配伍活血通络之品则效果更佳。所谓"疏肝"即指"疏肝解郁""理气活血"而言。当"欲偻"的患者,若兼见肝郁气滞的症状,应及早地运用疏肝解郁之法。择用芍药、香附、佛手、青皮、姜黄、郁金、炒川楝子、延胡索、香橼、丹参等疏肝理气、活血通络之品,以防气郁化火,灼阴滞血,瘀阻脉络而使肝失所养、筋失所荣,进而导致筋脉挛急之症。还有"偻"致肉削,亦应特别关注"欲偻"患者之脾胃功能,在辨治的过程中,要全程择用健运脾胃之品予以防与治。脾主肌肉,即指肌肉的营养需脾运化水谷精微而得,如《素问·痿论》云:"脾主身之肌肉。"意即脾主健运,则肌肉丰盛而有活力。《素问·太阴阳明论》亦云:"脾病……筋骨肌肉皆无气以生,故不用焉。"故又有"脾主四肢"之说,意即脾运化之水谷精微,充养四肢,使四肢的功能活动能正常运行,所以在临证辨治"欲偻"之机时,莫忘健脾和胃法,并择药临证辨治用之。如患者食欲尚好,则可择用一箭双雕的徐长卿和千年健,两者皆可除风湿、利关节,又因其性味芳香,故又均可具芳香健脾开胃之效;又如患者平素脾胃虚弱,纳谷欠馨,食后脘闷腹胀,时兼口黏不爽,舌苔白或微腻,则于方中加入陈皮、砂仁、豆蔻仁等芳香健脾开胃化湿;再如儿童或老年风湿病患者,则更应关注脾胃,既要注意温补脾阳,又要注意滋养脾阴,故于方中常加入焦白术、黄芪温脾阳,配伍生山药、黄精滋脾阴;还如风湿病患者,常伴有便溏、腹泻、腹中不和等,故应于方中择加健脾渗湿之品,常加入茯苓、薏苡仁、炒扁豆、车前子等,亦可酌情择加脾肾双补而止泻的补骨脂和微带涩收之性的莲子肉等。总之,在辨治、防治"欲偻""大偻"时,将"健脾和胃"之治法、择方、用药贯穿始终。

第六章　治骨痹重在"内外同治"

一、骨痹的定义与内涵

骨痹是病证名,属于五体痹之一,相当于西医学的骨关节炎。其内涵:一则指六淫之邪,尤其是风寒湿邪侵入人体,闭阻气血经脉,伤及筋骨关节,出现了肢体关节沉重、疼痛、屈伸不利等,甚者还会出现肢体关节的挛急、强直、畸形、活动不能者,称为骨痹。骨痹的发病随着年龄的增长而增加,是痹病中多发且常见的,其中女性患者中周围关节病变为多见,男性中轴关节病变者为多见。关于骨痹的论述,始见于《内经》。《素问·长刺节论》云:"病在骨,骨重不可举,骨髓酸痛,寒气至,名曰骨痹。"又《素问·气穴论》云:"积寒留舍,荣卫不居,卷肉缩筋,肋肘不得伸,内为骨痹,外为不仁,命曰不足,大寒留于溪谷也。"《灵枢·寒热病》也指出:"骨痹,举节不用而痛,汗注烦心,取三阴之经补之。"以上不难看出,骨痹的主要症状特点、病因和治疗的要点。二则因肾藏精,能生髓,髓藏于骨骼之中,以充养骨骼,故有"肾主骨"之说,肾与骨的关系尤为密切。正如《素问·痹论》云:"风寒湿三气杂至,合而为痹也。……以冬遇此者为骨痹……痹在于骨则重……骨痹不已,复感于邪,内舍于肾。"故又有"骨痹即指肾痹"之说。《圣济总录·肾痹》云:"骨痹不已,复感于邪,内舍于肾,是为肾痹。"《症因脉治·肾痹》亦云:"肾痹之症,即骨痹也。"三则骨痹常因感受风寒湿邪,尤其是寒邪为胜时,突出表现为疼痛重之症状,故又有"骨痹即寒痹、痛痹"之说。明代医家李中梓在《医宗必读·痹》中云:"骨痹即寒痹、痛痹也,痛苦切心,四肢挛急,关节浮肿。"清代尤怡在《金匮翼·痹证统论》中亦云:"痛痹者,寒气偏胜,阳气少,阴气多也。夫宜通而塞则为痛,痹之有痛,以寒气入经而稽迟,泣而不行也。"

二、骨痹的中医辨治

(一) 骨痹的病因病机

骨痹(骨关节炎)属于"五体痹"之一,因"肾主骨"与肾痹关系颇为密切。故凡由六淫之邪侵扰人体筋骨关节,闭阻经络气血,出现肢体沉重,关节剧痛,甚至发生肢体拘挛屈曲,或强直畸形者,称为骨痹。在《黄帝内经太素》曾云:"骨痹,骨节不用而痛,汗注烦心,取三阴之经补之。"《金匮要略》《备急千金要方》亦有相关"骨痹"的描述。虽然后世医籍对骨痹的论述不多,但相关的论述也散在于其他病种的阐述中。随着中医对风湿病研究的不断深入,骨痹的论证亦被逐渐重视。由李济仁主编的《痹证通论》,以及路志正、焦树德主编的《痹病论治学》均将骨痹作为一个独立的疾病加以详细的论述。这是痹病学的又一大发展。值得提出的是,骨痹不都属于始发病证,所以其病因病机较为复杂。在《张氏医通》和《类证治裁》中均提到"骨痹即寒痹、痛痹也"。这种提法有一定的道理。因为寒痹、痛痹的疼痛症状都很显著,容易演变为肢蜷挛缩、肢节失用的骨痹。更值得提出的是,骨痹的外因不只限于感受寒邪,六淫之邪皆可致病。中医学认为,人体是一个有机的整体,骨为支架支持人体,保护内脏;筋则约束骨骼,构成关节,产生运动。筋骨靠气血和肝肾的精气得以充养。《素问·宣明五气》云:"肝主筋,脾主肉,肾主骨""肝藏血""肾生髓"。《素问·生气通天论》云:"足受血而能步,掌受血而能握,指受血而能摄。"说明筋骨受气血的濡养,方能产生步、握、摄的肢体功能,由此可见,肌肉筋骨的强弱盛衰、罹病、损伤,均与脏腑有密切关系。这也是骨痹发生的内在原因。

总之,骨痹的病因、病机系肾阴精阳气之亏虚,肝之阴血不足,脾之健运失司,为其内因,外邪乘虚入侵或过劳伤肾损骨、殃肝及筋,或一时性超强度的外力损伤等,为其外因,从而导致湿聚痰生,肾虚气滞,血瘀络阻,筋骨失养,肌肉失荣,骨结构损伤,发为骨痹。但是正虚邪侵诱发骨痹之诱因,如饮酒当风、水湿浸渍、露宿乘凉、淋雨远行、嗜食辛辣厚味等,更是不容忽视的。

(二)骨痹的辨证论治

根据骨痹生成之内因为肾之阴阳亏虚、肝之阴血不足、脾之健运失司,加之风、寒、湿、热等诸邪入侵所致;且湿聚生痰化浊,邪阻络瘀,气血运行失畅,不通则痛甚矣。故治则应为补益肝肾、健脾化痰、除邪利节、活血通络。

1. 本病主证的辨证论治

主症:膝、手、趾和髋等关节疼痛、肿胀僵硬,压之痛著,屈伸不利,伴见关节弹响。

兼症:腰膝酸软疼痛,劳累尤甚,形疲神衰。

舌象:舌淡暗或偏红或见瘀点、瘀斑,舌苔白。

脉象:沉细弦。

治法:补益肝肾,祛痰活络,除邪利节。

方药:自拟"骨痹通方"。

骨碎补 15~20g,杜仲 20~30g,狗脊 20~30g,补骨脂 10~15g,土贝母 15~20g,青风藤 15~25g,鸡血藤 20~30g,淫羊藿 10~12g。

方中骨碎补、补骨脂温补肝肾、强壮筋骨、祛除骨风,为主要药物;淫羊藿、杜仲、狗脊加强主药补肾养肝、温阳作用,又能祛风除湿强筋骨;青风藤入肝,散风祛寒,除湿通痹,又能舒筋活血;鸡血藤补血行血,舒筋活络;土贝母苦寒开泄,化痰散结,其性寒以制诸药温热太过之嫌。

2. 本病寒热的辨证论治

(1)寒湿痹阻证

主症:膝、手、腕、髋等关节冷痛,屈伸不利,局部皮色不红,触之不热,畏寒恶风,得热则舒,夜间痛重。

兼症:纳谷欠馨,或大便稀溏,小便清长。

舌象:舌淡暗,舌苔薄白或白滑。

脉象:沉弦紧或涩。

治法:温阳祛寒,除湿利节。

方药:骨痹通方合桂枝附子汤加减。

骨碎补 15~20g,杜仲 20~30g,狗脊 20~30g,补骨脂 10~12g,土贝母 15~20g,青风藤 15~25g,鸡血藤 20~30g,桂枝 10~15g,淫羊藿 10~20g,附子 6~10g,羌活 10~15g,独活 10~12g,徐长卿 10~15g,海风藤 15~20g,防风 10~15g,片姜黄 10~15g。

方中骨痹通方,补益肝肾,祛痰活络,祛邪利节。桂枝、附子温经散寒、除湿止痛;羌活、独活、海风藤祛风、散寒、除湿,配防风使祛风除湿更胜;且伍用姜黄行气活血,通经止痛更著;并用徐长卿,一则祛邪利节,二则可健脾和胃,顾护中土。

(2)湿热痹阻证

主症:膝、手、腕、髋等关节红肿热痛,屈伸不利,痛处拒按,痛有定处,夜间尤甚。

兼症:口黏不爽,口干不欲饮,脘闷纳呆,大便偏干或不爽,小便涩黄。

舌象:舌质暗红,黄苔兼腻。

脉象:沉弦滑或弦细滑。

治法:清热祛湿,益肾利节。

方药:骨痹通方合四妙汤加减。

骨碎补 15~20g,杜仲 20~30g,狗脊 20~30g,补骨脂 10~12g,土贝母 15~20g,青风藤 15~25g,鸡血藤 20~30g,淫羊藿 10~12g,苍术 6~10g,黄柏 10~12g,薏苡仁 20~30g,牛膝 10~15g,知母 10~15g,忍冬藤 20~30g,络石藤 10~20g,豨莶草 10~15g。

方中骨痹通方补益肝肾,祛痰活络,除邪利节。苍术、黄柏清热解毒,燥湿利节为主要药物;知母坚阴降火加强清热之力;薏苡仁清热利湿,健脾益气,除痹利节;忍冬藤清热解毒,通络止痛;络石藤善走经脉,祛风通络,消瘀止痛;豨莶草祛风湿,利筋骨,善逐风湿诸毒;加用牛膝疏利泄降,补肝肾,强筋骨,散瘀血,并引药直达病所。

3. 深入辨证酌情加减

若关节肿胀著,则酌加茯苓 20~30g,泽泻 10~15g,白术 12g,泽兰 20~30g,白芥子 6~10g,炙麻黄 6~10g,炒枳壳 10~15g;若关节红肿热痛,则酌加寒水石 20~30g,生石膏 20~30g,桑枝 20~30g,土鳖虫 6~10g,牡丹皮 10~12g,忍冬藤 20~30g,土茯苓 20~30g;若关节冷痛者,酌加干姜 5~10g,老鹳草 10~15g,海桐皮 10~12g,海风藤 15~20g,鸡血藤 15~30g,仙茅 6~10g,巴戟天 6~10g;若腰背痛,酌加续断 20~30g,伸筋草 20~30g,葛根 20~30g,鹿角胶 6~10g,胡桃肉 6~10g;若疼痛固定,夜痛著,则酌加制延胡索 10~20g,刘寄奴 10~15g,乳香 6~10g,没药 6~10g;注重调和脾胃,于方中酌加焦白术 10~12g,生山药 10~15g,陈皮 10~12g,砂仁 6~10g,千年健 10~15g,徐长卿 10~15g。

4. 本病缓解期的辨证论治

缓解期是指急性关节炎发作缓解后,而以缓慢发展的关节疼痛、肿胀、僵硬、骨功能障碍等,伴有骨性肥大或畸形为主要表现者,以辨证共性进行论治。可予尪痹片配白芍,加六味地黄丸同服;若兼见热象或欲化热之象,则将六味地黄丸去掉,改服知柏地黄丸同服治之。

5. 关注疼痛的护理

对于红肿热痛较重者,要注意休息尽量少活动,并给患者加强外治,包括中药、西药的外敷;关于关节冷冻不舒者,可用骨痛贴膏等外敷及加强理疗;因骨痹患者多伴发不同程度的骨质疏松,故嘱患者适当补充高钙饮食,提倡牛奶、鸡蛋、瘦肉等优质蛋白食品。

三、治骨痹应重在"内外同治"

对于骨痹的治疗,除辨证论治给予内服药物外,还应注重加强外治,以"综合强化序贯治疗"及"五连环"疗法作为指导,内外同治,方能取得较好的临床疗效。

（一）辨寒热

1. 寒证

治疗方法：离子导入，激光，超声波，药疗（肢体疗、体疗），针灸，拔罐，走罐，骨质增生治疗仪。每日 3~4 次，每次 1~2 项。

治疗药物：寒痹外用方（川乌 10g，桂枝 15g，透骨草 20g，乳香 10g，没药 10g，制元胡 15g），辣椒碱，穴位贴。

2. 热证

治疗方法：湿包裹，药敷，激光，骨质增生治疗仪，针灸。

治疗药物：热痹外用方（黄柏 15g，知母 15g，大黄 15g，冰片 6g，忍冬藤 20g，地丁 20g），金黄散，新癀片，冰硼散，穴位贴。每日 3~4 次，每次 1~2 项。

（二）辨部位

治疗方法：上肢或下肢——离子导入，激光，超声波，药浴，药疗之肢体疗；上肢与下肢——药疗之体疗与药浴（亦可酌情采用上述治疗方法）。

第七章　辨治燥痹重在"辨五液,调五脏"

一、燥痹的渊源与内涵

(一) 燥痹的渊源

"燥"乃风、寒、暑、湿、燥、火六气之一,又称为"六元"。在正常的情况下,六气对于人是无害的。正如《素问·宝命全形论》云:"人以天地之气生,四时之法成。"如果四时六气发生太过,或非其时,而有其气的反常情况,就会直接或间接地影响人体,从而引起疾病的发生,是为六气淫胜,简称六淫。但是如果人不注意摄生,每于适应能力或祛邪能力削弱的时候,于正常的气候下也能成为致病因素。正如《素问·痹论》中云:"痹或痛,或不痛,或不仁,或寒,或热,或燥……"就说明古人早已认识到,燥能致痹或为痹的临证表现之一。燥邪(内燥、外燥之分)所致之"燥痹",在历代古医籍的记载中并无此病名。但与本病相关的论述却屡见于诸医著之中。如《素问·阴阳应象大论》就有"燥胜则干"之记载。燥在五行中属"金",金能制木,所以在《素问·至真要大论》云:"清气大来,燥之胜也,风木受邪,肝病生焉。"《素问·气交变大论》云:"燥气流行,肝木受邪,民病两胁下少腹痛,目赤痛,眦疡。"《素问·五常政大论》亦云:"阳明司天,燥气下临,肝气上从,苍起木用而立,土乃眚,凄沧数至,木伐草萎,胁痛目赤,掉振鼓栗,筋痿不能久立。"明确指出了:阴阳燥金司天,燥气当令,肝木受制而从金化并为金用,土干地裂,凉气数至,草木凋枯。感其气则出现胁痛、目赤、头眩、战栗、筋痿不能久立等痹症。津液耗夺亏损,人体皮肤、四肢、脏腑、孔窍失于濡养,正常的输布、运行、代谢失调,导致人体内外津涸液干。金代刘完素在《素问玄机原病式》中云:"诸涩枯涸,干劲皴揭,皆属于燥。"是对燥邪致病及临床表现的总概括。又清代医家喻嘉言在《医门法律》中云:"大意谓春伤于风,夏伤于暑,长夏伤于湿,秋伤于燥,冬伤于寒。"亦云:"燥胜则干。夫干之为害，非遮赤地千里也。有干于外而皮肤皱揭者；有干于内而精血枯涸者；有干于津液而荣卫气衰，肉烁而皮着于骨者。随其大经小络，所属上下中外前后，各为病所。"对燥邪侵犯人体引起的变化做了较为详细的阐述。清代医家俞根初《通俗伤寒论》中云："《内经》云'燥热在上'，故秋燥一证，先伤肺津，次伤胃液，终伤肝血肾阴。"

（二）燥痹的内涵

燥痹乃燥邪（包括外燥、内燥）损伤人体的气血津液，从而导致脏腑功能失调，阴津耗损，气血亏虚，不能濡养人体的经脉、筋骨、瘀血痹阻，痰凝结聚，脉络不通，不通不荣，疼痛必作，则见筋骨、关节、肌肉疼痛，甚则肌肤枯涩、肢体疼痛、脏腑损害的病证。"燥痹"一年四季皆可发病，但以秋、冬季为多见。其病因有燥邪内伤、外伤之分，但以内伤之燥为主；且病证有内燥、外燥之异，以内燥为著。无论外燥或内燥均可导致津液损伤，气血涩滞，瘀而难行，濡养失司。不通则肢体关节失养而疼痛，屈伸不利；不通则孔窍失濡而口、眼、鼻、耳、二阴干涩不适；不通则肌肤失润而枯燥无华；不通则脏腑干结而见干咳、便秘等。正如明代张景岳在《景岳全书·杂证谟》中所云："盖燥盛则阴虚，阴虚则血少。所以或为牵引，或为拘急，或为皮肤风消，或为脏腑干结。此燥从阳化，营气不足而伤乎内者也。"由此不难看出，燥痹的内涵实为"燥"与"痹"之相合也。

二、燥痹的辨治

关于燥痹的辨治自古有之。《素问·至真要大论》即提出了辨治之总则"燥者濡之"，并提出"阳明司天，燥淫所胜，则木乃晚荣，草乃晚生，筋骨内变，……平以苦湿，佐以酸辛，以苦下之"。再提出"燥淫于内，治以苦温，佐以苦辛，以苦下之"。又提出"燥化于天，热反胜之，治以辛寒，佐以苦甘"。还提出"燥司于地，热反胜之，治以平寒,佐以苦甘,以酸平之,以和为利"。告诫我们,若用"大寒"之品,必助其热,故宜"平寒"抑其热矣。佐以苦甘,所以泻火也。以酸平之,其补以酸也。以和为利,乃戒过用也。即"平寒"之意。总之,要遵循"燥者濡之"的总原则,也要顾及燥邪有偏热、偏寒之不同,酌情辨治之。

医圣张仲景重滋脾之阴,以利"培土生金",在《金匮要略》中以麦门冬汤生津润燥;唐代孙思邈《备急千金要方》中竹叶黄芩汤辨治"精极实热,眼视无明,齿焦发落,形衰体痛,通身虚热";金代刘完素认为"金燥虽属秋阴,而其性异于寒湿,而反同于风热火也"。也就是说,燥虽属秋阴,但又有与风、火、热等相类似的特点,火热邪气伤人往往表现出干燥之象。故在其著作《素问玄机原病式》中云:"风热胜湿为燥……则宜以退风散热、活血养液、润燥通气之凉药调之。"在其著作《素问病机气宜保命集》中又云:"治疗燥症,应通经活络,投以寒凉之品,养阴退阳,血脉流通,阴津得布,肌肤得养,涸涩、皱揭、干枯、麻木不仁则相应而解,切忌辛温大热之乌、附之辈。"且云:"宜开通道路,养阴退阳,凉药调之,荣血通流,麻木不仁,涩涸干劲皴揭,皆得其所。"刘完素在其著作《宣明论方》中用麦门冬饮子益气滋阴、降火润燥;南宋医家严用和在《济生方》中用石斛汤益气养阴、润燥辨治"精实极热,眼视不明,齿焦发落,通身虚热,甚则胸中痛,烦闷泄精"。"脾胃学说"的创始人李东垣在《兰室秘藏》中用当归润燥汤以清热生津止渴、润肠荣目祛燥,辨治大便闭涩、口干舌燥、眼涩难开等症;元代朱丹溪在《丹溪心法》中指出:"燥结血少,不能润泽,理宜养阴。"

明清时期医家对燥痹的认识更进一步。明代著名医家李梴撰《医学入门》中云:"经曰:燥者润之,养血之谓也。盖燥则血涩,而气液为之凝滞;润则血旺,而气液为之宣通,由内神茂而后外色泽矣。然积液固能生气,积气亦能生液。常用气虚者琼玉膏,津虚者单五味子膏,血虚者地黄膏。"明代名医方隅在《医林绳墨》中云:"治燥须先清热，清热须先养血，养血须先滋阴。"明代医家王肯堂撰《证治准绳》中记载用当归、生地黄、熟地黄、白芍、秦艽、黄芩、防风、甘草等组成的滋燥养荣汤辨治燥伤肝阴证，如皮肤皱揭、筋燥爪干等。明代温补学派一代宗师张景岳撰著《景岳全书》中云："燥气虽亦外邪之类，然有阴阳。从阳者因于火，从阴者发于寒。热者伤阴，必连于脏，寒则伤阳，必连于经。此所以有表里，必须辨明而治之。"他认为燥邪非独伤津，亦伤营血，治燥者，非独养阴，亦当养血，故曰"治当以养营补阴为主"。正如他在《景岳全书·杂证谟》中所云："……此燥从阳化，营气不足，而伤乎内者也。治当以养营补阴为主。若秋令太过，金气胜而风从之，则肺先受病，此伤风之属也。盖风寒外束，气应皮毛，故或为身热无汗，或为咳嗽喘满，或鼻塞声哑，或咽喉干燥。此燥以阴生，卫气受邪，而伤乎表者也。治当以轻扬温散之剂，暖肺去寒为主。"告之我们燥邪内伤和外感燥邪的不同，故治法亦应随之而异。明末清初著名医学家喻嘉言撰著《医门法律》中云："治燥病者，补肾水阴寒之虚，而泻心火阳热之实，除肠中燥热之甚，济胃中津液之衰，使道路散而不结，津液生而不枯，气血利而不涩，则病日已矣。"又云："凡治燥病，须分肝肺二脏见证。肝脏见证，治其肺燥可也。若肺脏见证，反治其肝，则坐误矣！医之罪也。肝脏见燥证，固当急救肝叶，勿令焦损。然清其肺金，除其燥本，尤为先务。若肺金自病，不及于肝，即专力救肺。焦枯且恐立至，尚可分功缓图乎？"总之，喻嘉言提出了辛凉甘润之法以治燥，并用著名的代表方剂清燥救肺汤（桑叶、石膏、人参、甘草、胡麻仁、真阿胶、麦冬、杏仁、枇杷叶）清燥润肺以辨治温燥伤肺，头痛身热，干咳无痰，气逆而喘，咽喉干燥，鼻燥而干，胸满胁痛，心烦口渴，舌干无苔等症。清代儒医汪昂编著的《医方集解》中提出燥"治宜甘寒滋润之剂，甘能生血，寒能胜热，润能去燥，使金旺而水生，则火平而燥退矣"。清代名医张璐撰著《张氏医通》中云："燥在上必乘肺经，故上逆而咳……燥于下必乘大肠。故大便燥结。然须分邪实津耗血枯三者为治。"清代著名医家叶天士提出"上燥治气，下燥治血，慎勿用苦燥之品，以免劫烁胃津"，此为温病学中治疗燥病之原则。在其撰写的《临证指南医案》中云："大凡津液竭而为患者，必佐辛通之气味，精血竭而为患者，必藉血肉之滋填，在表佐风药而成功，在腑以缓通为要务。"清代名医沈金鳌著《杂病源流犀烛》中提出热燥宜由熟地黄、知母、黄柏、龟甲、猪脊髓等组成的"大补阴丸"滋阴降火以治之；风燥宜由黄芪、当归、桂心、炙甘草、橘皮、白术、人参、白芍、熟地黄、五味子、茯苓、远志等组成的"养荣汤"益气健脾、补血养心以治之。清代著名医学家吴鞠通撰著《温病条辨》乃温病通论之作。该书在清代众多温病学家成就的基础上，进一步建立了完全独立于伤寒的温病学体系，创立了三焦辨证的纲领，为温病创新理论之一，被誉为清代温病学说标志性著作。温病学说明确提出燥为秋之气，根据初秋尚热而深秋已凉，提出宜分"燥热""燥凉"，应治以凉润、温润之法。吴鞠通在《温病条辨》一书中，即用由玄参、麦冬、生地黄组成的增液汤以"增水行舟、润燥通便"，辨治阳明燥热，津亏便秘之证。

近现代学者常以滋阴生津为治疗大法，佐以清燥解毒、益气生津、活血通络等法辨治燥痹。如中医内科专家张梦侬撰著《临证会要》中提出痛痹化燥、热痹化燥等证治，主张"病由寒湿蕴热化燥，仿东垣李氏清燥汤加减为丸，再以润燥通络，活血荣筋之药泡酒，日饮少许，以助药力"；热痹化燥则主张治宜"增液润燥，养筋活络"。国医大师路志正撰著《路志正医林集腋》，书中对燥痹的辨治阐述颇详："外燥致痹多兼风热之邪，其治当滋阴润燥、养血祛风，方用滋燥养荣汤加减；内燥血枯，酌用活血润燥生津散加减，因误治而成者，既有津血亏耗，阴虚内热，又多兼湿邪未净之证，辨治较为棘手，滋阴则助湿，祛湿则伤津，故应以甘凉平润之品为主，佐以芳香化浊，祛湿通络，方用玉女煎去熟地，加生地黄、玄参、藿香、茵陈、地龙、秦艽等。素体阴亏者，当滋补肝肾，健脾益气，以肾主五液、肝主筋、脾胃为气血生化之缘故也。"强调"治疗当以滋阴润燥为急，即有兼夹之邪，也应在滋阴润燥的基础上佐以祛邪，不可喧宾夺主"。燥痹治疗当遵"辛以润之""咸以软之"的经旨，应在养阴润燥的同时，佐以辛通之品，使滋阴而不滞，增液而不腻。要选用风药中的润剂，用之既能散风祛湿、疏经活络、宣痹止痛，又无散血伤阴之弊；绝不可过用温热、刚燥之品。另外，还应当注重益气养阴、顾护后天脾胃，尤其重视滋养脾阴。

综上所述，燥为六气之一，乃秋之主气。燥为阳邪，既可从外而入，又能自内而生。正如明代医家李梴撰著《医学入门》中所云："燥有内外属阳明，外因时值阳明燥令，久晴不雨，黄埃蔽空，令人狂惑，皮肤干枯屑起。内因七情火燥，或大便不利，亡津，或金石燥血，或房劳竭精，或饥饱劳逸损胃，或炙煿酒酱厚味，皆能偏助火邪，消烁血液。"燥乃淫邪，必可致病。又如金代名医李杲撰著《东垣试效方》中所云："夫邪者，是风热寒湿燥，皆能为病。"燥邪致痹，称为燥痹。关于燥痹的辨治，首先辨其虚实，根据病情、探究病因，进行辨证论治，或滋阴生津，或益气生津，或清热养阴，或解毒化瘀等，标本兼治，方使津液充足，气机调畅，孔窍得濡，肢体得养，燥痹自除矣。燥痹作为常见风湿病之一，是非常值得关注的。通过对历代文献有关燥痹病因病机及证治规律的整理和研究，能够更深入地认识燥痹的理论体系，便于更好地运用、指导临床实践。

三、燥痹相对应的西医病名——干燥综合征

国家中医药管理局重点专科建设项目中规定，"燥痹"相对应的西医病名主指"干燥综合征"（Sjögren's syndrome，SS），即原发性干燥综合征。但临床中可见多种风湿免疫性疾病如类风湿关节炎、系统性红斑狼疮、多发性肌炎 / 皮肌炎（特发性炎性肌病）、自身免疫性肝炎、原发性胆汁性肝硬化等疾病合并存在的情况，即继发性干燥综合征，此时表现出的证候，仍可按"燥痹"辨治之。

（一）干燥综合征的定义与内涵

干燥综合征是以外分泌腺高度淋巴细胞浸润为特征的自身免疫性疾病。其免疫性炎症反应累及外分泌腺体的上皮细胞，故又称为自身免疫性外分泌腺体上皮细胞炎或自身免疫性外分泌病。除累及泪腺、唾液腺等外分泌腺外，尚可累及肾、肝、肺等内脏、器官及血管、关节、皮肤等。30%~50% 的干燥综合征患者具有腺体外的多系统病变，在其血清中存在多种自身抗体及高免疫球蛋白血症。原发性干燥综合征属全球性疾病，2010 年中华医学会干燥综合征诊断及治疗指南中指出，干燥综合征我国患病率为 0.3%~0.7%，女性多见，男：女为 1 : 9~1 : 20，发病年龄多在 40~50 岁，亦可见于儿童。原发性干燥综合征的确切病因和发病机制尚不清楚，目前多认为是遗传、病毒感染、性激素异常等多种因素导致的免疫功能紊乱。

（二）干燥综合征的常见临床表现

干燥综合征常见临床表现以乏力为突出，常伴发热，但以低热为主，个别以反复高热为突出表现。

1. 口干症

此为患者最常见的症状表现，频饮水，进食固体食物需水送服，猖獗龋。其中 50% 的患者伴发成人腮腺炎，累及单侧或双侧。舌面光滑、干裂，舌乳头萎缩。

2. 眼干症

表现为眼干涩、眼部异物感、泪少、畏光等，部分患者可有泪腺肿大等。

3. 其他外分泌腺受累

表现为鼻腔黏膜干燥充血，呼吸道、消化道、阴道、皮肤等部位的干燥症状。因血管炎还可出现双下肢紫癜样皮疹，结节红斑样皮疹、口腔溃疡、外阴溃疡及雷诺现象。

4. 呼吸系统与心脏病变

因呼吸道黏膜表面纤毛功能异常，表现为呼吸道干燥、刺激性干咳,甚者合并肺间质病变后出现进行性呼吸困难、肺心病、心包积液,最终可引起呼吸衰竭和心力衰竭。

5. 消化系统

可出现胃部不适等萎缩性胃炎的表现,也可有小肠吸收功能低下等。约 20% 的患者有肝脏受累,表现为肝大、肝药酶或胆酶升高,脾大,病理活检可见类似于原发性胆汁性肝硬化或慢性活动性肝炎的病变,但需与自身免疫性肝炎、原发性胆汁性肝硬化相鉴别。极少数患者可伴见慢性胰腺炎。

6. 血液系统

可出现全血细胞减少,如轻度正细胞正色素性贫血,白细胞降低,血小板减少。部分患者可有顽固性血小板减低。

7. 肾脏病变

30%~50% 的干燥综合征患者可有肾脏损伤,主要为肾小管病变,少数亦可侵及肾小球。肾小管病变主要在远端肾小管,可导致低钾性周期性麻痹、肾小管酸中毒、肾性尿崩、肾性软骨病及泌尿系结石等。同时也可出现近端肾小管酸中毒及范可尼综合征。

8. 神经系统病变

因血管炎可致中枢神经病变和周围神经病变,尤以周围神经病变为多见,常出现感觉过敏、感觉缺失及运动障碍等。中枢神经病变可表现为多发性硬化样表现,可有癫痫样发作、意识障碍、尿便障碍如尿潴留及精神症状等。脑脊液检查以蛋白及淋巴细胞增多为主。

9. 淋巴组织增生

常可出现全身多种淋巴结肿大,病理常提示良性增生,称为假性淋巴瘤。但假性淋巴瘤亦可恶性增生,导致淋巴结及外分泌腺明显增大,质地变硬,向恶性淋巴瘤转化。干燥综合征合并淋巴瘤发病率明显增高。

10. 关节肌肉病变

部分患者可有关节疼痛伴见肿胀,多为非侵蚀性,可有肌无力、肌痛,肌酶谱可以正常,极少出现肌酶持续增高。病理表现为血管周围炎症或间质性肌炎,一般不直接累及肌纤维。

11. 甲状腺疾病

干燥综合征合并甲状腺疾病特别是慢性淋巴细胞性甲状腺炎导致甲状腺功能降低者并不罕见。

(三)干燥综合征的诊断标准

1. 2002年修订的干燥综合征国际分类(诊断)标准

(1)口腔症状3项中有1项或1项以上:①每日感口干持续3个月以上;②成年后腮腺反复肿大或持续肿大;③吞咽干性食物需要用水帮助。

(2)眼部症状3项中有1项或1项以上:①每日感到不能忍受的眼干持续3个月以上;②有反复的沙子进眼或磨砂感觉;③每日需用人工泪液3次或3次以上。

(3)眼部特征下述检查任意1项或1项以上:① Schirmer 试验(+)(≤5mm/5min);②角膜染色(+)(≥4Van Bijsterveld 计分法)。

(4)组织学检查唇腺病理示淋巴细胞灶≥1(指4mm^{2}组织内至少有50个淋巴细胞聚集于唇腺间质者为一个灶)。

(5)唾液腺受损下述检查任意1项或1项以上阳性:①唾液流率(+)(≤1.5ml/15min);②腮腺造影(+);③唾液腺放射性核素检查(+)。

(6)自身抗体抗 SSA 抗体或抗 SSB 抗体(+)(双扩散法)

1)原发性干燥综合征:无任何潜在疾病情况下,按下述两条诊断:①符合上述4条或4条以上,但必须含有条目Ⅳ(组织学检查)和/或条目Ⅵ(自身抗体);②条目Ⅲ、Ⅳ、Ⅴ、Ⅵ4条中任意3条阳性。

2)继发性干燥综合征:患者有潜在的疾病(如结缔组织病),而符合Ⅰ和Ⅱ中任意1条,同时符合Ⅲ、Ⅳ、Ⅴ中任意2条。

3)必须除外:头颈面部放疗史、丙型肝炎病毒感染、艾滋病、淋巴瘤、结节病、移植物抗宿主病、抗乙酰胆碱药的应用(如阿托品、莨菪碱、溴丙胺太林、颠茄等)。

2. 2012 年修订的美国风湿学会分类（诊断）标准

（1）以下 3 项中有 2 项或 1 项以上符合则可诊断：① SICCA 眼球表面染色积分（丽丝胺绿染色法）≥ 3 级（或同等级别）；②唇腺活检病理提示灶性淋巴细胞唾液腺炎且灶性指数 ≥ 1；③抗 Ro（SSA）或 La（SSB）抗体阳性，或类风湿因子阳性和 ANA ≥ 1:320。

（2）必须除外：颈头面部放疗史，丙型肝炎病毒感染，艾滋病，淀粉样变，结节病，移植物抗宿主病，IgG4 相关性疾病。

2012 年修订的美国风湿学会分类（诊断）标准内容更加简化，去除了主观症状，而以客观标准化的口腔科检查、眼科检查及自身抗体的检查为主。如此去除了主观因素及药物的影响，提高了诊断本病的特异性。一些专家学者们认为，对于多数患者，两种分类标准具有较好的一致性。但是新的分类标准往往还需要更长时间的临床验证。

3. 2016 年美国风湿病学会 / 欧洲抗风湿病联盟制定的原发性干燥综合征分类标准

纳入标准：至少有眼干或口干症状之一者，即下述至少一项为阳性：①每日感到不能忍受的眼干，持续 3 个月以上；②眼中反复砂砾感；③每日需用人工泪液 3 次或 3 次以上；④每日感到口干，持续 3 个月以上；⑤吞咽干性食物需频繁饮水帮助。或在欧洲抗风湿病联盟的干燥综合征疾病活动度指数问卷中出现至少一个系统阳性的可疑 SS 者。

排除标准：患者出现下列疾病，因可能有重叠的临床表现或干扰诊断试验结果，应予以排除：①头颈部放疗史；②活动性丙型肝炎病毒感染；③艾滋病；④结节病；⑤淀粉样变性；⑥移植物抗宿主病；⑦ IgG4 相关性疾病。

适用于任何满足上述纳入标准并除外排除标准者，且下述 5 项评分总和 ≥4 分者诊断为原发性干燥综合征：①唇腺灶性淋巴细胞浸润,且灶性指数≥1个灶/4mm²,为3分;②血清抗SSA抗体阳性,为3分;③至少单眼角膜染色计分(OSS)≥5分或Van Bijsterveld评分≥4分,为1分;④至少单眼泪液分泌试验(Schirmer试验)≤5mm/5min,为1分;⑤未刺激的全唾液流率≤0.1ml/min (Navazesh和Kumar测定法),为1分。常规使用胆碱能药物者应充分停药后再行上述③、④、⑤项评估口眼干燥的检查。

该标准敏感性为96%,特异性为95%,在诊断标准的验证分析及临床试验的入组中均适用。

(四)干燥综合征的治疗

目前干燥综合征尚无根治的方法,主要是替代治疗和对症治疗。其治疗的目的主要是预防患者由于长期持续出现口干、眼干等症状,致使局部的损伤;更要密切随诊观察病情的变化,及时地防治本病所累及的系统性损害。因为干燥综合征的临床表现异质性较强,所以治疗前应对疾病活动程度、受累的器官以及严重的程度进行系统性评估,方能有效地精准治疗。

1. 对口眼干燥症的治疗

对于症状较轻的口眼干燥表现的,首先选择局部的非药物治疗。养成良好的有关眼及口腔的清洁卫生习惯,定期眼科、口腔科复查、筛查,因持续口眼干燥造成的局部相关组织的损伤。值得强调的是,虽然眼部局部使用糖皮质激素对干眼症的主观症状和客观指标均有明显改善,但在使用超过2周时,也有可能会出现比较严重的不良反应。确有报道糖皮质激素使用3个月即可出现眼压升高的现象,使用超过6个月则可能出现白内障的症状。对于中重度的口眼干燥症的患者,如果局部治疗效果不甚理想,并且患者的唾液腺和泪腺还具有一定的贮备功能,则应在医生的指导下考虑酌情选用促进腺体分泌的系统性药物治疗,主要包括M胆碱能受体激动剂和溶黏蛋白剂,如匹罗卡品、西维美林、N-乙酰半胱氨酸等。

2. 对全身非特异性症状的治疗

干燥综合征和大多数自身免疫病一样，也具有一些非特异性的全身症状，如发热、乏力、关节肌肉疼痛、淋巴结肿大等，同时常有红细胞沉降率增快、C反应蛋白升高、免疫球蛋白升高、类风湿因子升高等。此时羟氯喹是一个较好的选择，而且用药后肝肾毒性和骨髓抑制相对少见。用量以100~200mg每日两次口服为宜。羟氯喹可以降低干燥综合征患者的红细胞沉降率、免疫球蛋白、类风湿因子水平。在一些研究中提示，其也可以改善唾液腺的功能。据估计可能为羟氯喹相关视网膜病变的发生率约为0.4%。为此，在本药应用半年到1年时间应进行一次眼科检查，注意眼底的黄斑变性。

3. 腺体外系统受累的治疗

干燥综合征的腺体外受累常用的治疗方式是糖皮质激素结合免疫抑制剂的治疗。对于治疗效果的研究尚属缺乏，对于糖皮质激素在干燥综合征中的运用也多是观察了对干燥症状的改善，并无对系统性受累治疗效果的指标。不难看出，治疗的方案大多还是以经验性的为主。为此，对于腺体外系统如皮肤、关节肌肉、呼吸系统、泌尿系统、消化系统、血液系统、神经系统等的主要治疗原则，尚需根据受累器官的不同、严重程度的不同，酌情进行选择。另外，在自身免疫疾病中应用研究热点的生物制剂，相比之下在干燥综合征中的研究也相对较少，应用也不是特别广泛。

四、干燥综合征辨治之我见

干燥综合征是一种主要侵犯外分泌腺，尤其是以唾液腺和泪腺为主的慢性、炎症性、自身免疫性疾病，可因其他外分泌腺及腺体外其他器官受累而出现多系统损害的临床表现。本病又分为原发性和继发性两种。干燥综合征的病因目前还不明确，可能与遗传、感染和性激素水平有关。本病为一种慢性疾病，目前不能根治，治疗原则为减轻症状、阻止组织损伤。现代医学多采用糖皮质激素、免疫抑制剂及外用替代疗法等,但其疗效不理想,不良反应较多,患者依从性较差。

由于干燥综合征病因复杂、症状多样,中医经典著作中虽有类似病症的记述,但并无确切病名的记载。如《素问·阴阳应象大论》有"燥盛则干"的记载;刘完素在《素问玄机原病式》中有"诸涩枯涸,干劲皴揭,皆属于燥"的论述,指出了燥痹的特点。《医门法律》言"燥盛则干,夫干之为害,非遽赤地千里也,有干于外,而皮肤皴揭者,有干于内而精血枯涸者,有干于津液而荣卫气衰,肉烁而皮著于骨者,随其大经小络所属上下中外前后,各为病所",对燥邪侵袭做了较详细的论述。路志正根据本病的病因病机结合临床经验提出了中医相关的病名"燥痹",其他常见风湿病及疑难病,如类风湿关节炎、系统性红斑狼疮、多发性肌炎皮肌炎、结节性红斑、结节性非化脓性脂膜炎、皮脂腺囊肿血液病、冠心病等以及某些疾病中后期出现的燥热伤津证候,如口干、咽干、眼干、鼻干、皮肤干燥等症状,也可参考燥痹治。

(一)阴虚为本,燥热为标

《读医随笔·气血精神论》云:"津亦水谷所化,其浊者为血,清者为津,以润脏腑、肌肉、脉络,使气血得以周行通利而不滞者此也。凡气血中不可无此,无此则槁涩不行矣,……液者,淖而极厚,不与气同奔逸者也,亦水谷所化,藏于骨节筋会之间,以利屈伸者。其外出孔窍,曰涕、曰涎,皆其类也。"人体的五脏六腑、形体官窍有赖于津液的滋养、濡润,气血津液充足,脏腑形体官窍得以濡养,生理功能才能正常运行。《类证治裁》云:"燥有外因、有内因,……因乎内者,精血夺而燥生,或服饵偏助阳火,则化源日涸,宜柔腻以养肾肝,尤资血肉填补。"阐明肝肾精血亏虚是内燥的根本。干燥综合征基本病机以阴亏为本,燥热为标,贯穿疾病发展的始终。阴津亏损,燥热则生,阴愈虚而燥热愈盛,燥热愈盛则阴愈虚,阴虚与燥热互为因果,相辅相成,在内则表现为脏腑失去濡养,生理功能失调;在外则表现为口干、眼干、咽及皮肤等的干燥。《丹溪心法》云:"有诸内者,必形诸于外。"阴精亏损,脏腑、形体官窍失去润养,肝肾阴虚,则表现为眼、口、鼻、皮肤、外阴部等干燥,肌肉骨骼失去濡养,表现为关节疼痛等不适。

总之,干燥综合征病机复杂多变,但又不外乎"阴虚为本,燥热为标"。阴虚包括脏腑之阴液亏虚,即其所主之五液不足。因肝(胆)主泪,心(小肠)主汗,脾(胃)主涎,肺(大肠)主涕,肾(膀胱)主唾,故肝、心、脾、肺、肾五脏之阴不足,则五脏所主五液之源匮乏,气血运行涩而不畅,则生本病。且五液之虚并非独见,常相累兼见。

干燥综合征病因多端,病理变化过程涉及多脏器、多系统,但均不外乎内燥之因和外燥之因。前者指先天禀赋,或素体阴虚,易生内热内燥;或外侵之邪,多易热化、燥化,为内因。后者指外在的化燥、化热之因,或因气候因素,外感燥热之邪,津液失充且蒸泄于外;或外感温热毒邪,陷入营血,燔灼气血,伤津耗液,血脉不畅,燥瘀互结;或过食辛辣,误治过服刚燥热药,热毒内生,耗伤阴津;或长期高温作业,久居燥热之地等,为外因。上述病因均可致燥热之邪伤及人体,致阴亏血虚、经血不畅、瘀滞难行,易发干燥综合征。

(二)重视脏腑辨证

干燥综合征(燥痹)临床主要表现为口干、眼干、鼻干、皮肤干等干燥症状,还可累及皮肤(血管炎)、关节、肌肉等多种组织器官,并可累及消化系统(主要是肝、脾、胃、胰等)、泌尿系统(尤其是肾脏的肾小管病变为主,亦可殃及肾小球)、神经系统(中枢及周围神经病变)、呼吸系统(主要是肺间质纤维化、进行性呼吸困难等)、心血管系统(主要是肺心病、心力衰竭、血管炎等)、淋巴系统(主要是淋巴组织增生,关注向恶性淋巴瘤转化)、血液系统(可有全血细胞减少、关注巨核系血小板减少症),以及干燥综合征合并甲状腺疾病(主要是慢性淋巴细胞性甲状腺炎)。总之,多组织、器官、系统的受累是干燥综合征的特点之一。我认为重视"脏腑辨证"辨治干燥综合征(燥痹)是非常重要的,故而提出"辨五液,调五脏"辨治干燥综合征(燥痹)的理论观点。纵观干燥综合征(燥痹)的临床表现,遵照中医理论"五脏"系统可划分为五大类。①肝系:肝主筋,开窍于目,其液为泪,临床症见双目干涩,关节疼痛等。②肺系:肺主皮毛,开窍于鼻,其液为涕,临床症见鼻腔干燥,皮肤干燥,干咳少痰等。③脾系:脾主肌肉,开窍于口,其液为涎,临床上可见口干,吞咽干物需饮水送服,胃内嘈杂,大便稀溏等。④心系:心主神志,开窍于舌,其液为汗,临床症见舌干少津,心悸失眠,心烦多汗,甚至惊惕不安。⑤肾系:肾主骨,开窍于二阴,其液在唾,其华在齿,临床可见龋齿,猖獗龋,关节疼痛,屈伸不利,便秘尿赤,形体消瘦,女子阴道干燥,月经量少或闭经等。由上述临床症状可见,燥痹最突出的表现即为五脏所主之液的缺乏,导致周身脏腑官窍的干燥不适,脏腑功能发挥失常。故燥痹以五液的减少为外在表现,能够反映出五脏的虚损。

所以要深悟燥痹病因病机,以及五液与五脏关系是颇为重要的。《素问·阴阳应象大论》曰:"燥胜则干。"由此可见,燥痹的病机可概括为燥气偏胜而导致干燥少津的病理过程。燥可分为外燥和内燥。外燥因自然界水分减少,气候干燥,变为邪气,侵犯人体,是自然界中的太过之气,天之六淫之一。同理,在天人合一整体观的理论下,内燥亦为体内的津液不足导致脏腑、四肢百骸失去濡润,脏腑功能失衡,病发燥痹。《素问·五常政大论》云:"太阴在泉,燥毒不生。"太阴在泉的年份,湿热为本化,湿热胜凉燥,太阴寒水主持下半年的运气,则燥邪不至于横行,同理,若滋补体内津液,使体内津液充足,则不致燥毒内生。

燥痹发病的中心环节乃津液匮乏。津液在五脏系统中的表现为"五液"。《素问·宣明五气》云:"五脏化液,心为汗,肺为涕,肝为泪,脾为涎,肾为唾。"张志聪《黄帝内经素问集注》说:"水谷入口,其味有五,津液各走其道,五脏受水谷之津,淖注于外窍而化为五液。"可见,津液入于五脏则化为五液。"五液者,肾为水脏,受五脏之精而藏之，肾之液，复入心而为血，入肝为泪，入肺为涕，入脾为涎，自入为唾。是以五液皆咸"。由此可见，在五脏化五液的生理过程中，肾在其中发挥着总领作用。《素问·水热穴论》云："地气上者属于肾，而生水液也。"肾为水脏，主津液。所以五脏化液中，肾最为关键。在临床实践中，我们可以通过临床症状，判定五液的匮乏情况，进而分析判断本脏的病变。

肾为先天之本，肾之阴阳主一身之阴阳，各脏腑之阴依赖于肾阴的滋养。肾为水之下源，蒸腾气化水液，为水液在体内的输布提供原动力。若肾阴亏虚，除了病发前文所述的肾系病症外，还会导致肝阴虚、肺阴虚、胃阴虚、水火不济等。分而言之，肝肾同源，若肾阴亏虚，水不涵木，肝失濡养，则肝阴亏虚，病发前文所述肝系症状，同时肝阴亏虚亦可导致肾阴亏虚，两者互相影响。肾主骨，肝主筋，肝肾亏虚，筋骨失养，所以还可见筋脉挛急，关节活动不利，潮热盗汗，五心烦热等。脾胃为后天之本，依赖于先天之肾的滋养。肾阴亏虚不足以滋养后天，导致脾胃津液缺乏，脏腑功能受到影响，并发前文所述脾系症状。此外，胃阴亏虚无以受纳腐熟水谷，脾脏无以运化输散津液，也会造成身体其他部位的干燥。肺为娇脏，喜润恶燥，金水相生，子病及母，若肾阴亏虚亦会导致肺阴的亏虚。

《素问·经脉别论》说："饮入于胃，游溢精气，上输于脾，脾气散精，上归于肺，通调水道，下输膀胱。水精四布，五经并行。"说明津液的代谢是通过胃的摄入、脾的运化和传输、肺的宣散和肃降、肾的蒸腾气化，以三焦为通道而输布于全身。若胃阴亏虚不能腐熟水谷，则津液生化无源；若脾阴不足，则不能散精以灌四旁，亦不能将津液上输于肺；若肺阴不足，宣肃失司，则不能将津液输布于全身，故脾胃运化失常、肺的宣肃失调在本病的发病过程中也起到了重要的作用。

所以，本病以阴虚为本，病位主在肾、肝，可累及肺、脾、胃、心等多个脏腑，临床表现颇为复杂，故应于复杂的临床证候中高度重视并抓住"脏腑辨证"辨治干燥综合征(燥痹)。我提出了"辨五液,调五脏"辨治干燥综合征的观点,并创制了经验方"补肾清热育阴汤"(基本药物组成:地黄、山萸肉、山药、牡丹皮、麦冬、天冬、玄参、天花粉、茯苓、泽兰、泽泻、炒杜仲、青风藤、砂仁)。方中以地黄滋补肾阴,山萸肉补肝养肾而涩精,山药补益脾阴亦能固肾,泽泻利水渗湿,牡丹皮泄虚热凉肝且能泻阴中伏火,并制山萸肉之温涩,茯苓渗湿脾湿,既助山药补脾,又与泽泻共泻肾浊,助真阴得复其位。辅以麦冬润肺清热,金水相生,天冬养阴润燥,玄参滋肾降火为臣,三药滋补肺胃之阴。佐用天花粉清热泻火、生津止渴,泽兰利水消肿,且能活血化瘀,青风藤通经络、祛风湿,杜仲温阳补肾。以砂仁为使,防滋腻碍脾,并引药入肾。本方以滋补肾肝之阴为主,同时兼顾肺胃之阴。

本病多发于 40~60 岁女性,此乃天癸将绝(或已绝)之龄,其临床表现为口干、眼干,甚者需频频饮水以自救或欲哭而无泪,亦可伴有皮肤干裂、鼻干、齿枯焦黑等,舌质多红绛,舌面干燥有裂纹,苔少,为一派阴虚津亏之象。因此,治疗本病之根本在于补肾(肝)。

《素问·上古天真论》云:"肾者主水,受五脏六腑之精而藏之。"《难经·三十四难》云肾"其液唾"。肾主水生精,肾阴亏损,则机体真阴不足,形体官窍濡养乏源,表现为皮肤、孔窍的干燥;津液不足,不能上承,则唾液分泌减少,口干咽燥。《素问·金匮真言论》云:"开窍于目,藏精于肝。"《灵枢·脉度》云:"肝气通于目,肝和则目能辨五色矣。"《素问·宣明五气》曰:"肝为泪。"肝肾同源,肝主藏血,开窍于目,精血亏虚,肝失濡养,目失濡润,则双目干涩,视物模糊,泪液分泌减少。肾阴亏虚,则月经亏少或闭经,外阴干燥瘙痒等。《素问·宣明五气》云:"五脏所主:心主脉,肺主皮,肝主筋,脾主肉,肾主骨。"《素问·六节象论》云:"肝者,……其充在筋。肾者,……其充在骨。"肝主筋,肾主骨,筋骨屈伸活动有赖于精血津液的濡养滋润,不荣则痛,肝肾真阴不足,筋骨失于荣养则关节疼痛,屈伸不利。

燥邪致病，易伤阴液，然则内燥多为津液枯涸的阴虚内热之证。由此可见，阴亏化燥，燥邪伤阴，阴液亏损，内不足以灌溉，外不足以润泽肌肤孔窍，出现一系列干燥失润的症状，如肌肤干燥、口燥咽干、大便燥结等。而经验方"补肾清热育阴汤"正是以滋阴补肾寓有"三补三泻"之六味地黄丸合增液润燥的增液汤加味而成的。故临证辨治干燥综合征（燥痹）之时，可在本方基础上结合以下不同证型，加减用之。

1. 燥伤肺阴，肺气痹阻证

主证：咽痒干咳，鼻干少涕，痰少黏稠，不易咯出，皮毛干燥，神疲倦怠，肢节疼痛，舌红略暗少苔，甚则嫩红多裂纹，苔白黄或白少津，脉细略数沉。

治法：滋阴清热，润肺通痹。

方药：补肾清热育阴汤合清燥救肺汤（桑叶、石膏、杏仁、人参、甘草、胡麻仁、阿胶、麦冬、蜜枇杷叶）加减。

2. 燥伤心阴，心脉痹阻证

主证：心悸少气，五心烦热，口干舌燥，自汗盗汗，或少汗肤痒，少寐，胸痛牵及肩背，肢体疼痛不舒，舌红少津或见瘀点瘀斑，苔少黄或薄白甚则光剥多裂纹，脉沉细或数或涩，亦可见结代之象。

治法：滋阴清热，益气生津。

方药：补肾清热育阴汤合生脉散（人参、麦冬、五味子）加减。

3. 燥伤脾胃，阴虚肌痹证

主证：口干眼燥，胃脘嘈杂，隐痛不舒，饥不欲食，食入不化，倦怠神疲，便干或溏，甚则肌萎乏力，举步不健，舌暗红少津，苔或白或黄或无，脉沉细数或沉细涩。

治法：滋阴清热，益气建中。

方药：补肾清热育阴汤合黄芪建中汤（黄芪、芍药、桂枝、甘草、生姜、大枣、饴糖）加减。

4. 燥伤肝阴,筋脉痹阻证

主证:双目干涩,口干咽燥,心烦易怒,筋脉挛痛,屈伸不利,胁痛不舒,口苦纳呆,便秘溲黄,舌红质暗,苔白或黄或少津苔剥,脉弦细略沉,或略沉涩,或略弦细。

治法:补肾清热,养肝荣筋。

方药:补肾清热育阴汤合一贯煎(沙参、麦冬、当归、生地黄、枸杞子、川楝子)加减。

5. 燥伤肾阴,肢节痹阻证

主证:口干目涩,齿损发脱,腰膝酸软,肢节肿痛,活动不能,痹着不仁,倦怠少食,便干溲涩,舌红而暗,苔少苔剥,舌裂少津,脉沉细略弦。

治法:补肾清热,除痹通络。

方药:补肾清热育阴汤合独活寄生汤(独活、桑寄生、秦艽、防风、细辛、当归、芍药、川芎、地黄、杜仲、牛膝、人参、茯苓、甘草、肉桂)加减。

(三) 临证变通活用

1. 补肾(肝)为本

肝肾的阴精不足,化生泪液、唾液乏源,故口干、眼干等症状明显,此亦为干燥综合征最常见、最主要的症状。再有"猖獗龋"亦为多见的症状,而齿为骨之余,亦为肾主,肾精亏虚,不能养齿、荣齿,则牙齿片状剥脱,而生龋齿。本病 40~60 岁女性易发,正值肾之阴精衰而枯竭之时。《内经》云:"年四十而阴气自半……""六七,三阳脉衰于上,……七七,任脉虚,太冲脉衰少,天癸竭,地道不通……"总之,辨治干燥综合征要以补益肾肝为本。在临证之时可以六味地黄汤作为基础方,并酌情重用地黄、山萸肉、芍药等,还可酌情加用女贞子、墨旱莲、桑寄生、牛膝等。更值得关注的是,干燥综合征的病机为阴亏燥热,故宜在滋补肾阴的同时清热育阴。《素问·至真要大论》云:"热者寒之,……燥者润之。""热淫于内,治以咸寒,佐以甘苦。"

用咸寒清内热,甘苦养阴润燥。在清热育阴之法中禁用苦寒之品,因苦寒之品易化燥伤阴,同时易伤脾胃之阳,阻碍脾主运化水液,影响津液的布散。常配伍玄参、麦冬、天花粉、生地黄等清热育阴,生津润燥。

2. 温补肾阳为佐

肾为水脏,主津液,主五液,此赖肾阳之温煦、化生。肾中阴阳共济,互根互用,相互依存。肾阴亏虚日久,则阴损及阳,且补阴过之亦可损阳,均可致阳虚。《景岳全书》云:"补阴者必于阳中求阴,则阴得阳升而泉源不竭。"但此温补之力慎防过之,以防阳热化火,更伤及阴。故常采用"温补肾阳"之法,临证时酌情选用骨碎补、补骨脂、续断、杜仲、狗脊、淫羊藿、巴戟天、沙苑子等,慎用、少用或尽量不用附子、肉桂等辛热之品。

3. 兼顾滋脾和胃

脾在液为涎。涎为口津,具有保护口腔黏膜、润泽口腔的作用,进食时分泌较多,有助于食品的吞咽和消化。涎为脾精,由脾气化生并转输布散。另外,"牙龈为胃之络",乃胃阴所养,若脾胃之阴亏损,则易见口干、舌燥、舌裂、牙龈萎缩等症。脾胃病者,医者多遵李东垣之《脾胃论》,详于温补而少于清滋。然《灵枢·五邪》云:"邪在脾胃,则病肌肉痛,阳气有余,阴气不足,则热中、善饥。"即是针对胃阳有余、脾阴不足而立言。唐宗海(字容川)《血证论》曰:"脾阳不足,水谷不化,脾阴不足,水谷仍不化也。譬如釜中煮饭,釜底无火固不熟,釜中无水也不熟。"可见脾阳与脾阴相互资助,缺一不可。脾阴不足,不可滋腻补益,当以甘平治之。《素问·五藏生成》云"脾欲甘",然甘有甘寒、甘凉、甘温、甘平之别,脾阴不足应治以甘平育阴,使受伤之脾阴得以和缓滋润。辨治干燥综合征之时,最常用山药、黄精,两者性味均为甘平,入脾、肺之经,前者更入肾经,如此甘平育阴则补而不燥、滋而不腻。《名医别录》中记载黄精为"除风湿,安五脏",契合本病病机。此外,沙参、玉竹、天冬、麦

177

冬、芦根等均为甘味之品,虽性微寒,但配伍性偏温之陈皮、砂仁、木香、千年健等理气和胃之品,既除微寒之弊,又防理气和胃药物温热化燥之嫌。

4. 酌情并用润肺、养心之品

"肺在液为涕,在体合皮,其华在毛"。肺津不足、肺气虚弱不能化涕润鼻腔气道,亦不能输津于皮毛,故常见咽痒干咳、痰少黏稠不易咯出、鼻干少涕、皮肤干燥瘙痒等。且"肺为娇脏,喜润恶燥",而燥邪易伤肺,耗伤肺阴,久则上源之水乏,必殃及下焦肾水,故治宜抓住时机,及早治疗,不可在阴伤过甚、殃及多脏之阴时再治。临证常用桑叶、麦冬、天冬、芦根、石斛等,甘而微寒,入肺达养阴、润燥、清热之效。心在液为汗,所谓"汗血同源",心阴不足,汗则乏源,故干燥综合征常见皮肤干燥,甚则皮肤作痒,且心阴不足,心神失养,又可见心烦少寐、心悸不安等。临证常用百合配玉竹,炒酸枣仁、远志、首乌藤等,滋心阴、养心神、益心液。值得注意的是,常用对药有芦根配百合,且两药用量均在 20~30g,因其均具甘平之性味,润燥而无滋腻之嫌,既能益肺阴、润肺燥,又能滋心阴、调汗液、润肌肤、安心神,实为最佳组合。

5. 不忘祛邪利节

干燥综合征患者多伴见关节炎或关节痛表现,其中部分患者为首发症状及主要表现,尤其是老年干燥综合征患者的临床表现中最主要的腺外症状就是关节炎症。中医学认为,无论是外燥之邪,还是内燥之邪,均可损及人体的津液气血,致使肢体筋脉失于濡养,气血运行不畅,瘀血痰湿聚结,脉络痹阻不通,导致肢体关节、肌肉筋腱疼痛、肿胀,甚则肌肤枯涩而出现脏腑损害。在辨治时,医者还要注意祛邪以安正,通痹以利节。因此,其关节表现为热象时加用青风藤、秦艽、忍冬藤、络石藤、豨莶草等清热利节之品,且伍用祛风、祛湿、甘平育阴除燥之品,如防风、羌活、薏苡仁、茯苓、首乌藤等;若为寒象时则可加用鸡血藤、海桐皮、海风藤、千年健等温通利节之品,但需考虑其有阴津亏虚、邪欲从热化的可能，故又常伍用青风藤、秦艽、豨莶草、徐长卿等。总之，应"有是证，用是药"，视其寒热之度而酌情选用。

6. 活血通络贯穿始终

内外燥邪伤津耗液，无以充血，血行涩滞，瘀血阻络，且燥邪病程缠绵，病久入络，可致血瘀络阻之证。可见肌肤失荣，唇舌紫暗，易见瘀斑，肢节疼痛、夜间为重，脉沉、弦、细涩等。故临证必于方中酌情加入泽兰、延胡索、赤芍、牛膝、丹参、豨莶草、鸡血藤等活血通络之品。需要注意的是，燥邪耗津，亦可生痰凝结，痰瘀互结，症见耳后、颌下、颈部及体内痰核、瘰疬(腮腺肿大、淋巴结等)，故辨治时酌情加入化痰散结之品，如连翘、土贝母、夏枯草、玄参、牡蛎、化橘红、半夏、橘络等。

7. 未病先防、既病防变，应将"治未病"贯穿始终

我反复强调本病治疗始终必须贯穿"未病先防，既病防变"的思想。因本病易累及肺脏并发肺间质病变，引起咳嗽、少痰或无痰、呼吸困难等症状。因此，即使尚未出现肺部症状，也常于方中加入丹参、紫苏梗、杏仁，或配伍百合、沙参、麦冬等以滋肺阴，桔梗、甘草以开肺气，止咳化痰。老年患者因多脏腑亏虚，用药需兼顾各脏腑，可加百合，既能养阴润肺，防止病传入肺，又能入心经，清心安神，预防心脏疾病。老年患者无论有无心肺疾患，均常配伍使用。另外，本病常有淋巴组织受累，表现为痰核或瘰疬，为痰瘀气郁所致，用药常选兼具软坚散结、行气化痰之品，如玄参、川贝母等；若大便秘结，数日一行，常选兼具行气宣肺、益气润肠之品，如桑叶、菊花、玄参、麦冬、火麻仁、生白术、焦槟榔、炒枳壳等，使肺气宣降自如、治节有序、水道通调、润泽除燥。

8. 辨别五脏所主之五液亏损程度，在补肾育阴基础上酌加引经药

在"辨五液，调五脏"辨治干燥综合征(燥痹)的理论指导下，

还要进一步辨清五脏所主之五液亏损的程度。在补肾育阴、调和五脏的基础上,酌加入五脏之引经药可增加疗效,常用的补益脏腑阴液的引经药物有入肝经的女贞子、墨旱莲、决明子、枸杞子;入心经的百合、麦冬、远志;入脾经的黄精、玉竹、太子参;入肺经的沙参、石斛、玉竹、石膏、知母、芦根;入肾经的桑寄生、女贞子、墨旱莲、天冬。

第八章 辨治骨痿重在"防治结合"

一、骨痿的定义与内涵

骨痿乃病证之名,属痿病之一,亦称"肾痿"。肾乃先天之本,藏精、主骨、生髓。正如《素问·痿论》所云:"肾主身之骨髓……肾气热,则腰脊不举,骨枯而髓减,发为骨痿。"又云:"有所远行劳倦,逢大热而渴,渴则阳气内伐,内伐则热舍于肾。肾者,水脏也,今水不胜火,则骨枯,而髓虚,故足不任身,发为骨痿。"另意即远行劳倦,"劳则伤肾",肾伤致虚,精亏髓少,骨失濡养,则发骨痿;又"精血同源",精亏血虚,血涩难行,脉络不通,不通则痛,故骨痿亦常见骨痛、骨酸楚不适等表现。骨痿相对应的西医病名为"骨质疏松症"。

骨质疏松症系指各种原因引起的一组以骨强度受损、骨折危险性增加为特征的骨骼代谢性疾病。其主要特点为单位体积内骨组织量减少,骨皮质变薄,海绵骨之骨小梁数目及大小均减少,骨髓腔增宽,骨骼的荷载能力减弱,从而产生腰背、四肢疼痛,脊椎畸形甚至骨折。根据 2018 年国家卫生健康委员会发布中国骨质疏松症流行病学调查结果显示:骨质疏松症已经成为我国中老年人群的重要健康问题,50 岁以上人群骨质疏松症患病率约为 19.2%。中老年女性骨质疏松问题尤为严重,50 岁以上女性骨质疏松症患病率约为 32.1%;65 岁以上女性的骨质疏松症患病率更是达到 51.6%。为此,高度关注、提前防治骨痿是十分必要的。

二、骨痿的中医辨治

(一)骨痿的病因病机

骨痿(骨质疏松症)的病因主要是肾虚、脾弱、年迈等。或因肾阳虚衰,肾精亏乏;或因脾胃虚弱,气血化生乏源、精失滋荣;或因正虚卫外不固,邪深侵伤肾,而致筋骨失养,发为骨痿。

（二）中医药辨治骨瘘的治疗原则

治疗原则首先是牢记"治未病"的理念，即早发现、早诊断、早治疗，既要病者防变、病盛者防危、新愈者防复；再者是"阴阳合一""脏腑合一"。前者是指阴阳虽然貌似对立相反，但两者却在一个统一体中协调共济，组成了互为因果、相互制约、共同关联、同生同灭的统一体系，在一定的条件下各自也可以向对方转化。这就启示我们辨治骨瘘（骨质疏松症）时，不可一味地补阳或一味地补阴，而要合为一体，既要补阳，又要补阴，视其阴阳虚损的不同程度，及时地予以补益之，体现"阴阳合一"方为宜。而后者是指人体的脏腑虽然性能各具不同，但他们之间又是密切相关的，是一个不可分割的整体。《素问·灵兰秘典论》在论述各个脏腑的主要功能之后，又明确地指出了人体的各个脏腑在"君主之官"心的统一统帅下，维持既分工又协作的关系。《素问·玉机真脏论》说："五脏受气于其所生，传之于其所胜，气舍于其所生，死于其所不胜。"又说："五脏相通，移皆有次。"这些都说明了脏腑之间不仅在生理功能上互相联系、互相依赖，而且在病理变化上也按一定的规律互相传变。脏腑之间这种整体性是通过经络的联系及其作用来实现的。这也启迪了我们辨治骨瘘（骨质疏松症）时，不可偏治一脏一腑，而应关注脏腑之间的关系协调与否；重在协调好脏腑之间的关系，不可治其一脏，不顾他脏，一定要抓住症结所在，予以平衡协调，突出"脏腑合一"为宜。另外"补虚去实"也是辨治骨瘘（骨质疏松症）的重要原则。肾虚乃本病之根本，故辨治之时应以补肾为主，但也要顾及肾脏与他脏的生、克、乘、侮关系而协调之、平衡之。脾为后天之本，气血化生之源，脾虚血少，精亏，骨必失荣养，故脾在本病发生发展中起了重要的促进作用。所以补肾之时莫忘健脾，更莫忘调节五脏，以达骨健瘘除之目的。且本病的病理特点为多虚、多瘀，故择方选药应酌选活血通络之品，以使虚则得补、瘀则得祛、络则得通。

（三）骨痿的辨证论治

1. 肾阳虚衰证

主证：腰膝酸软、畏寒肢冷，尤以下肢为著，头晕目眩，精神萎靡，面色㿠白或黧黑，纳差；伴浮肿，泄泻及小便清长等，舌淡胖苔白，脉沉弱。

治法：温阳补肾，益精填髓。

方药：桂附八味丸（肉桂、制附子、地黄、山萸肉、山药、茯苓、牡丹皮、泽泻）合二仙汤加减（淫羊藿、仙茅）。

2. 肝肾阴虚证

主证：腰膝酸软，眩晕耳鸣，失眠多梦，五心烦热，咽干颧红，溲黄便干，舌质略红黄白少津苔，脉细数。

治法：补益肝肾，滋阴清热。

方药：知柏地黄丸（知母、黄柏、地黄、山萸肉、山药、茯苓、牡丹皮、泽泻）合二至丸（墨旱莲、女贞子）加减。

3. 脾胃虚弱证

主证：腰背酸痛，腰弯背驼，纳少腹胀，腹痛隐隐，大便溏薄，肢体倦怠，少气懒言，面色萎黄，舌淡苔白，脉缓弱无力。

治法：健脾益气，温阳补肾。

方药：异功散（人参、茯苓、白术、甘草、陈皮）加减。

加减：若见脾虚便溏，便频者，可合用参苓白术散（扁豆、人参、白术、茯苓、山药、甘草、莲肉、砂仁、薏苡仁、桔梗）；若见鸡鸣泻伴见完谷不化者，可合四神丸（补骨脂、吴茱萸、肉豆蔻、五味子、大枣）加减。

辨治骨痿（骨质疏松症）的诸种证候，均应酌情加入活血通络的药物，如丹参、红景天、大黄、锦鸡儿、红花、桃仁、地龙、姜黄、牛膝、泽兰等，同时酌情伍用理气之品，如陈皮、炒枳壳、香附、乌药、香橼等。

（四）骨痿辨治，中医药有不可比拟的优势

首先，辨治骨痿（骨质疏松症）时，须细辨"谨守病机，各司其属，

有者求之,无者求之",根据患者体质的阴阳虚实所在活法圆机治之。即不同的情况,详查不同的病因病机,酌情辨之、治之,均可收到很好的疗效。另外,临证择方用药时,不能仅着眼于"骨密度的提高",而是要临证辨治。在调和人体脏腑、气血、阴阳的不平衡的同时,达到提高骨密度,增强骨抗外力冲击的能力,延缓骨衰老,从根本上干预及辨治骨质疏松,改善患者的整体生活质量。以上不难看出中医药辨治骨痿(骨质疏松症)的优势所在。

(五) 辨治骨痿的临床体会

1. 辨治骨痿用药要牢记"补肾壮骨"

以"肾藏精,主骨,生髓"为核心的肾主骨理论的真正形成,源于《内经》。《素问·五脏生成论》云"肾主骨""肾之合骨也,其荣发也,其主脾也。"《素问·宣明五气》云:"五脏所主,心主脉,肺主皮,肝主筋,脾主肉,肾主骨,是谓五主。"《素问·解精微论》云:"髓者,骨之充也。"《素问·阴阳应象大论》云:"北方生寒,寒生水,水生咸,咸生肾,肾生骨髓,髓生肝。""肾生骨髓。""在体为骨。"这些论述明确指出了肾"主骨""生髓"的生理特点,同时,各种骨骼疾病的病例阐述又从另一个角度证实和完善了这一理论。《素问·痿论》云:"肾者水脏也,今水不胜火,则骨枯而髓虚,故足不任身,发为骨痿。""肾气热,则腰脊不举,骨枯而髓减,发为骨痿。"《素问·长刺节论》云:"病在骨,骨重不可举,骨髓酸痛,寒气至,名曰骨痹。"《素问·痹论》中云:"骨痹不已,复感于邪,内舍于肾。"肾主骨理论继承发展于后世医家,金元时期李杲在《脾胃论》中云:"脾病则下流乘肾,土克水,则肾无力,足为骨蚀,令人骨髓空虚。"明代薛立斋在《正体类要》中云:"筋骨作痛,肝肾之气伤也。"清代叶天士在《临证指南医案》中云:"肾藏精,精血相生,精虚则不能灌溉诸末,血虚则不能荣养筋骨。"清代唐宗海《中西医经精义》在总结前贤论述基础上指出:"肾藏精,精生髓,髓生骨,故骨者肾之所合也;髓者,肾精所生,精足则髓足,髓在骨内,髓足则骨强。"说明骨的生长发育与肾的精气充足密切相关,肾精足则髓强而骨壮,这是对肾主骨理论最精辟的概括。如此,我们主张"补肾壮骨法"是辨治骨痿(骨质疏松症)重中之重的治则。临证时常用补肾药物如山萸肉、蛇床子、淫羊藿、补骨脂、骨碎补、续断、桑寄生、鹿茸、杜仲、女贞子、墨旱莲、五味子、熟地黄等,都有补肾壮骨、养肝柔筋的作用。

2. 辨治骨痿用药强调"动静结合"

"补肾壮骨"是辨治风湿病的基本法则之一,然补养之法最忌呆补、滞补,故用滋补之药物时,应不忘疏通,补中有通,方可补而不滞,滋而不腻。另骨痿(骨质疏松症)乃肾虚邪滞,络阻血瘀所致,故辨治之时更要注重一个"通"字。大凡滋补之品多滋腻碍胃,然脾胃中州,气之升降为要,若中焦阻滞,升降失司,则健运失常,故选用滋补药物时应特别注重通调脾胃之气。正如金代医家张从正曾云:"善用药者,使病者而进五谷者,真得补之道也。"为此,用药提倡"动静结合"。静药,指滋阴补血填精之品;动药,指健脾利湿、和胃理气之品。静药必佐以动药,方可动静结合,使滋阴而不腻,填精而不壅,益气而不滞,养血而不留。常用的动静结合、补肾壮骨的中药其性不一,如"静药"中的熟地黄,滋阴补血,静而不走,故临证运用时常常配伍砂仁和胃醒脾,温中调气。如此动静结合,方补而不腻。"动药",其具有使补而不滞,并增通络利节、祛邪通痹之功,如姜黄、延胡索活血理气,能行血中之气滞,气中之血滞;又如川楝子、穿山甲行气止痛,贯通经络,透达关窍,引药达病所。再如有些药融动静结合为一身,像金狗脊补益肝肾、除风湿、利关节、强腰膝;补骨脂既补肾又活血,可补肾固精又可开脾胃之气;续断既可补益肝肾又可疏血脉,补而不滞。

3. 辨治骨痿用药要牢记"阴阳协调"

肾藏精蕴阳,阴阳相合,方能发挥肾之功能。因此,当肾虚之时,宜阴阳兼顾,补益协调。如补阳药中的狗脊,味苦甘,性温能补肝肾、坚骨脊、利俯仰;川续断味苦,性微温,可补肝肾、续筋骨、通血脉、除骨痿；杜仲味甘微辛，性温，能补肝肾、强筋骨、温气血等。又如补阴药中的熟地黄，益肾精、滋肾阴、补肝血；桑寄生可补肝肾，益精血、助筋骨、强腰膝；墨旱莲甘寒汁黑，益肾阴；女贞子可滋肾阴，益精血等。故临证辨治骨痿（骨质疏松症）时，应视患者阴阳偏虚之程度，酌情选用补肾阴及补肾阳之药相伍为用，以求阴阳协调。

4. 辨治骨痿用药不忘"顾护脾胃"

《灵枢·决气》曰："谷入气满，淖泽注于骨。"指出骨的强壮，还需依赖于脾胃良好的运化功能。同时肾为先天之本，脾为后天之本，补肾壮骨绝对离不开脾胃运化水谷精微，化生气血，以资精生，荣骨壮骨。另，肾虚日久，病变亦必殃及于脾；且长期服药，定有伤脾碍胃之嫌，故辨治选药时，可酌加砂仁、焦白术、生山药、黄精、陈皮等健脾和胃，使中土不滞，化生无穷；若脾肾两虚便溏者，酌加健脾益肾之品，如莲子肉、炒扁豆、炒薏苡仁等以健脾、渗湿、止泻；也可选用一药双兼之品，如千年健、徐长卿等，既可祛风寒、止痹痛，又可健脾温胃。总之，辨治骨痿（骨质疏松症）时，切莫忘记健运中州。

5. 辨治骨痿择药时牢记"活血通络"

骨痿（骨质疏松症）因肾虚阴精亏损，髓虚骨枯，更值风寒湿邪乘虚侵肾伤骨，再致气血经脉闭阻不通而发此病。所以在本病的发生、发展过程中均伴有不同程度的瘀血证候，并见瘀血阻络，不通则痛等。故临证之时，应在补肾壮骨的前提下，自始至终要关注活血通络之品的酌情合理使用，以利瘀血祛、经络通、诸邪除、骨痿愈。

6. 辨治骨痿用药强调"顾护藩篱"

人体的营卫调和，卫外御邪；营卫不和，邪侵入内，伤及皮毛腠理、肌肉筋骨关节，甚则殃及脏腑；营卫不和，虽欲祛邪外出，然关门不利，邪出不能，随生诸疾。因肾藏精蕴命门之火，卫气根于肾，故临证辨治本病时，宜重视调和营卫，"顾护藩篱"。

(六) 治骨痿重在"防治结合"

"治未病"的内涵有两种：一是防病于未然，有预防疾病的含义；

二是有病宜早期诊治之意。意即要掌握疾病的发展趋势,五脏之病可以互相传变,应及早防治。总之,这种防重于治的思想,在指导临证实践的过程中,收到了显著的疗效。我提出的辨治骨痿(骨质疏松症)重在"防治结合"就是这种学术思想的体现。骨痿(骨质疏松症)实乃肾虚、精亏、髓少、骨枯,加入外邪侵袭,血瘀阻络等所致,肌肉骨骼酸楚疼痛,因而周身腰膝脊背酸痛为著,在骨痿早期时即可出现,尤应引起关注。故骨痿(骨质疏松症)又常以"骨痹"并称,更提示我们对此病证尤其要早发现、早辨治,重预防为先,防与治并重。

1. 重视预防就要遵照人之生长、发育、衰老、死亡的自然规律,关注肾气之盛衰

肾藏精,精生髓,髓荣骨,骨强而不枯。故藏精是肾之重要的功能,人体的生长发育、繁衍后代及逐渐衰老的过程,均与肾藏精的作用有着密切的关系。肾所藏之精足,则肾气充盛,藏精不足,则肾气虚衰。为此,肾气之盛衰,关系到人体生、长、衰、老不同阶段的不同表现。正如《素问·上古天真论》中所说,女子七岁,男子八岁左右,肾气渐充,就有齿更发长的变化;女子十四岁,男子十六岁左右,肾气旺盛,生殖功能开始成熟,则女子有月事以时下,男子有精气蕴育的变化,阴阳相合就能生育子女。女子三十五岁,男子四十岁以后,肾气渐衰,生气日减,而五脏六腑的精华日损。女子四十九岁,男子六十四岁左右,天癸竭,经闭精少,不能再生育,形败神衰老。所以我们要尊重人身的规律。女至三十五岁,男至四十二岁以后,肾气渐衰,脾健运渐差,气生减弱,五脏六腑的精华渐损。故气少血虚,精生渐亏,骨欲失荣,骨痿欲生。因而此时应注意:一则注意养肾、补肾,首先应养成良好的生活规律,劳逸适度,不可过劳伤肾;男女肾气始衰之时,可注意增加药膳,即"寓医于食",既将药物作为食物进食之,又将食物赋以药用,药借食力,食助药威,二者相辅,相得益彰,既具有较高的营养价值,又可防病治病。此时可加食核桃仁和黑芝麻。核桃仁甘温而润,入肾经,长于补肾;黑芝麻甘平而润入肾、肝等经,长于营养肝肾。两者单用或合用均可达到补肾壮骨,养肝荣筋之效。二则注意健脾和胃。首先脾主运化水谷精微,是气血化生之源,气血充盈,精生方满,髓生方足,骨方得荣。此运化过程与胃主受纳腐熟水谷密不可分。且脾为后天之本,肾为先天之本,脾阳又有赖于肾阳的温煦,所以在防治骨痿(骨质疏松症),补肾之时,万不可忽视健运脾土。再者,肾气始衰之时,脾土亦始衰,故亦应关注"寓医于食"辅以药膳。此时可适当加食大枣和生山药等。大枣甘温入脾经,甘能补中,温能益气,故可调补脾胃;生山药甘平,补脾胃、益肾肺。两者单用或合用均可达到健运中央脾土的作用。若此阶段将核桃、黑芝麻、山药、大枣等酌情共食之,肾脾同调补,对防治骨痿(骨质疏松症)更有益。三则,此时若兼见倦怠乏力、腰酸膝软不耐劳等不适时,要及时就诊,请医生指导酌选六味地黄丸、知柏地黄丸、杞菊地黄丸等服用为宜。四则,因肾主骨(关节)、肝主筋、脾主肌肉四肢,故适宜、规范、合理的运动则使筋骨健、肌肉丰、关节利,从而更利于肾、脾、肝之功能正常发挥,对防治骨痿(骨质疏松症)起到很好的作用。

2. 要关注骨痿的后果,重视其发病的危险因素

骨痿相对应的西医病名为"骨质疏松症",其主要分为原发性骨质疏松症和继发性骨质疏松症。骨质疏松症造成的后果涉及经济、生理、心理、社会等多方面,从而严重影响患者本人、家庭以及社会的正常运转。骨质疏松性骨折是骨强度下降并遭受创伤或其他各种风险因素影响而导致的严重后果。高冲击性摔倒或日常生活中的提重物和弯腰均可能导致骨质疏松性骨折。高龄骨质疏松症患者的骨折发生率增加。据报道,70~80岁的女性易发生股骨和腰椎骨折,50岁末到70岁初易患腕部骨折。股骨的骨折严重地影响了生活质量,而女性骨质疏松症的患者,常伴发恐惧、焦虑、情绪低落等抑郁症的表现。

对于骨质疏松症发病的危险因素,一定要了解并给予重视。①性别:女性较男性更容易发生骨质疏松,但是性功能减退对男性同样也是一种风险因素。②种族：不同种族的人群发生骨质疏松症的风险不同。白种人更易发生，而绝经后的白种人女性更易发生因骨质疏松所致的股骨骨折。③年龄：随着年龄的增加，发生骨质疏松的风险增加。④雌激素缺乏：雌激素水平低，尤其是绝经后妇女更容易发生骨质疏松症所致的骨折。⑤体重较轻者和低体重指数者会增加骨质疏松致骨折的风险。⑥吸烟、长期饮用酒精和咖啡者，易致骨质疏松症使骨折风险增加。⑦有骨质疏松症家族史及骨折史者，则易发生骨质疏松症。⑧女性月经初潮期推迟、绝经提前者，则易有骨质疏松症发生。⑨身体内低内源性雌激素水平者，易发生骨质疏松症。

总之，骨质疏松症的后果不可小觑，了解其发病的危险因素，引起高度重视方可早预防、早发现、早治疗，更好地延缓疾病的发展。

3. 要了解人生中骨骼健康的建立和维持与哪些因素有关

人的一生中，在幼年期，骨体积与强度是同时增长的，但是骨量的累积直到 30 岁才完成。骨量的早期累积可能是终身骨骼健康的最重要因素。遗传因素对骨峰值起到重要的影响，但是人的生理、生活环境以及各种生活方式等，也都起到了重要的作用。

营养方面：均衡的饮食、足够的热量和适宜的营养都是包括骨组织在内的所有组织发育的基础。补充钙和维生素 D，尤其是维生素 D3 尤为重要。前者是维持骨峰值及预防和治疗骨质疏松症的重要而特殊的营养元素。维生素 D 有利于钙的有效吸收，从而具有维持骨骼健康的重要性。其他如高蛋白饮食、咖啡因、磷和钠等都会影响钙的平衡，但它们对钙摄取正常的人群影响并不明显。

体育锻炼方面：青少年适宜规范的体育锻炼非常有助于提高骨峰值，抗阻性和高冲击性运动的效果最好。老年人在足够的钙和维生素摄入时，进行适宜的锻炼，可能在一定程度上减缓骨无机盐密度的下降。

性激素方面：青春期性激素的水平高则有助于提高骨无机盐密

度和骨峰值。性激素终身对骨骼的健康有影响。青少年尤其是青年女性，维持雌激素的正常分泌，是保持骨量必需的条件之一。月经初潮年龄、经期的规律以及绝经的年龄，对达到骨峰值及维持骨无机盐密度都有较大的影响。青春期的男孩和/或成年男性的睾酮分泌对达到及维持骨峰值同样重要。雌激素在男性骨骼生长和成熟中也同样起作用。青春期的延迟是男性低骨峰值的风险因素之一。成年男性性功能减退所导致的功能紊乱，最终会导致骨质疏松症的发生。绝经后的老年妇女雌激素分泌减少，使骨无机盐密度下降，也是易发生骨质疏松症的主要原因。

生长激素等方面：生长激素和类胰岛素生长因子在人体成长期的过程中起着形成和维持骨量的重要作用。生长激素缺乏与骨密度下降关系密切。

4. 清楚骨痿的临床表现，利于早防治

在骨痿的常见临床表现中，首先是疼痛，以腰背痛为多见，占疼痛患者的 70%~80%。此疼痛的特点为酸楚疼痛，绵绵不休，常伴腰膝酸软、倦怠乏力、不耐劳，后者往往在疼痛前即可出现。一般来说，骨量丧失 12% 以上时即可出现骨痛，这种骨痛往往没有明确的压痛区域或压痛点，常呈弥漫性，并在劳累或活动后加重。究其原因，为骨小梁的破坏和消失，骨皮质变薄甚至于破坏而引起骨痛，同时出现腰背肌群超负荷处于紧张状态，则产生了肌肉的疲劳、痉挛，并且引发了与肌肉相关联的筋膜、腱膜或神经的疼痛。所以，此时应当把握好早期出现的相关疼痛症状予以防治是非常重要的。

再者就是脊柱的变形，临床表现为疼痛出现后身高的缩短、驼背。这是因为脊椎的椎体前部几乎多由松质骨构成，而此部位又是身体的支柱，负重量大，尤其是第 11、12 胸椎及第 3 腰椎负重量更大，容易压缩、楔变，使脊椎前倾，脊柱的背曲加剧，从而形成驼背。随着年龄的增加，人体内激素水平尤其是雌激素水平下降，骨质疏松逐渐加重，驼背之曲度加大，致使膝关节受力愈加改变，而致拘挛显

著。人体之脊柱共有 24 节椎体,每一椎体高度约为 2cm,老年人骨质疏松时,椎体压缩,每节椎体约缩短 2mm,故老年人身高平均缩短为 3~6cm。故及早地防治便可减轻、减缓病变的发生。

骨折也是骨痿的重要临床表现之一。骨痿的患者,即便是遭受了轻微的外力作用,如滑倒、磕碰等,极易发生骨折。一般骨量丢失 20% 以上时易发生骨折。在老年前期(45~59 岁)以桡骨远端骨折为多见,老年期(60~89 岁)后(90 岁以上)以腰椎和股骨上端骨折多见。而 20%~50% 的脊椎压缩性骨折患者常无明显症状。值得关注的是,骨折后长期卧床,会加重骨量的丢失;随着胸、腰椎椎体的压缩性骨折的发生,继则发生脊椎后突,胸廓畸形,从而使肺活量和最大换气量减少,因此患者往往伴见胸闷、气短、呼吸困难等症状。

关注了骨痿的临床表现,尤其是早期出现的症状,就要及时进行相关检查,及早地防与治相结合。

5. 要知骨痿的相关检测方法

骨痿的相关检测方法,首先是生化检查。测定血浆的无机盐及某些生化指标,有助于判定骨代谢的状态以及骨代谢更换率的快慢,对于骨痿的诊断和鉴别诊断都具有重要的意义。另外,因为生化指标检查具有快速、灵敏、易于观察的特点,所以对观察药物治疗在短期内对骨代谢的影响,以指导和修正治疗方案是十分必要的。骨生化检查包括:

(1)骨形成指标:①碱性磷酸酶(alkaline phosphatase,ALP)。其为一种含锌糖蛋白,广泛分布于人体的骨骼、肠、肾、肝、胎盘等组织,而以肝最多,故单纯测 ALP 意义不大,不敏感,而测骨源性 ALP 较敏感。骨源性碱性磷酸酶是一种由骨细胞分泌出来的物质。当骨质中的钙盐沉淀不足时,就会刺激骨源性碱性磷酸酶的分泌,其在血液中的活性增强,因而能直接地反映骨细胞的功能状况。绝经后的妇女骨质疏松症约 60% 骨 ALP 升高,血清 ALP 升高者仅占 22%。但老年性骨质疏松症形成缓慢,ALP 变化常不显著。②骨钙素（osteocalcin，OC）。其为一种多肽，在 1，25- 二羟维生素 D3 刺激下，由成骨细胞合成和分泌。通过 OC 的测定，可以了解成骨细胞的动态，是骨更新的敏感指标。老年性骨质疏松症可有轻度升高。绝经后骨质疏松症 OC 升高明显，雌激素治疗 2~8 周后，OC 下降 50%以上。③血清 I 型前胶原羟基端前肽（procollagen type I N-terminal propeptide，PICP）。其是成骨细胞合成胶原，是中间产物，也是反映骨细胞活动状况的敏感指标。PICP 与骨形成呈正相关，PICP 升高可见于畸形性骨炎、骨肿瘤、儿童发育期、妊娠后期等，但老年性骨质疏松症 PICP 变化不显著。

（2）骨吸收指标：①尿羟脯氨酸（hydroxyproline，HYP），为骨更新的指标，受饮食影响较大，收集 24 小时尿之前，应素食 2~3 天。在老年性骨质疏松症中 HYP 变化不显著，而绝经后骨质疏松症 HYP升高。②尿羟赖氨酸糖苷，为反映骨吸收的指标，比 HYP 更为敏感。老年骨质疏松症可能会升高。③血浆抗酒石酸酸性磷酸酶，主要由破骨细胞释放，是反映破骨细胞活性和骨吸收状态的敏感指标。绝经后骨质疏松症中可升高，而老年性骨质疏松症中升高不显著。④尿吡啶啉或 I 型胶原交联 N 末端肽，是反映骨吸收和骨转移的指标，较 HYP 更为特异和灵敏，方法简便、快速，在绝经后骨质疏松症中显著升高，老年性骨质疏松症中增高不显著。

（3）血、尿、骨无机盐成分的检测：①血清总钙。其正常值为2.1~2.75mmol/L（8.5~11mg/dl），老年性骨质疏松症患者的血钙一般都在正常范围。②血清无机磷。钙、磷代谢在骨无机盐代谢中占有重要的地位，绝经后妇女骨质疏松症血磷上升，这可能与雌激素下降、生长激素上升有关。而老年性骨质疏松症患者的血磷往往是正常的。③血清镁。镁是体内重要的无机盐，人体 50% 的镁存在于骨组织中，低镁可影响维生素 D 活性。随着年龄增长，肠道对镁的吸收逐渐减少，绝经后和老年性骨质疏松症患者的血清镁均下降。④尿钙、磷、镁的测定。此为研究骨代谢的重要参数。但此项检查往往受饮食、季节、日照、药物、疾病等影响,应当严格限定条件后再进行测定。老年性骨质疏松症患者的尿中钙、磷往往在正常范围,尿镁略低于正常范围。

6. 要清楚地选择测量骨质疏松症的方法

测量骨质疏松症的方法较多,能清楚了解各种方法的优势并恰当地选择运用是很重要的。

(1)双能 X 线吸收骨密度仪:能够准确地测量骨密度,其精度可达 1%~2%,利于监测骨密度随年龄或在治疗过程中的变化。具有低价格、低放射性和可重复性的优点。

(2)定量计算机断层扫描:与能测量单位面积的骨密度的双能 X 线吸收骨密度仪相比,定量计算机断层扫描可测量单位体积的骨密度,但由于放射剂量大、费用昂贵、数据处理复杂而未广泛应用于临床。

(3)X 线片的检查:骨质疏松症的早期骨量减少时 X 线会显示正常,当骨量减少到 30% 以上时才出现较明确的改变,因此,X 线片的检查对骨质疏松症的早期诊断帮助不大。常在临床症状出现数周或数月后方显示骨质疏松。X 线片对骨质疏松症的特征性变化有骨皮质变薄,骨小梁减少、变细,骨密度减低,尤以胸部、腰部椎体及骨盆的表现更明显。严重时骨小梁大片缺损,椎体内部的结构欠清,易发生压缩性骨折,椎体前缘塌陷呈楔形或呈双凹状。为此,当发现骨质疏松症早期症状如周身肌肉、骨骼酸楚、疼痛,倦怠乏力,"作强"不能,尤以腰膝酸软为著时(男子"五八"四十岁之后,女子"五七"三十五岁以后,肾气始亏之时),便要及时进行相关化验与检测,以早发现、早预防、早治疗,延缓病情的进展。

(4)其他:单光子吸收仪虽不能测量骨密度或骨无机盐含量,但因其价格便宜,放射危害小,常被用来做骨质疏松症的筛查工具。跟骨定量超声同样可预测股骨及所有的脊椎骨折,其性能和股骨双能 X 线吸收骨密度仪的方法相类似。

7. 要明白骨质疏松症的分类及特点，以便早发现，早防治

原发性骨质疏松：即指没有潜在疾病及药物使用基础的骨质疏松症，其可发生在不同性别和任何年龄段，但以绝经后妇女为多发。原发性骨质疏松症可进一步分为Ⅰ型、Ⅱ型和特发性。①Ⅰ型即绝经后骨质疏松症，又有"高转换型骨质疏松症"之称。此型与妇女绝经相关，是女性更年期综合征在骨组织方面的表现，易发生于50~65岁年龄段的妇女。女性更年期卵巢的功能衰退，雌激素缺乏，骨骼失于保护，不能拮抗甲状旁腺激素的骨吸收作用，致骨内无机盐迅速流失，同时雌激素减少，又不能刺激成骨细胞活性，促进骨的形成与修复。故雌激素缺乏无论是从骨的吸收还是骨的形成及修复方面，均为骨质疏松症形成的重要原因。绝经后骨质疏松症骨量流失的主要部位在骨松质。骨松质骨质吸收迅速，出现骨代谢转换率高于正常，故又有"高转换型骨质疏松症"之称。②Ⅱ型即老年性骨质疏松症，又有"低转换型骨质疏松症"之称。此型好发于70岁以上的老人，其特征为骨皮质与骨松质按比例流失。这是因为老年人体内维生素D活性代谢产物水平低于正常，继发甲状旁腺功能亢进，致甲状旁腺激素的分泌增加，肠钙吸收明显减少，促使骨钙的丢失加速，但其丢失率却较Ⅰ型为缓慢，故有"低转换型骨质疏松症"之称。③特发性骨质疏松症，主要发生于8~14岁的青少年，虽病因不明，但与遗传关系密切。特发性骨质疏松症还包括妊娠期和哺乳期女性，因其钙的摄入量常不足，而骨钙的流失可达8%~9%，故易发生骨质疏松症。

总之，我们应明了骨质疏松症的分类及特征，及时、及早地予以关注和基础治疗以预防、减缓骨质疏松症的发生与进展。

8. 明悉骨质疏松症治疗方法及药物的性能，及时予以精准治疗

预防及减少进一步的骨量丢失，升高骨量和降低骨折的风险是临床治疗原发性骨质疏松症的主要治疗目标，而治疗方案不外基础治疗、抑制骨吸收、促进骨形成及其他治疗。

（1）基础治疗：即钙与维生素的摄入，每天钙的补充宜1 200~1 500mg，每天维生素D的生理剂量宜400~800U。如此，可降低骨质疏松症和骨折的发生率。而且钙与维生素D还可以和雌激素替代治疗、双膦酸盐、降钙素等联合治疗，以增加治疗效果。但在用药期间需要定期监测血钙、尿钙，以酌情调整服药量。值得提出的是，老年人有肝肾功能不全时需要使用活性维生素D3，如骨化三醇。当肝功能均正常时方可使用α-骨化醇。

（2）抑制骨吸收治疗：①双膦酸盐。本类药物有羟乙磷酸钠、氨基双膦酸盐、氯甲双膦酸盐等。虽然其确切作用机制尚不清，但其总的作用是针对破骨细胞或其前体，使骨吸收速度降低，是禁忌或拒绝使用雌激素替代治疗的女性绝经期患者选择的一线药物。经此治疗可升高骨无机盐密度和降低骨折发生率。当间断低剂量使用此类药物时，可与补钙联合治疗，但需注意不应同时服用。值得关注的是，本类药物的使用与食管炎的发生有关，故需餐前服药，并饮水一杯，保持直立位至少30分钟，如此，可减少食管炎的发生和提高药物的吸收。②降钙素（calcitonin，CT）。人体内的破骨细胞有降钙素的受体，所以，进入体内的降钙素可迅速地抑制破骨细胞的活性，并可减少其数量和寿命，从而使骨吸收、骨丢失及骨丧失显著降低。对于不愿意使用雌激素替代治疗或双膦酸盐治疗或有禁忌证者都可选用降钙素。但要注意其应用的不良反应。鼻内给予鲑鱼降钙素不仅易于被患者接受，且无明显不良反应。另外，降钙素还具有较好的镇痛作用，可明显地缓解骨折患者急性期的疼痛症状。③雌激素替代治疗。此治疗可以降低骨小梁的骨丢失，使骨折率明显降低，是绝经后妇女骨质疏松症的一线治法。用药连续5~10年将使绝经后骨质疏松性骨折明显减少。主张绝经后5年内，越早运用，效果越好。同时要注意补充钙和维生素D以期提高疗效。④选择性雌激素受体调节剂。雷诺昔芬具有雌激素受体激动或阻滞双重作用，是选择性雌激素受体调节剂，可降低骨吸收速度，升高骨无机盐密度，降低骨折的发生。

但因其对绝经期综合征的症状和泌尿生殖系统的萎缩无治疗作用，故为非治疗早期绝经症状的理想药物。

（3）促进骨形成的药物：氟制剂主要通过促进成骨细胞的分化和增殖，增加新骨的形成。有临床研究报道，氟制剂可升高骨无机盐密度，但多数研究认为氟制剂对降低骨折的发生率没有明显的作用。

（4）其他治疗药物：如甲状旁腺素或刺激内源性甲状旁腺素分泌或类似其作用的药物可能有效。还有一些药物正在进一步的研究中。

总之，明悉了治疗骨质疏松症药物的作用特点，方可正确地选择防与治有机结合的药物而达精准治疗的目的。

第九章 提出"周痹"病名及其"辨证论治"

回纹型风湿症是西医风湿免疫疾病之一,其发病临床表现及古医籍的记载中均与"周痹"相似,故于 2007 年我正式提出"回纹型风湿症(复发性风湿病)"相对应的中医病名为"周痹",并被纳入国家中医药管理局重点专科第二批 2 专业 105 个病种中,且制定出相应的中医诊疗方案和临床路径,至今于全国范围内广泛运用。

一、回纹型风湿症

(一)概念

"回纹型风湿症"首见于 1944 年 Hench 与 Rosenberg 描述的一组病例中,将其涵义定为复发性的关节及关节周围组织的红、肿、热、痛。因其疼痛发作与痛风相似,数小时内可达高峰,甚则患者因疼痛剧烈而无法下床及行走。每次发作约数小时至数天不等,而于发作间歇期可无任何症状。这种症状快速出现和消失的特点,就用"回纹"来形容,并冠之以"回纹型风湿症"(panlindromic rheumatism,PR)。回者,返也;纹者,纹路、花纹也,引申为反复发作之意。所以,有的学者又称其为复发型风湿症,并认为它是一种独立的疾病。本病的发病年龄多见于 30~60 岁,男女比例约为 1∶1。本病的病因或急性发作的诱因至今不明,约 10% 的患者可自行缓解,而多数患者反复发作,但不发生永久性滑膜炎或关节损伤。然而随着本病患者反复发作病程的延长,其中 30%~40% 的患者病情演变为比较典型的类风湿关节炎。所以有一些学者认为本病是类风湿关节炎的一种变异型,还有一些学者认为它是类风湿关节炎的一种起病形式。但是回纹型风湿症与类风湿关节炎还是有区别的:一则前者具有频繁发作的关节炎;二则前者没有明显的全身症状;三则前者长时间发作后,仍有骨关节的破坏;四则无女性发病的优势。故回纹型风湿症究竟是一种独立的疾病,还是类风湿关节炎或其他疾病的前期表现,尚需进行深入全面的研究,方可得到满意的解答。

(二) 诊断

本病临床并不多见,国内外尚无明确的统一诊断标准,但结合临床表现、实验室检查及 X 线检查等,不难诊断此病。

(1)临床表现:①每次发作以单关节受累为常见,多表现在膝、腕、肩和手部的小关节,常于傍晚或晚上发作;②疼痛剧烈,数小时内达高峰,受累关节及周围软组织红、肿、热、痛;③每次发作大部分1~3 天内症状消失,少部分持续 1 周;④2 年内发作达 5 次以上,而发作间歇期无任何症状;⑤少见发热等全身症状,可见手指、肌腱等处的皮下小结节。

(2)实验室检查:①红细胞沉降率在发作中升高;②约 50% 患者的类风湿因子呈阳性,而抗核抗体常阴性,补体常正常;③滑液检查表现为非特异性急性炎症反应、白细胞计数升高、无结晶。

(3)影像学检查:发作期可见受累关节周围软组织肿胀影,其他无特殊发现。

(4)值得注意的是,还必须除外其他的复发性单关节炎,如痛风、关节积水、软骨钙化等。

国外学者 Hannonen 于 1987 年提出了建议诊断标准:①发作性关节炎或多发性关节炎或关节附近软组织炎症反复发作,持续时间可达几小时至 1 周;②医生至少亲自观察到 1 次发作;③不同的发作过程中至少有 3 个部位累及;④排除其他类型关节炎疾病。至今,国内外学者仍采用此建议诊断标准为多。继则 Guerne PA 于1992 年提出诊断标准的 5 个指示:①具有 6 个月的短时、突发的复发性关节炎(通常为单关节)或关节附近软组织炎症病史;②医生至少亲自观察到 1 次发作;③不同的发作过程中至少有 3 个部位累及;④X 线片上没有发现关节面侵蚀;⑤排除其他类型关节炎性疾病。而 Gonzalez-Lopez 于 1999 年又提出 6 条标准:①短时、突发的复发性关节炎(通常单关节)和 / 或关节周围软组织炎,多数发作持续时间少于 2 天;②医生至少亲自观察到 1 次发作;③病程超过 2 年,并有 5 次以上的发作;④不同的发作过程中有 2 处以上部位累及;⑤ X 线检查正常;⑥排除其他的复发性单关节病、痛风、软骨钙质沉着症、间歇性关节肿和纤维肌痛综合征。

这两个诊断标准与 1987 年的诊断标准大致相同,主要不同于他们分别认为病程应达 6 个月、2 年。

(三)治疗

回纹型风湿症的急性发作时间较短暂,而间歇期症状又完全消失,所以对治疗的效果难以做出判断,至今尚缺乏大规模的临床验证经验。一般可用非甾体抗炎药控制炎症。频繁发作者,可考虑使用二线药物。如注射或口服金制剂对本病的治疗有效,尤其对发展至类风湿关节炎者效果较好,有效率可达 50% 左右。又如用羟氯喹治疗持续性回纹型风湿症,用青霉胺、秋水仙碱、柳氮磺吡啶、小剂量激素等治疗本病,然而经验还不多,尤其对远期疗效,因缺乏对照,尚不能做出评价。从另一角度来看,目前治疗回纹型风湿症药物的多样性正说明尚缺乏满意的、特异有意义的治疗方法。

二、回纹型风湿症相对应的中医病名——周痹

中医学中并无"回纹型风湿症"之记载,观其临床表现,实属因受风寒湿热之邪侵袭,而致经络痹阻、气血凝滞引起的以痛为主症之"痹证"范畴,但据其发作特点又颇似《内经》所云之"周痹"。《灵枢·周痹》云:"周痹者,在于血脉之中,随脉以上,随脉以下,不能左右,各当其所。"又云:"此内不在脏,而外未发于皮,独居分肉之间,真气不能周,故命曰周痹。"意即:风、寒、湿、热诸邪气侵入人体,客于血脉之中,随着血脉或上或下,邪气流窜到哪里,哪里就发生不通则疼痛的病症。此病在内未深入脏腑,在外未散发皮肤,而只是滞留于分肉之间,使得真气不能周流全身,所以称为"周痹"。究其发病之因,《灵枢·周痹》还云:"风寒湿气,客于外分肉之间,迫切而为

沫,沫得寒则聚,聚则排分肉而分裂也,分裂则痛,痛则神归之,神归之热,热则痛解,痛解则厥,厥则他痹发,发则如是。"沫指稀痰、黏痰。徐灵胎云:"《经》中无痰字,沫即痰也。"意即风、寒、湿邪侵入血脉,溶于分肉间,挤迫分肉使津液凝聚为血痰,愈挤压分肉,阻碍血脉中气血之运行,则疼痛越明显。《灵枢·小针解》云:"神者,正气也。"《素问·八正神明论》云:"血气者,人之神也。"邪气聚集于此而正气欲速祛邪,邪正相争故发热,热退痛缓。邪又向他处逆行发展,于是邪气所到之处又发为痹痛,其发病之情况复始如前。综上所述,从"周痹"发病时疼痛剧烈、红热肿胀、单侧多见、速发速止、反复发作、发则症著、止则如常等来看,确实酷似回纹型风湿症。

根据周痹发病的特点,可从发作期和缓解期两个方面进行辨证论治。①发作期:在急性发作期,证候表现为突发受累关节及周围组织、筋脉等肿胀、走注、疼痛,甚者局部热、红,并伴见口干咽燥,渴喜冷饮,纳谷欠馨,溲黄,便干,甚或身热等,舌多见质红或暗红,苔白黄相兼或黄苔,脉滑数,兼见沉弦细等。治宜清热祛风,除湿通络。方宜白虎加术汤,或二妙散,或三妙丸,或大秦艽汤等酌情加减化裁。②缓解期:此期患者无红肿热痛等症状,几近常人。但究本病之发,必有正虚邪侵。正如《灵枢·百病始生》所说:"风雨寒热,不得虚,邪不能独伤人。"《素问·评热病论》也说:"正气存内,邪不可干,邪之所凑,其气必虚。"虚之何在,确为主要,作为医者,除应牢记前贤教诲"有诸内必形诸外",还应慎审望、闻、问、切四诊所得,细辨"虚"之部位。临床常见平素饮食不节、喜卧恶劳之人,有胸闷、气短、动则尤甚,口黏、咯吐白痰、肢体困倦、乏力喜卧等不适之症,此系肺脾气虚、湿蕴痰生所致,即痰湿内蕴证候。应嘱其饮食自节、适宜运动,并可治以双调脾肺、除湿祛痰。方宜二陈汤、泽泻汤,或茯苓杏仁甘草汤等酌情加减化裁用之。又有平素形体消瘦,伴见五心烦热、口咽干燥、神疲少寐等不适者,此乃肝肾阴亏、虚火上炎所致,即肝肾阴虚证候。治宜补益肝肾、滋阴清热。方宜用六味地黄丸,或知柏地黄丸,或左归丸,或大补阴丸等酌情加减配伍用之。再有平素畏寒喜暖、四末欠温,倦怠神疲、喜覆衣被,甚者纳呆少食,渴喜热饮,腹胀便溏,小溲清长等一派肾阳虚弱、脾阳不足之象,即脾肾阳虚证候。治宜温补脾肾。方用四神丸、肾气丸及右归饮等酌情加减化裁用之。另《灵枢·周痹》中云:"痛从上下者,先刺其下以过之,后刺其上以脱之;痛从下上者,先刺其上以过之,后刺其下以脱之。""过"为"遏"之误,即阻遏、制止之意;"脱"通"夺",即夺截之意。即告诉后学者,周痹的治法应按其疼痛路线而预先阻止邪气向前推行,然后再回过头来截断邪气归路的针刺方法。这是古人临床经验的总结,但却颇含深意。它启迪后人,病发之时应急遏邪进,病缓之时则辨治病根。总之,对于四诊所得,定要细查端详,不可疏忽之,免失诊治良机。《素问·四气调神大论》说:"故圣人不治已病治未病,不治已乱治未乱。"对于周痹的辨治,体现了《内经》治未病的思想。其一是防病于未然,即于缓解时就要注重整体调节,调其脏腑,平其阴阳,以防病生或复生;其二是既病之后防其传变,即于急性发作期时就要"急则治其标",迅速祛除病邪,防止病邪深入,病势蔓延,避免造成复杂严重后果。

第十章　调和营卫法在治疗风湿病中的应用

　　调和营卫法系解除风邪，并调整营卫失和的治法。营卫乃营气与卫气的合称，两气同出一源，皆水谷精气所化生。营行脉中，具有荣养周身的作用；卫行脉外，具有捍卫躯体的功能。笔者认为营卫虽由中焦脾胃所化生，但就其功能和定位而言，则专指运行于皮肤、肌肉、筋骨、关节等肌表部位的气血，换言之，运行于上述部位的血气即指营卫之意。"和"字，清代王子接在《绛雪园古方选注》中云："……一表一里，一阴一阳，故谓之和。"营卫失和即"营卫不和"，出自《伤寒论·辨太阳病脉证并治》，一般指表证自汗的病机而言。包括了卫弱营强，即因卫气虚弱，汗液自行溢出，症见身不发热而时有自汗；以及卫强营弱，即因阳气郁于肌表，内迫营阴而汗出，症见时发热而自汗，不发热则无汗的两个方面。而调和营卫的首方乃桂枝汤，正如医家柯韵伯称："此(桂枝汤)为仲景群方之魁，乃滋阴和阳、调和营卫、解肌发汗之总方也。"桂枝汤由桂枝、白芍、甘草、生姜、大枣五味药组成。方中桂枝为君药、芍药为臣药，二者构成本方之灵魂。桂枝辛甘而温，气味均属阳，为纯阳之品，甘温能助阳化气而益血；辛主升发、主散，能发汗解肌以祛卫分之邪。白芍酸苦而寒，气味皆属阴，为纯阴之药，酸能敛阴和营，主内、主静、主收。桂枝为典型阳药，白芍为典型阴药，两者相须为用，外散内收，刚柔相济，相得益彰。正如清代名医吴谦所言"桂枝君芍药，是于发汗中寓敛汗之旨；芍药臣桂枝，是于和营中有调卫之功"。另外，生姜佐桂枝辛温发散、除风祛寒以解肌；大枣佐芍药甘平培土、滋补阴津以养营。姜、枣合用振奋中州生发之气、鼓化源、充营卫、助气血而和阴阳。炙甘草为使，性味甘平，兴中土而调阴阳，配桂、姜辛甘合化为阳以助卫气，配芍药酸甘化阴以滋营阴，诸药相合，共奏调和营卫、解肌之功效。即《医宗金鉴·删补名医方论》中"以桂芍之相须，姜枣之相得，借甘草之调和阳表阴里，气卫血营，并行而不悖，是刚柔相济以为和也"。所言极是也。

　　勤求古训乃后学治学之要,旨在师前贤仲景之法,不可仅泥其方。调和营卫之法乃仲景先师之创,现仍广泛用于风湿病的临床辨证论治之中。笔者认为调和营卫之法内涵颇深。首方桂枝汤之组方绝妙无比,我们必须深悟其理,知常达变,随证化裁,拓其应用,方能收到得心应手之效。现将临证粗浅体会介绍如下。

一、桂芍相得,调和营卫

　　桂枝与白芍是桂枝汤的君药与臣药,换句话说,桂枝与白芍是桂枝汤组方之精髓、灵魂。桂、芍相得,其义有二:一则桂枝辛温,辛能发散、温通卫阳。白芍酸寒,酸能收敛,寒能清热和营,二者相伍,于发汗中寓敛汗之功,于和营中有调卫之能。二则桂枝乃血分阳药主走表;白芍乃血分阴药而走里。桂枝辛温通阳而活血;白芍苦泄,调营而通络,两药相配能通肌表、活血脉、调脏腑,如此一散一收、一走一守、一温一通、调和营卫,相得益彰。故我于临床诊治风湿病时,无论是寒性证候还是热性证候于方中伍用桂、芍者颇为多见。

二、顾护脾胃,调和营卫

　　脾胃位居中焦,乃气血生化之大源,又是斡旋气机之中枢。而营卫皆生于脾胃运化之水谷。营卫失调时,无论是卫弱、营虚或营卫俱损,欲调之、助之、补之、和之,都须旺其化源,以求其本。营卫与气血同源而异流,四者在生理上关系密切。吴谦在《医宗金鉴》中曰:"卫即气中之剽悍者也;营即血中之精粹者也。以其定位之体而言,则曰气血;以其流行之用而言,则曰营卫。"在病理上,营卫与气血也相互影响。营血属阴,卫气属阳。阴阳气血失调于内,可致营卫不和于外,亦即营卫本于气血阴阳而运行于外之意。反之在表的营卫失和,久必殃及在里的气血阴阳。因此,调和阴阳、斡旋中焦、健运中土、顾护脾胃,就是从根源上来调和营卫。

另外,风湿病中如尪痹(类风湿关节炎)、大偻(强直性脊柱炎)等均为痼疾、顽病,病情迁延,缠绵难愈,久必损及中央土。而其用药,攻邪者或多燥热或多寒凉,扶正者或多滋腻或多温热,久必伤及中央土。所以,顾护脾胃实不可缺,只有调养脾胃、健运中州,化源充足、营充卫固、各司其职,阴阳调和而邪不得犯,病无由生,方能邪去身健。故于风湿病临证用药时,我常于方中酌加砂仁、陈皮、茯苓、薏苡仁、白术、千年健等品。

三、温阳补肾,调和营卫

营卫化生其源在脾胃,其根在肾。脾胃为后天之本,主中焦。肾乃先天之本,主下焦。肾既藏先后天之精,又蕴命门之火。精与血同源,营与血同生,故精盈、血满、营方充。命门之火,简称命火,亦即肾阳,是生命本元之火、气化之根,能温养五脏六腑,脏腑得命火的温养才能发挥正常的功能。尤其是脾胃,需有命门火的温煦,才能发挥正常的运化功能。故命火旺、气机畅、卫方固。因而又有"卫出于下焦"及"肾为卫之本"之说,故而温阳补肾、充畅气机,更是从根本上来调和营卫。诸如尪痹、大偻等风湿病,其发病之关键是肾虚为先。只有在肾虚、营卫不和、卫气不固的前提下,风寒湿邪方可乘虚入肾而致骨伤、筋损、肉削,发为骨骼受损而变形的风湿痹证。正如焦树德教授所说:"骨不变损、不变形者,不可称之尪痹。"同样笔者认为"骨不受损、脊不变形者,亦不可称之为大偻"。所以温阳补肾必不可缺,只有肾阳得温、肾精得蕴、脏腑得充、气机得畅、脾胃得健、营卫得和,方可痹去身安。我常将淫羊藿、川续断、桑寄生、杜仲及脾胃双蕴之砂仁、建莲肉等,用于风湿病的辨证用药中。

四、燮理阴阳,调和营卫

治疗风湿病时,运用调和营卫法一定要注意"顺其营卫之性,擅于阴阳并调"为宜。卫属阳、营属阴。"阴者,藏精而起亟也;阳者,卫外而为固也"。据其阴阳属性,卫气宜温宜固,营气宜养宜敛。营行脉中,卫行脉外,阴阳相随,互根互用。今营卫失和,非单纯助卫或和营所能奏效,须营卫兼顾、阴阳并调,方能使其协调统一、营卫得和。如风湿病的初始或复发之时多有汗出,伴或不伴发热、恶风、恶寒等,此为营卫不和之表现,其因正如《景岳全书·汗证》所云:"汗发于阴而出于阳,此其根本则由阴中之营气,而其启闭则由阳中之卫气。"今营卫失和,汗出异常,则应阴阳并调,使营卫二气复合感应、互根互用、阴阳和合则汗出有常,病证可愈。在临证时我常在方中用阴阳并调之对药,如续断与桑寄生、桂枝与芍药、附子与地黄、鹿角胶与阿胶、狗脊与知母等。

五、知常达变,调和营卫

知者知晓,常者普通,经常即不变也;达者通达,懂得透彻;变者变化、改变。也就是说,我们要知晓营卫失和、调和营卫之"常理"。师其法,不泥其方,通达透彻理解其"变化"。营卫不和,意在卫失卫外御邪之功,营失固守濡润之能,致使表里、气血、阴阳失于合和。调和营卫旨在燮理调和表里、气血、阴阳、营卫之失和状态。仲景立群方之魁为滋阴和阳、调和营卫、解肌发汗之桂枝汤。本方之灵魂在于桂枝与芍药的巧妙有机的配合,以发挥调和营卫之重要作用。知此常理便易通达变化之法了。比如我在临证中常将麻黄与熟地黄同用。麻黄味辛微苦而性温,主入膀胱经,斡旋足少阴肾经与足太阳膀胱经。正如《本草备要》所言麻黄"去营中寒邪、卫中风热",可治"寒伤营,营血内涩不能外通于卫"而疏通营卫。熟地黄味甘厚而性微温,主入肝、肾经,温补营血而滋养肾肝。二者相配既可避麻黄温燥之弊,又可解熟地黄滋腻碍脾之忧。两者相伍,强营气而实卫气,内固营血,外散淫邪,专治营血内亏、卫失温养、寒邪凝滞、营卫失和之证。又如,我亦常将黄芪与桑椹同用,黄芪味甘性温,主入脾、肺经,能温养脾胃、补气升阳、固表止汗等。正如柯琴所云:"惟黄芪能补三焦而实卫,为玄府御风之关键,且有汗能止,无汗能发,功同桂枝……是补剂之风药也。"桑椹味甘性寒,主入肝、肾经,能滋阴补血、清热。《本草经疏》记载:"桑椹者,桑之精华所结也,其味甘,其气寒,其色初丹后紫,味厚于气,合而论之,甘寒益血而除热,其为凉血、补血、益阴之药无疑矣。"与黄芪相伍能除黄芪性温、补气有余、易生热助火之虑,两者一寒一热,相互为用;黄芪实卫气,桑椹养营血,用于营卫俱虚而失和之证为宜。综上之变,举不胜举,谨遵"知常达变"之内涵,则调和营卫便可游刃有余。

总之,在风湿病的治疗中,调和营卫法的运用是屡见不鲜的,然深悟其理,知晓其变通,掌握其法度,方可取得佳效。

第十一章　辨治风湿病要注重"循经辨证"

一、"循经辨证"的定义与内涵

循经辨证理论是以经络学说和脏象学说为指导理论，以经络循行及生理、病理功能为主要依据的辨证方法，其主要是依据经络的循行分布（包括经络的交接、交叉、交汇）、络属脏腑、关联孔窍、生理功能、证候特点等来确定疾病的经络及脏腑归属，从而选择相应的处方用药和针刺腧穴等多种治疗方法。

经络学说是循经辨证的理论基础之一，亦是中医学理论体系的重要组成部分，与脏象学说有着不可分割的关系。生理上，经络是运行全身气血、联络脏腑肢节、沟通上下内外的通路。《灵枢·海论》曰："夫十二经脉者，内属于腑脏，外络于肢节。"病理上，经络则是外邪入侵的道路及祛邪外出的途径，《素问·皮部论》曰："邪客于皮，则腠理开，开则邪入客于络脉，络脉满则注于经脉，经脉满则入舍于腑脏也。"所以，消灭病邪必须从通畅经脉入手，正如《灵枢·经脉》所说："经脉者，所以能决生死，处百病，调虚实，不可不通也。"此外，经络有一定的循行部位和络属脏腑，可以反映所属脏腑的病证，《灵枢·卫气》曰："能别阴阳十二经者，知病之所生，知候虚实之所在者，能得病之高下。"《灵枢·官能》曰："察其所痛，左右上下，知其寒温，何经所在。"

循经辨证理论早在《内经》就有所提及，《灵枢·经别》曰："夫十二经脉者，人之所以生，病之所以成，人之所以治，病之所以起，学之所始，工之所止也。"历代医家十分重视该理论的研究和临床运用，积累了丰富的经验。为此我们曾收集了1998—2012年的94篇文献，可以看出，循经辨证法运用于针灸科、内科、妇科、儿科、皮肤科、推拿科、口腔科、耳鼻咽喉科等各科。如针灸科运用循经辨证法指导针灸穴位的选取及查找病变的部位；内科运用循经辨证法的理论阐述疾病的病因病机及指导疾病的证候分类和择方用药,而且指导外治;另外在儿科、耳鼻咽喉科、皮肤科等也均将循经辨证法广泛运用于临床实践中。

辨证论治是中医学的精华所在,其中循经辨证法的理论为历代医家所阐述和完善,至今仍广泛地运用于各科疾病的诊治中,临床收效显著。循经辨证法运用已有相当深度,但仍有潜力,对其进行深入实践和研究有很大的实际意义。我坚信循经辨证理论将会得到进一步的丰富、发展及升华,并成为临床常规治疗大法之一,为广大患者解除病痛。

二、"循经辨证"的渊源与发展

从循经辨证的定义不难看出,经络学说是循经辨证的理论基础之一。而经络学说又是中医学理论体系的重要组成部分,与脏象学说有着不可分割的关系,两者的结合,相互补充,相互印证,完整地反映了中医对人体生理病理的基本观点,成为中医学理论体系的核心。

经络学说在中医理论体系中,是一门成熟较早的学术理论,对中医理论体系基本观点的形成具有决定性的意义。这些基本观点,如整体观点、能动观点、权衡观点,乃是辨证论治最基本的理论依据,也是中医理论体系的立足点和出发点。通过长期的医疗实践和反复的临床验证,无可辩驳地证明:经络学说不仅在学术理论上具有很高的学术价值,在医疗实践中也对中医临床各科有普遍的指导意义。因此,对经络学说的理论进行深入的研究,并使之与临床实践相结合,这不仅是继承与发展中医学的需要,而且对促进中医事业的发展也具有非常重大的现实意义和深远的历史意义。

经络系统就是以经脉、络脉为气血运行散布的径路,在体内同有关各脏腑连属,在体表与筋肉、皮肤等联系,内外通贯,纵横交叉,把人体内脏和肢体各部紧密连贯起来,组成统一的不可分割的有机整体。

循经辨证理论早在马王堆汉墓出土的帛书《足臂十一脉灸经》中就有所体现,本书是现存最早的经脉学文献,为研究经络学说的形成历史提供了原始的实物依据。书中记载:"臂太阴脉:循筋上廉,以走膈内,出腋内廉,之心。其病:心痛,心烦而噫。诸病此物者,皆灸臂太阴脉。"其内容不仅包含了经脉循行,还有相关经脉的病证和治疗方法,这也是目前关于循经辨证理论最早的文献记载。《内经》时代已经认识到经络的重要性。《灵枢·本脏》曰:"经脉者,所以行血气而营阴阳,濡筋骨,利关节者也。"《灵枢·海论》曰:"夫十二经脉者,内属于腑脏,外络于肢节。"《灵枢·脉度》曰:"经脉为里,支而横者为络,络之别者为孙。"此外,《素问·皮部论》指出:"邪客于皮,则腠理开,开则邪入,客于络脉,络脉满则注于经脉,经脉满则入舍于腑脏也。"由此可见,经络系统就是以经脉、络脉为气血运行散布的径路,在体内同有关各脏腑连属,在体表与筋肉、皮肤等联系,内外通贯,纵横交叉,把人体内脏和肢体各部紧密连贯起来,组成统一的不可分割的有机整体。生理上,经络是运行全身气血、联络脏腑肢节、沟通上下内外的通路。病理上,经络则是外邪入侵的道路。所以,消灭病邪必须从通畅经脉入手,正如《灵枢·经脉》所说的"经脉者,所以能决生死,处百病,调虚实,不可不通也"。

　　因此,《内经》提出了循经辨证理论的雏形,其运用主要体现在反映和治疗所属脏腑及经络系统的疾病两方面。如《灵枢·卫气》曰:"能别阴阳十二经者,知病之所生,候虚实之所在者,能得病之高下。"《灵枢·官能》曰:"察其所痛,左右上下,知其寒温,何经所在。"又如《灵枢·邪气脏腑病形》云:"小肠病……若独肩上热甚,及手小指次指之间热,若脉陷者,此其候也。手太阳病也,取之巨虚下廉""胆病者……在足少阳之本末,亦视其脉之陷下者灸之,其寒热者取阳陵泉"。《内经》和《难经》在很大程度上发展了《足臂十一脉灸经》中的循经辨证的内容,对于十二经脉的名称、循行走向、络属脏腑,及其所主疾病均有明确的记载,对奇经八脉亦有所论述。如

《灵枢·海论》曰："夫十二经脉者,内属于腑脏,外络于肢节。"《难经·二十三难》曰："经脉者,行血气,通阴阳,以荣于身者也。"张仲景《伤寒杂病论》关于六经辨证学说的创立,又进一步发展和完善了《内经》的学术思想。金元窦汉卿《标幽赋》曰："既论脏腑虚实,须向经寻。"明代张三锡《经络考》曰："脏腑阴阳,各有其经,四肢筋骨,各有其主,明其部以定经。"清代深化了脏腑、经络的内在关联,丰富的络脉辨证内容无不关乎脏腑的辨识,将循经辨证与脏腑辨证日益深入地结合起来。如晚清医家江涵暾所著《笔花医镜》谈到肝脏病证时不仅论述了肝脏本病,还述及肝经病候,"自两胁以下及少腹阴囊之地皆其部位,最易动气作痛,其风又能上至巅顶而痛于头",集大成的《临证指南医案》不仅理论上深化了《内经》《难经》的脏象经络学说,而且丰富了临床上络病辨证的内容,并久验于临床而不衰。《临证指南医案》言病邪"乃由经脉继及络脉,大凡经主气,络主血,久病血瘀","初病气结在经,久则伤血入络",表明清代医家叶天士已经认识到,人体络脉亦存在于人体深处,病邪的深层传变还可由经入络。由此可见,循经辨证理论是前人在临床实践中不断完善发展起来的。

三、循经辨证运用思路

人体是由五脏六腑、四肢百骸、五官九窍、皮肉筋骨等组成的。它们虽各有不同的生理功能,但又共同进行着有机的整体活动,使机体内外、上下保持协调统一,构成一个有机的整体。这种有机配合、相互联系,主要是依靠经络的沟通、联络作用实现的。《灵枢·海论》曰："夫十二经脉者,内属于腑脏,外络于肢节。"通过十二经脉及其分支的纵横交错,入表出里,通上达下,相互络属于脏腑;奇经八脉联系沟通于十二正经;十二经筋、十二皮部联络筋脉皮肉,从而使人体的各个脏腑组织器官有机地联系起来,构成了一个表里、上下彼此间紧密联系,协调共济的统一体。人体各个组织器官,均需气血以濡养,才能维持其正常的生理活动。而气血之所以能通达全身,发挥其营养脏腑组织器官,抗御外邪,保卫机体的作用,则必须赖于经络的传注。而经络有一定的循行部位和络属脏腑,人体的各种生理病理现象均可通过经络传送到外部肌肤诸窍等。故临证必须认真辨证、精准治疗、方获佳效。思路参考如下:

其一,要辨清经脉所过,而治其所及。也就是临证辨治之时莫忘酌情运用"循经辨证"的方法。要细辨病痛所居之处为何经循行所过之地,即本病累及何经部位,从而选用"引经之药"使药到病所,治之所及。如此方可获得佳效。

其二,辨本经病为主,宜主治其本经,亦即某经的经气运行不利,尚未殃及他经之时,只需调治本经,使其经气疏畅,邪去正复,病自除矣。正如《灵枢·终始》云:"故阴阳不相移,虚实不相倾,取之其经。"又如《难经·六十九难》云:"不实不虚,从经取之者,是正经自生病,不中他邪也,当自取其经。"所言正是也。

其三,辨本经之病,宜参调治子母之经。亦言临证之时,细辨其病变所居的经脉,而再调其本经的气血。在治其本经的病证基础上,根据"虚则补其母,实则泻其子"的原则而调其子母经。此亦为循经辨治法的重要内容之一。

其四,辨本经之病,宜"表里经"同治。《灵枢·经别》云:"夫十二经脉者,人之所以生,病之所以成,人之所以治,病之所以起,学之所始,工之所止也。"《灵枢·经脉》亦云:"经脉者,所以能决死生,处百病,调虚实,不可不通。"正经有十二,即手足三阴经和手足三阳经,合称十二经脉。十二经脉中,每条经脉都有与它互为表里的经脉。手之三阴经与手之三阳经相表里,足之三阴经与足之三阳经为表里。阴经属脏络腑,阳经属腑络脏。作为经络中途联系的通路,又有附属于十二经脉的"十二经筋",位于浅表部的筋肉间,和经脉相互关联。它起于四肢末端的指爪,沿四肢上行于颈项,终结于头面部,但不与内脏相连;还有由经脉分出的网络全身的分支"络脉"相连,正如《灵枢·经脉》所云:"诸脉之浮而常见者,皆络脉也。"《灵枢·脉度》又云:"支而横者为络,络之别者为孙。"络脉有沟通经脉,运行气血,反映和治疗疾病的作用。由此不难看出,十二正经表里经之间有着密切的不可分割的关系。故本经有病,表里经同治,也是循经辨证法的重要方法之一。

其五,辨本经之病,宜参调治其"克侮经"。五行学说,主要是以相生、相克来说明事物之间的相互关系。相生与相克是不可分割的两个方面。没有生,就没有事物的发生和成长;没有克,就不能维持正常协调关系下的变化与发展。因此,必须生中有克,克中有生,相生相克是既相反又相成的。正如张景岳所云:"造化之机,不可无生,亦不可无制。无生则发育无由,无制则亢而为害。"相生相克的过程即事物的消长过程,在此过程中会出现太过和不及的情况,这就需要再一次相生相克的调节,即再一次的协调平衡。如此不断地推动着事物的变化和发展。正如《素问·至真要大论》中云:"胜至则复……复已而胜,不复则害。"如果有胜而无复,那么五行之间的协调关系就会遭到破坏,出现紊乱之象。正如《素问·六微旨大论》云:"亢则害,承乃制,制则生化,外列盛衰,害则败乱,生化大病。"仅用五行的相生相克关系解释人体全部复杂的变化,是不够全面的。故《内经》提出在阐述病理上的五行关系时还需要用五行之相乘、相侮的关系,来说明疾病发展演变的生理机转。"乘"有乘虚侵袭"己所胜"之意,"侮"则有恃强凌弱,欺侮"己所不胜"之意。如木气有余而金不能对木产生正常的抑制时,则木气太过便去乘土,同时反过来还会侮金;反之,木气不足,则金来乘木,土反侮木。这种五行乘侮的关系,也就是事物内部相互间的关系失去正常协调的表现。对人体而言,这就是病理现象。所以临证辨治时,要首先辨清本经之病,同时宜参考、调治其相乘、相侮之经相应之病变。这也是循经辨证的重要内涵之一。

四、辨治风湿病更要注重"循经辨证"

风湿病的概念决定了"循经辨证"是辨治风湿病的重要治法。西医的风湿病概念即指累及肌肉、肌腱、滑膜、滑囊、筋膜、韧带、骨与关节等,以疼痛为主要临床表现的一大类疾病的总称。中医的风湿病概念即指人体营卫失调,感受风寒湿热之邪,合而为病;或日久正虚,内生痰浊、瘀血、毒热,正邪相搏,使经络、肌肤、血脉、筋骨,甚至脏腑的气血痹阻,失于濡养,而出现的以肢体关节、肌肉疼痛、肿胀、酸楚、麻木、重着、变形、僵直及活动受限等症状为特征,甚至累及脏腑的一类疾病的总称。无论是中医概念还是西医概念,均可看出风湿病涉猎甚广,似乎遍及人体的各个部分。中医学之经络乃人体运行气血的通道,包括经脉和络脉两部分。其中纵行的干线称为经脉,由经脉分出网络全身各个部位的分支称为络脉。正如《灵枢·经脉》中云:"经脉十二者,伏行分肉之间,深而不见……诸脉之浮而常见者,皆络脉也。"经络包括十二经脉、十二经别、奇经八脉、十五络脉、十二经筋、十二皮部等。其中,属于经脉方面的,以十二经脉为主,属于络脉方面的,以十五络脉为主。它们纵横交贯,遍布全身,将人体内外、脏腑、肢节联成一个有机的整体。所以无论是中医的风湿病还是西医的风湿病概念,其内涵均一致表现为风湿病之病变,均可累及人体表里内外、器官组织、脏腑及其相关部位,此与经络遍及人体部位不谋而合。在辨治风湿病时,可根据病变发生在人体的何部位、何经络循行过此、隶属何脏何腑等予以循经辨治,则可获佳效。换言之,循经辨证是辨治风湿病的最基本、最重要的治法,贯穿于风湿病辨治之始终。

循经辨证择药是脏腑经络辨证与药物归经理论的有机结合,是对药物归经的进一步细化和灵活运用。归经是中药药性理论的重要组成部分,用来表示药物的作用部位。归者归属也,经者脏腑经络,归经即药物对机体不同部位的选择作用。换言之,药物进入人体后,并非对所有脏腑或经络都发生同等强度的作用,大多数药物在适当剂量时,只对某些脏腑经络发生明显作用,而对其他脏腑经络则作用很小或无明显影响。临证遣方择药时,要根据病变的性质和部位除斟酌选择相应性、味外,更主要的是根据药物的归经,以增强该方剂的定向性、定位性,提高整个方剂的选择性作用,药病相得,方能获取佳效。正如徐大椿所云:"因其能治何经之病,后人即指为何经之药。"否则便"不知经络而用药,其失也乏,必无捷效"。总之,在临证辨治波及范围广的风湿病时,循经辨证是非常关键的治法;循经辨证择药又是非常重要且不可忽视的。

五、外治法辨治风湿病更应重视"循经辨证"的运用

风湿病是以皮肤、肌肉、肌腱、滑膜、滑囊、筋膜、韧带、骨与关节等的疼痛为主要表现的一大类疾病,往往会累及内在脏器造成系统性损害。因此,规范地内服药物是非常重要的,同时各种外治法也是不可忽视的。于是,我提出了综合治疗的五连环治疗理念(即是健康教育、体育医疗、中药为主、加强外治、中西合璧)和(大、小)综合诸种外治法联合应用、强化(定期加强外治)、序贯(经酌情选用的外治方法连贯有序进行)治疗的理念,并强调将"循经辨证"理念有机结合。中日友好医院中医风湿病科自 1995 年成立,随即规范了内治与外治有机结合的治疗方案,系统地进行了风湿病的各种外治治疗方案,使患者尽快地减轻了病痛,增强了配合治疗的信心,取得了较好的疗效。2015 年,美国风湿病学会年会上发表的强直性脊柱炎和放射学阴性的中轴型脊柱关节炎的治疗意见中显示:对于强直性脊柱炎活动期治疗,专家们强烈推荐"物理治疗",并强调"主动优于被动""陆地优于水中"。再次强调了外治是风湿病治疗中不可缺少的治疗方法,并提倡避寒湿水中的运动,应采取陆地运动为宜。物理治疗实为外治法的重要组成部分,在临证辨治风湿病患者时,我们将酌

情配伍外治药物,有机结合用于治疗中。以大偻的患者为例,本病以腰骶、脊背、颈项痛僵、活动不利为主要表现。我们所采用的多种外治方法均以循经辨证法为核心。如游走罐加定罐。令患者俯卧位,背部沿膀胱经走行部分涂润滑膏剂,施罐后沿脊柱旁膀胱经上下滑动约5分钟后沿经走行处分别定罐,再持续15分钟即可松罐。此法可祛除腰背部风寒湿邪,缓解肌肉痉挛僵硬状态,减轻痛僵症状。又如可用"艾炷"隔姜灸沿(脊柱)督脉及督脉旁开1.5寸和3寸膀胱经走行依次排列,持续20分钟左右。此法可温阳通督、疏通经气,缓解脊背僵痛、畏寒之症状。再如上述两种治法均可配用双腿委中穴(膝窝处)针刺并提插捻转留针约20分钟,取"腰背委中求"之意,以疏通经络、缓解症状、增加疗效。另外,大偻的患者中会有60%左右的人出现鼠蹊部、耻骨联合、臀部深处及臀横纹中央深处的疼痛及压痛等症状。病痛部位皆为足厥阴肝经、足少阳胆经及足太阳膀胱经所循行经过之处。故临证取穴可从此三经取穴,尤其远端循经取穴更为常用。如取足厥阴肝经之太冲穴、蠡沟穴、曲泉穴、阴包穴、急脉穴等;足少阳胆经之巨髎穴、环跳穴、风市穴、阳陵泉穴、悬钟(绝骨)穴等;足太阳膀胱经之承扶穴、殷门穴、委中穴、承山穴、跗阳穴等,可酌情择穴加减用之,并酌情予以提插捻转及留针等。尚可酌情配用灸法,温通经脉调理经气。若再于循经辨证理论指导下配合应用超声药物导入仪、激光治疗仪及超声脉冲电导入治疗仪等,效果更佳。

　　总之,风湿病病变范围广,皮、肉、筋、骨、关节均可受累,故辨治时既要重视内服药的治疗,更不可缺少外治疗法,再融入"循经辨证",内外兼治,方获佳效。

第十二章 "活血通络"贯穿辨治风湿病始终

一、活血通络的内涵与分类

(一) 内涵

活血通络法又称祛瘀通络法,即运用具有活血祛瘀、疏通经络作用的方药,治疗瘀血凝滞、脉络受阻所致病证的方法。也就是说,活血通络法是针对"血瘀证"的治法。《诸病源候论》云:"血之在身,随气而行,常无停积。若因堕落损伤,即血行失度,随伤损之处即停积,若流入腹内,亦积聚不散,皆成瘀血。"指出了瘀血为血液运行不畅,瘀滞脉络之中,甚至离经而于局部瘀积的病理产物。

"瘀"的文字记载最先出现在《楚辞》的"形销铄而瘀伤"上,汉代许慎撰《说文解字》云:"瘀,积血也。"《辞海》载瘀"指体内血液滞于一定处所"。所以说,瘀即指血液停积体内,不能流通的意思。瘀血之命名首见于《金匮要略》。"血瘀证"就是指瘀血内阻而引起的证候,主要是反映血液瘀滞、血行不畅的状态。从病理角度,"血瘀证"又分为"瘀血"和"血涩"。"瘀血"即指"死血""坏血",系凝滞积聚之血,不可能恢复成正常的生理状态,唯将其排出体外而后快。正如《内经》提出的"恶血留内……先饮利药""血实宜决之""留者攻之"的治法;而"血涩"是指血行涩而不畅,血液流动并未发生质的改变,尚能恢复其生理功能,即血行流畅之状,故临证只需活血通络即可。络者,络脉也。《内经》云:"经脉为里,支而横者为络,络之别者为孙。"指出了络脉是由经脉分支而出,逐级细化为孙络。《内经》又云:"中焦出气如露,上注溪谷,而渗孙脉……血和则孙脉先满溢,乃注于络脉,皆盈,乃注于经脉。"指出了血液循环于经络的途径。《内经》还阐述了经络系统在人体中的生理功能,主要是"阴脉荣其脏,阳脉荣其腑……其流溢之气,内溉脏腑,外濡腠理",从而濡养机体并传递营养物质。气血运行由经及络,被逐级分流,输布周身。气血在络脉中运行面积扩大,但流速减慢,这有利于气血更广泛地濡养机体的脏腑组织,并有利于交换经脉、络脉、孙脉内外营养物质,但当络脉运行不畅时,气血津液难以濡养脏腑组织,则脏腑功能难以发挥正常。

值得提出的是,临证常用的"活血通络法"与"活血化瘀法"是有区别的。活血通络法之"通"字,包含没有堵塞、可以穿过,通畅、运行无阻之意。且"通"主要作用在"经络",以使气血运行畅通为目的;而活血化瘀之"化"字有变化、使变化,消化、消除、化除之意。且"化"字的作用在"凝聚不流通的血块"上,使瘀血块发生变化,以消除、化除瘀血块为目的。故我认为,临证运用活血通络法时要并用行气理气法或益气理气法加强理气之品的运用,同时要并用消法,以达到消散血瘀、破血消积的目的。

(二) 分类

活血通络法是针对因瘀血内阻引起的血瘀证辨治的方法,目的就是改善血液涩滞、血行不畅的状态。根据产生这种状态的病因病机不同,便从病因病机的阴阳虚衰、气血失和、寒热有别,以及辨治法则的扶正为主、祛邪为先、调和脏腑各个方面将活血通络法进一步分类。

1. 阴阳虚衰,脉络瘀滞

若因阳虚或外寒入侵伤及阳气,或因脏腑功能虚弱寒自内生,均可产生阳虚生寒致气血运行涩而不畅,故宜用温阳活血通络法治之,可择补阳汤(出自《兰室秘藏》,方由肉桂、炒知母、当归、芍药、地黄、黄芪、人参、茯苓、白术、甘草、羌活、独活、防风、甘草、柴胡等组成)合补阳还五汤(出自《医林改错》,方由黄芪、当归、赤芍、川芎、桃仁、红花、地龙等组成)为主方酌情加减用之。

2. 气血失和,脉络瘀滞

气虚和气滞均会导致气血失和,影响络脉中的气血运行而生涩滞之象,因此,临证辨治时常运用补气行气之品,以达活血通络之功,择方异功散(出自《小儿药证直诀》,方由人参、白术、茯苓、甘草、陈皮等组成)合通窍活血汤(出自《医林改错》,方由赤芍、川芎、桃仁、红花、老葱、鲜姜、红枣、麝香等组成)为主方酌情加减用之。

3. 正虚邪侵,脉络瘀滞

正虚邪侵,往往是疾病发生的共同病因病机。活血通络之法,针对的是血瘀证,而血瘀证的病情往往是错综复杂的,有气虚导致血涩的,也有血瘀兼夹气虚的;有气滞血瘀的,也有瘀阻导致气滞的;有血瘀夹湿的,也有瘀郁化热的,还有寒凝脉涩而血瘀的;有新瘀久瘀,也有男、女、老、少患血瘀之不同,还有外伤血瘀,殃及筋骨脏腑的损伤等。所以我们临证辨治时,一定要据证灵活机动辨治,视病体正与虚之程度、相持之权重、转化之机遇等,本着"有是证,用是药"的原则区别对待,即扶正与祛邪要适度兼顾为宜。

4. 寒热邪异,脉络瘀滞

无论是寒邪凝滞阻络还是热邪灼血阻络,均可致络脉瘀滞的证候。所以,寒凝阻络治宜祛寒活血通络,方选当归四逆加吴茱萸生姜汤(出自《伤寒论》,方由当归、桂枝、芍药、细辛、甘草、通草、大枣、吴茱萸、生姜等组成)为主方酌情加减用之。热伤阴津、灼血阻络,治宜清热凉血、活血通络,方选犀角地黄汤(出自《备急千金要方》,方由犀角、生地黄、芍药、牡丹皮等组成)合桃红四物汤(出自《医宗金鉴》,方由当归、赤芍、生地黄、川芎、桃仁、红花等组成)为主方酌情加减用之。

5. 脏腑失调,脉络瘀滞

气血运行不畅,络脉瘀阻,可影响脏腑功能的正常发挥。因诸种原因致脏腑功能不能正常发挥,亦可致气血运行受阻,络脉瘀滞不畅。故临证运用活血通络法时,还应注意调和脏腑的功能。如脾失运化水湿之职,水湿内蕴,痰浊内生,有碍气血运行,络瘀不畅,治宜健脾除湿、活血通络,方选六和方(出自《医方考》,方由砂仁、半夏、杏仁、人参、白术、甘草、藿香、木瓜、厚朴、扁豆、赤茯苓等组成)合桂枝茯苓丸(出自《金匮要略》,方由桂枝、茯苓、牡丹皮、桃仁、芍药等组成)为主方酌情加减用之。又如,肾主人身之水液代谢的平衡,如肾阳亏虚,肾失主水之职,则水邪泛滥,发为水肿;水湿阻络,气血涩行,络脉瘀滞,故治宜温肾利水、活血通络,方宜肾气丸(出自《金匮要略》,方由干地黄、山药、山茱萸、泽泻、茯苓、牡丹皮、桂枝、附子等组成)合桂枝茯苓丸(出自《金匮要略》,方由桂枝、茯苓、牡丹皮、桃仁、芍药等组成)为主方酌情加减用之。

二、辨治风湿病运用"活血通络"的体会

(一) 铭记风湿病全程伴发血瘀络阻证,应酌予"活血通络"贯穿始终

从中医风湿病的概念及其内涵中,不难看出"血瘀证"与之相伴而生。再从风湿病常见症状来看,如①血瘀疼痛:常表现为关节、肌肉、皮肤疼痛,痛如针刺,痛处不移,夜间痛甚,疼痛局部可见皮肤呈紫暗色,甚至可见肌肤甲错,毛发不荣,可触及皮下结节,舌质暗,有瘀点斑,脉细、涩等。②血瘀肿胀:常表现为关节肿胀、疼痛日久,不易消除,固定不移,伴见皮肤紫暗,皮下结节,其痛如针刺,入夜尤甚,舌脉亦现血瘀阻络之象。③血瘀麻木:四肢肌肤麻木日久,肢冷不温,遇冷加重,遇热及活动后稍减,且伴肢节冷痛,舌淡暗,有瘀点瘀斑,脉细涩等。④血瘀晨僵:常表现晨僵,伴关节疼痛肿胀日久,刺痛夜重,痛有定处,或见关节周围皮肤色暗,舌脉均显血瘀之象。⑤皮下结节:此为痰与瘀互结所致,表现为皮下结节日久,关节疼痛肿胀,甚则僵直、畸形,皮肤晦暗少泽,四肢沉重困倦,舌质暗,苔厚白腻,脉细涩伴沉滑。诸如上述风湿病常见症状都可见血瘀证候,尤其是血瘀阻络为主时更突出。所以不难看出,风湿病的全程均可伴见血瘀证,因此我们辨治风湿病时,切记将活血通络法酌情贯穿始终。

（二）辨治风湿病要详辨"活血化瘀"与"活血通络"之异同

　　活血化瘀法与活血通络法是两种不同的治法，它们的共同点是都具有"活血"之作用。所谓"活血"，是指借用药物或其他方法，促使气血恢复畅行旺盛状态的一种治疗方法。它们的区别在于活血化瘀法之化瘀要通过联合八法之中的"消法"来消散经络中的瘀血、血块，破血瘀，消血积，即对体内及脉络中的瘀滞血块溶消、排除之意。故要在方中加入散瘀止痛之品，如常加用三棱、莪术、乳香、没药、红花、凌霄花、五灵脂、苏木、刘寄奴、桃仁、泽兰、丹参。活血通络法之通络则重在"通"，即通经活络。本法包括的范围较广，不仅包含了活血化瘀，而且还包括了气行受阻而致的血流不畅。故临证时要加入理气之品，如益气理气之陈皮、破气理气之青皮、散寒理气之檀香、泻火理气止痛之川楝子；因重在通经活络，故可并用通经理气之穿山甲，消肿理气之皂角刺，破血消癥、通经络之水蛭，破血散结、除癥活络之虻虫，破血逐瘀、散癥除结之土鳖虫等，从而加强活血通络之效。且临证时，亦可选既能理气又兼活血之品，如破血行气之姜黄、行气破瘀之郁金、活血行气之川芎、行气破血之莪术、活血利气止痛之延胡索。正如《杂病源流犀烛》云："痹者，闭也，三气杂至，壅蔽经络，血气不行，不能随时祛散，故久而为痹。"清代名医何梦瑶又提出了"瘀血致痹"之理论。以上均为"活血"之治提供了理论基础。总之，在临证辨治风湿病时再细辨活血化瘀法和活血通络法之异同，方可精准择药论治。

　　（三）辨治风湿病运用活血通络要牢记"燮理五脏功能"为要

　　风湿病之发病，乃因正虚即五脏之气血亏虚，复感风寒湿热诸邪，而导致气血运行涩滞不畅，脉络瘀阻不通而发。故调理五脏燮理气机乃辨治风湿病之要。

1. 疏肝理气,活血通络

肝主疏泄。肝之疏泄作用主要是舒畅气血,调节情志,促进胆汁的分泌与排泄,以协助脾胃消化。肝以血为体,以气为用,故疏泄功能失职皆以气分病变为主,也可波及血分,临证可表现为疏泄不及之肝气郁结与疏泄太过之肝气横逆。肝又主生发。肝的升发作用有助于肺之宣发和脾胃气机之升降,此亦为肝维持其自身生理活动的重要条件。正如《谦斋医学讲稿》云:"正常的肝气与肝阳是使肝脏升发和条畅的一种能力,故称作'用'。病则气逆阳亢,即一般所谓'肝气''肝阳'证,或表现为懈怠、忧郁、胆怯、头痛、麻木、四肢不温等,便是肝气虚和肝阳虚的证候。"所以,无论是前者的肝气升发太过,还是后者的肝气升发不及,均为肝气升发功能异常的表现。肝主藏血,《素问·调经论》云"肝藏血",《素问·五脏生成》亦云"人卧血归于肝",均说明了肝有储藏和调节血液的功能。气血不足则肝脏之藏血量减少,调节不能则增加了脉管内气血涩行不畅的风险,如若藏血功能障碍则易使血溢脉外而出血。总之,肝气疏泄失常,气血运行失畅则易加重风湿病血瘀之证。风湿病强直性脊柱炎常出现胸锁关节、胸肋关节、髋关节等处疼痛,即肝胆经气不舒之症状,所以辨治时常常要加用疏肝理气活血之片姜黄、炒枳壳、郁金、香附、川楝子等以达疏肝理气、活血通络、祛邪利节之效。

2. 宣降肺气,活血通络

肺主宣发肃降。《素问·阴阳应象大论》云:"天气通于肺。"肺依赖肃降以吸入天之清气,常宣发以呼出体内浊气。宣肃配合,呼吸交替。由于这种吐故纳新的作用,体内外气体得到交换,是维持人体正常生命活动的重要条件。所以一旦肺之宣肃失司,不论是宣肃受阻,还是宣肃无权,均可致呼吸异常。还是以辨治强直性脊柱炎为例,多附着点的炎症为其病理特点,若胸廓之胸肋、胸锁关节影响到胸廓运动,累及呼吸功能受限,而见气短、胸闷等症时,我常于方中再加入紫苏梗、杏仁以助肺气之宣降,而达宣降肺气、活血通络之目的。再如在很多结缔组织病中,像类风湿关节炎、干燥综合征、系统性红斑狼疮、多发性肌炎、皮肌炎、硬皮病等,均可合并肺间质病变,而见咳嗽、气喘、气促、咳痰、胸闷、气短、气不足以息等肺失宣降的证候,我常在辨治原发病的方药中加入炒紫苏子、炒莱菔子、炒白芥子、炒葶苈子、炒枳壳、姜黄、丹参等,以助宣降肺气、活血通络之效。

3. 健脾益气,活血通络

脾为后天之本,主运化水谷精微,为气血化生之源;脾气主升,使水谷精微上输于心、肺,以滋养人身之脏腑组织,为津液代谢的重要环节;脾主升,胃主降,故脾胃气机的升降又是人身气机升降不可缺少的支撑。值得关注的是,风湿病迁延日久,服药多而杂,易伤脾胃,故于辨治风湿病运用活血通络法的同时,我常常加强健脾和胃之品的运用,几乎在每张处方中都酌情加用健脾胃之焦白术、生山药、砂仁、陈皮、茯苓、薏苡仁,或加入既能健脾胃又能祛邪利节的药物,如徐长卿、千年健,以达健运脾气、活血通络之目的。

4. 补益肾气,活血通络

肾乃先天之本,主藏精,包括男女媾精生育繁殖之先天之精,又藏后天脾胃所化生的后天之精,精血互生,故又有“精血同源”之说。肾能生髓,髓藏于骨腔之中而能充养骨骼、关节,为此肾气旺盛,精盈髓足者,不但精神健旺,灵敏多智,而且筋骨劲强,动作有力。正如《素问·灵兰秘典论》云:“肾者,作强之官,伎巧出焉。”而风湿病的特点是皮、肉、筋、骨、关节的病变,因此无论从风湿病之发病,至病变的过程及预后,均与肾气是否亏虚,肾之功能是否健全,有着密不可分的关系。因此,我辨治风湿病时均以“补肾”作为扶正及扶正祛邪的基础,故于临证之时酌情选用桑寄生、续断、杜仲、狗脊、骨碎补、补骨脂、墨旱莲、女贞子、仙茅、淫羊藿、肉苁蓉、沙苑子、菟丝子、锁阳、龟甲、鳖甲等。常常补肾之阴阳酌情相伍为用,既双补阴阳,又有所侧重为宜。另外,肾主水液,在人体的水液代谢过程中,起着极为重要的作用。水饮入胃,由脾上输于肺,肺气肃降,则水液下流而归于肾。

肾中之浊者,通过膀胱排出体外;肾中之清者,再经三焦气化,上升至肺,复由肺化水下降至肾。如此循环,以维持人体水液代谢之平衡。如果平衡障碍,水湿之邪(浊水成分)不能及时排出,而水湿化浊,瘀浊交结,流注经脉、关节等处,必致风湿病之疼痛、肿胀加重,病情进一步发展。故医者在辨治风湿病运用活血通络法时,千万莫忘"补益肾气"这一重要而必需的环节。

5. 温养心气,活血通络

《素问·灵兰秘典论》云:"心者,君主之官也,神明出焉。"明确指出了心是人的生命活动的主宰,在脏腑中居于首要地位。五脏六腑必须在心的统一领导下进行活动,才能相互协调,共同维持正常的生命活动。而精神意识思维活动以及聪明智慧的产生,也都与心有着密切的关系。心主血脉,血有荣养的作用,脉为血行的隧道,而心与血脉是密切连属的。在推动血液的循环运行方面,心与脉是相互合作的,但起主导作用的是心。正如《素问·痿论》所说:"心主身之血脉。"血虽有营养周身的作用,但必须依赖心气的推动、心脉的活动,才能运行周身,起到营养全身的作用。"心气"泛指心的功能活动。温养属补法范畴,即指用温性药物补养正气的治法,多用于脏腑虚弱而偏于阳虚者。所以温养心气活血通络法,实则为运用温阳益气的益气之中药以使心阳得温,心气得振,以推动气血在脉络中运行舒畅,涩滞得除,瘀血不生,血活络通则血瘀证愈矣。所以,在临证辨治风湿病时,我常于治原发病之方药中择用入心经之药,如温心阳之桂枝、附子、干姜;益心气之茯苓、甘草,并伍入大补元气之人参、健脾阳之白术、补气升阳之黄芪,使心阳得温,心气得壮,鼓血有力,畅行无阻,则必血活络通矣。

(四)辨治风湿病运用"活血通络"要注意权衡"寓补益于祛邪之中"和"寓祛邪于补益之中"

风湿病的发病乃正虚邪侵,病变的过程实为"正虚"与"邪实"搏结与演变的过程,故临证之时详辨、慎辨正与邪的表现、程度,权衡其轻与重,酌情选用"寓补于通"或"寓通于补",精准地择方用药。一般来说,风湿病急性期、病情发展期,无论是寒证还是热证,均以邪实为主,邪盛阻络证候较为多见。此时应本着"急则治其标"的原则,采用寓补益于祛邪之中,也就是治之以祛邪利节活络为主。若邪祛而正虚渐显时,此时应遵"缓则治其本"之意,而逐渐减少祛邪之品,酌加辨治风湿病发病之本的药味。

以大偻为例:在大偻的急性发作期,患者腰脊背及颈项僵硬疼痛,晨僵明显,俯仰受限,伴见髋、膝、踝、肩等关节疼痛、肿胀,活动受限屈伸不能等。若为寒性证候则兼见畏寒喜暖,得温则舒,肿痛关节尤著,且皮温正常或偏凉,皮色正常等;若为热性证候则见无或微畏寒,口干口渴,溲黄便干,肿痛关节皮色微红或红,皮温高于正常等。于是前者用祛寒活络利节之青风藤、鸡血藤、秦艽、羌活、独活、防风、片姜黄、桂枝、赤芍、郁金、泽兰、泽泻、千年健、徐长卿等,伍用补肾强督、养肝荣筋、健脾和胃之品,但此时药物种类及药量少于祛邪之品,可酌加狗脊、桑寄生、续断、鹿角片、骨碎补等;后者用清热活络利节之忍冬藤、土茯苓、络石藤、豨莶草、生石膏、寒水石、知母、炒黄柏、紫花地丁、泽兰、泽泻、金银花、连翘等,此时亦要顾其正虚而酌加补肾壮骨、养筋荣肝之桑寄生、杜仲、狗脊、鹿角霜、炙鳖甲、醋龟甲等,但其种类和药量均应少于清热利节活络之品。总之,临证之时一定要权衡正与邪之势,扶正与祛邪之权重,精准治之。

(五)辨治风湿病运用活血通络法要以"柔"为主,以"破"为辅

先师张仲景在活血通络的组方配伍上,更加注重对药物之刚柔性和剂型的选择。早在《内经》中就有相关记载,《素问·至真要大论》云:"治有缓急……气有高下,病有远近……治有轻重,适其至所为故也……缓则气味薄,适其至所,此之谓也。"药性之强弱,剂型之变化,是依据疾病发病特点所选择的,要使药达病所才是正治。络脉为病,发病时间长,损伤较重,然不能用峻药速除瘀阻,恐药不能直达

病所,徒然伤正。清代叶天士则进一步指出:"凡久恙必入络,络主血,药不宜刚。"张仲景对于络脉病变,治病缓急,有其独到见解,如对疟母、干血等的治疗上,虑其病久入络,伤及血脉或血结者,须用峻药破其血,散气结,如土鳖虫、蛴螬,均做成丸药,"丸者缓也",取其性又缓其性。又如《金匮要略·妇人产后病脉证治》辨治产妇疼痛,枳实芍药散不效,宜下瘀血汤除腹中干血者。此处虽名下瘀血汤,而仲景于本方中以大黄、桃仁、土鳖虫炼蜜为丸,以酒煎丸取效。虽血瘀于络脉甚,但仍以蜜为丸,缓和药性,以达"活血通络、和缓入络"之效。可见张仲景活血通络始终秉承"和缓入络"的原则。后世叶天士在《临证指南医案》中讲:"仲景有缓攻通络方法可宗。"故张仲景活血通络之要义在于,虽阻滞而不骤通,以和缓之药引诸药之络,缓消络脉瘀滞,通行络脉的气血。后世叶天士总结此为"病久入络,气血兼有缓图为宜,急攻必变胀病"。风湿病的生成和病变全程,均伴不同程度的血瘀证,或外邪入侵络脉致使气血运行涩滞不畅,瘀自生矣;或风湿病缠绵难愈,迁延日久,必致络脉气血运行失畅,涩滞成瘀,故活血通络法必贯穿于辨治始终。我在临证辨治风湿病时,总是在方药中并用活血祛瘀、通经活络之品,如泽兰、丹参、红花、延胡索、郁金、川芎、赤芍、炙山甲、土鳖虫,或"一箭双雕"作用的豨莶草、鸡血藤、骨碎补等。即多用性柔、和缓入络之品,以"破"为先之品如土鳖虫、虻虫、水蛭、蛴螬,则较少用,常用"破"而稍缓之片姜黄、三棱、莪术、泽兰、刘寄奴、桃仁、干漆等。值得关注的是,若同时加用散结之品如连翘、玄参、牡蛎、鳖甲、葶苈子,取效更佳。

(六) 长期临证实践和实验研究均证实"活血通络"在辨治风湿病中之重要性及必要性

在长期的辨治风湿病的临证实践中,我带领着研究生队伍,做了大量常见风湿病(如强直性脊柱炎、类风湿关节炎、骨关节炎、干燥综合征等)的临床观察和试验研究、动物实验研究等。以大偻为例,我们对大偻患者和正常人的血液流变学指标进行了对比分析,结果显示：大偻患者低切变率和高切变率下的全血黏度、血浆黏度、红细胞聚集指数均增高，但红细胞比容并不高，表明血液黏稠度增高不是因红细胞数量增多引起的，而是与血浆中纤维蛋白原或球蛋白含量显著升高有关。因为大偻患者血液中多项免疫指标：IgG、IgM、IgA 以及 CRP 和 IL-6 等炎性因子较正常人明显增高，说明在其发病过程中，这些炎性因子直接参与了炎症过程，并且诱导肝脏合成纤维蛋白原。纤维蛋白原浓度升高，造成血浆黏度增高，进而使全血黏度增高，致血涩血滞，络脉瘀阻。又如关于凝血酶原时间（prothrombin time，PT）、活化部分凝血活酶时间（activated partial thromboplatin time，APTT）、凝血酶时间（thrombin time，TT）、纤维蛋白原（fibrinogen，FIB）的相关研究，结果显示：大偻患者组的纤维蛋白原显著高于健康对照组，PT、APTT、TT 与正常对照组比较差异显著（$P < 0.05$），在疾病活动期与缓解期的患者之间差异极为显著，尤其是占总人数 59.4% 的患者有 FIB 升高，全部处于疾病活动期。PT、APTT、TT、FIB 与全身疼痛评分、夜间痛评分、巴氏强直性脊柱炎疾病活动指数、巴氏强直性脊柱炎功能指数、CRP、ESR 呈正相关，提示血浆凝血因子活性增强，血液处于易凝状态，故脉络中血涩滞瘀之血瘀证必见矣。再如纤溶系统功能变化的研究结果显示：在 538 例大偻肾虚督寒血瘀证患者中，527 例患者的纤溶酶原激活物抑制物、纤溶酶原、D-二聚体（D-dimer，D-D）、纤维蛋白降解产物（fibrinogen degra-dation products，FDP）均显著增高，提示纤溶系统功能降低，其发生率高达 98.5%。这说明了大偻肾虚督寒血瘀证患者的血液凝固性增高。若此时联合检测 PT、APTT、TT、FIB、FDP、D-D 等，可以比较确切地反映"瘀血状态"，用于大偻血瘀证的早期诊断，以便早期予以积极精准辨治，临床疗效更佳。综上所述，不难看出"瘀血阻络"贯穿大偻发病之始终；"血瘀证候"贯穿大偻临证表现之始终；"活血通络"贯穿大偻辨治之始终。

总之，"活血通络"是辨治风湿病的重要治法。

第十三章　医风湿　悟经方　话首方

一、概述

"经方"之含义,概括为两种:其一是指汉代以前方书中之方剂,如《汉书·艺文志》医家类记载之经方十一家,《黄帝内经》和《伤寒杂病论》等经典著作中之方剂;其二是指后世医家多以汉代张仲景之《伤寒杂病论》即今之《伤寒论》《金匮要略》所载之方剂。本章之意从于后者。

中医学灵魂之一——辨证论治的基本理论奠基于《内经》。汉代张仲景"勤求古训,博采众方",将理论与实践结合起来,著成《伤寒杂病论》一书。其中《伤寒论》对于感受外邪所致之外感病,无论是伤于风、寒、暑、湿、燥、火六淫之气,或温热毒邪等统称为"伤寒病";《金匮要略》对于伤于饮食五味或喜怒等五志之内伤病,统称为"杂病"。该书即以六经论"伤寒",脏腑论"杂病",三因类病因,辨证寓八纲,治则创八法,以法系诸方,将脉、因、证、治化为一体,理、法、方、药贯穿始终,从而构成以辨证论治为核心的诊治体系。自《伤寒杂病论》问世以来,历经一千七百余年,古今中外的中医名家对该书进行了呕心沥血的研究,探幽发微,不遗余力,中医学界无不视其为经典之作,医家之圭臬。其主要原因就在于该书中的理、法、方、药及其辨证论治理论体系,仍有效地指导着当今中医临床和科研,经过长期医疗实践的考验与验证,一直发挥着巨大的作用。这是中医学的精华之一。

二、继承、研究、发展仲景的学术思想

继承、研究、发展仲景的学术思想,对于振兴中医药事业和保障人类健康,是至关重要的事情。随着科学现代化发展的浪潮,中医药学领域对《伤寒论》《金匮要略》的研究涌现出一些用现代科学方法

研究的学者,这是可喜可贺的。我们要发展中医药事业,弘扬仲景学术思想和成就,也是必然的趋势(相关的研究包括有理论方面的探讨、方法论方面的研究、实验研究、临床研究等)。但是,中医学界首先要做的必不可少的工作应该是"继承"。继承是发展和创新的根基,只有在继承的基础上才能有进一步的发展和创新。如果否认了这种关系,就可能失于盲目,或事倍功半。所谓继承,绝非指"照抄照搬",而是指最大程度上领悟、体会仲景的原文原意和原方原药。师其法而不泥其方,就是学习《伤寒论》和《金匮要略》非常重要的方法之一。因为"方"有数,而"法"无度。"师其法"是指认真学习仲景有效的治病法则和方法。"不泥其方"就是指不被《伤寒论》《金匮要略》某方治某病所拘泥,不将其看成是一成不变的,不生搬硬套。

三、中医"风湿病"的病名及概念

关于中医"风湿病"的名称,自古有之。在中医文献中,凡提到"风湿"的,其涵义有二:一是指病因;二是作为疾病的名称。《内经》中除《痹论》篇外,以"风湿"单独出现的有 17 处;张仲景《伤寒论》一书更有特点,其 398 条中均未言"痹",而论及"风湿"者多处,《金匮要略》更是首先极为明确地提出以"风湿"作为病名。如"病者一身尽疼,发热,日晡所剧者,名风湿。""风湿,脉浮身重,汗出恶风者,防己黄芪汤主之。"及至清代喻嘉言《医门法律》则更以"风湿"作为专论,详尽论述风湿为患引起肌肉、关节病证的机制及处方,可谓独具匠心。由此可见,"风湿"一名已有两千多年的历史,然却未能沿用之。我们理解"中医风湿病"的概念,就是人体营卫失调,感受风寒湿热之邪,合而为病;或日久正虚,内生痰浊、瘀血、毒热,正邪相搏,使经络、肌肤、血脉、筋骨,甚至脏腑的气血痹阻,失于濡养,而出现以肢体关节、肌肉疼痛肿胀,酸楚,麻木,重着,变形,僵直及活动受限等症状为特征,甚至累及脏腑的一类疾病的总称。

中医疾病名称的确立,随着医学科学的发展而发展,不断得到完善。中医风湿病作为一个病类的命名,也经历了一个不断发展,不断深化,命名更趋科学、合理,切合临床实用的历史过程。即痹—痹证(症)—痹病—风湿病。"痹"的含义较为丰富,在不同的语句中含义不尽相同,既可以表示命名、症状,也可以表示病机。如《说文解字》云:"痹,湿病也。"宋代王贶《全生指迷方》曰:"若始觉,肌肉不仁,久而变生他证,病名曰痹。"如果"痹"作为疾病命名,广义的"痹"泛指机体为邪闭阻,而致气血运行不利,或脏腑气机不畅所引起的病证,如胸痹、喉痹、五脏痹、五体痹等,而狭义的"痹"就指"痹证"或"痹病"。主要以《内经》中《痹论》篇的论述精神为主线,派生出各种"痹"的名称。但立意的主旨大都围绕着"痹者,闭也""风寒湿三气杂至,合而为痹也"展开。每以肢体关节肌肉疼痛、酸楚、麻木、重着及功能障碍为主要症状;如果出现内在脏腑阴阳失调的种种病证,又皆与外在疾病有着"内外相合"的连带关系而思之。以风湿病的命名取代"痹证"或"痹病"名称,是最近几次全国痹病学术研讨会上提出的。全国矢志研究痹病(证)的中医、中西医结合专家经过反复论证,一致认为"风湿病"的名称更有利于中医学术的发展,有利于中、西医学术交流,有利于临床研究,有利于中医学知识的普及和推广。

四、常用经方点滴体会

(一) 桂枝汤

《伤寒论》一向被中医界誉为方书之祖,而桂枝汤是《伤寒论》的第一首方,故可以说桂枝汤是中医在理、法、方、药辨证论治理论体系指导下应用的第一方。

[组成] 桂枝(去皮)三两,芍药三两,甘草(炙)二两,生姜(切片)三两,大枣(擘)十二枚。

[用法] 上五味,㕮咀三味,以水七升,微火煮取三升,去滓,适寒

温,服一升。服已须臾,啜热稀粥一升余,以助药力。温覆令一时许,遍身絷絷微似有汗者益佳,不可令如水流漓,病必不除。若一服汗出病差,停后服,不必尽剂。若不汗,更服依前法。又不汗,后服小促其间,半日许,令三服尽。若病重者,一日一夜服,周时观之。服一剂尽,病证犹在者,更作服,若不汗出,乃服至二三剂。禁生冷、黏滑、肉面、五辛、酒酪、臭恶等物。

[功用]解肌发表,调和营卫。

[方解]方中桂枝为君药,芍药为臣药,二者构成本方之灵魂。桂枝辛甘而温,气味均属阳,为纯阳之品,甘温能助阳化气而益血;辛主升发、主散,能发汗解肌以祛卫分之邪。白芍酸苦而寒,气味皆属阴,为纯阴之药,酸能敛阴和营,主内、主静、主收。桂枝为典型阳药,白芍为典型阴药,两者相须为用,外散内收,刚柔相济,相得益彰。正如清代名医吴谦所言:"桂枝君芍药,是于发汗中寓敛汗之旨;芍药臣桂枝,是于和营中有调卫之功。"另外,生姜佐桂枝辛温发散、除风祛寒以解肌;大枣佐芍药甘平培土、滋补阴津以养营。姜、枣合用,振奋中州生发之气,鼓化源,充营卫,助气血而和阴阳。炙甘草为使,性味甘平,兴中土而调阴阳,配桂、姜辛甘合化为阳以助卫气,配芍药酸甘化阴以滋营阴,诸药相合,共奏调和营卫、解肌之功效。即《医宗金鉴·删补名医方论》中"桂芍之相须,姜枣之相得,借甘草之调和阳表阴里,气卫血营,并行而不悖,是刚柔相济以为和也。"所言极是也。桂枝汤虽为解肌发表之剂,前辈王子接说它是"和剂"也不无道理。因为桂枝汤能调和营卫,不但能解表,同时也能和里,与麻黄汤专于发表及三承气汤之专于泻里者不同也。

[原书指证](共21条)

第12条:太阳中风,阳浮而阴弱。阳浮者热自发,阴弱者汗自出,啬啬恶寒,淅淅恶风,翕翕发热,鼻鸣干呕者,桂枝汤主之。

第13条:太阳病,头痛,发热,汗出,恶风,桂枝汤主之。

第 42 条：太阳病，外证未解，脉浮弱者，当以汗解，宜桂枝汤。

第 44 条：太阳病，外证未解，不可下也，下之为逆。欲解外者，宜桂枝汤。

第 45 条：太阳病，先发汗，不解，而复下之，脉浮者不愈。浮为在外，而反下之，故令不愈。今脉浮，故知在外，当须解外则愈，宜桂枝汤。

第 53 条：病常自汗出者，此为营气和。营气和者外不谐，以卫气不共营气谐和故尔。以营行脉中，卫行脉外，复发其汗，营卫和则愈，宜桂枝汤。

第 54 条：病人藏无他病，时发热，自汗出而不愈者，此卫气不和也。先其时发汗则愈，宜桂枝汤。

第 56 条：伤寒不大便六七日，头痛有热者，与承气汤。其小便清者，知不在里，仍在表也，当须发汗，若头痛者必衄，宜桂枝汤。

第 57 条：伤寒发汗已解，半日许复烦，脉浮数者，可更发汗，宜桂枝汤。

第 91 条：伤寒，医下之，续得下利，清谷不止，身疼痛者，急当救里；后身疼痛，清便自调者，急当救表。救里宜四逆汤，救表宜桂枝汤。

第 95 条：太阳病，发热汗出者，此为营弱卫强，故使汗出。欲救邪风者，宜桂枝汤。

第 234 条：阳明病，脉迟，汗出多，微恶寒者，表未解也，可发汗，宜桂枝汤。

第 240 条：病人烦热，汗出则解，又如疟状，日晡所发热者，属阳明也。脉实者宜下之，脉浮虚者宜发汗。下之与大承气汤，发汗宜桂枝汤。

第 276 条：太阴病，脉浮者，可发汗，宜桂枝汤。

第 372 条：下利腹胀满，身体疼痛者，先温其里，乃攻其表。温里宜四逆汤,攻表宜桂枝汤。

第387条:吐利止,而身痛不休者,当消息和解其外,宜桂枝汤小和之。

第15条:太阳病,下之后,其气上冲者,可与桂枝汤,方用前法。若不上冲者,不可与之。

第24条:太阳病,初服桂枝汤,反烦不解者,先刺风池、风府,却与桂枝汤则愈。

第164条:伤寒大下后,复发汗,心下痞,恶寒者,表未解也,不可攻痞,当先解表,表解乃可攻痞。解表宜桂枝汤,攻痞宜大黄黄连泻心汤。

第16条:太阳病三日,已发汗、若吐、若下、若温针,仍不解者,此为坏病,桂枝不中与之也。观其脉证,知犯何逆,随证治之。桂枝本为解肌,若其人脉浮紧,发热汗不出者,不可与之也。常须识此,勿令误也。

第17条:若酒客病,不可与桂枝汤,得之则呕,以酒客不喜甘故也。

《伤寒论》用桂枝汤解表的条文即以上21条,细读之,便可省悟到仲景用桂枝汤解表时,在服药方法上有其特殊的要求:一要求"服已须臾,啜热稀粥一升余,以助药力";二要"温覆令一时许"如此欲达"遍身漐漐,微似有汗"之目的。而之所以有这种特殊要求是因为桂枝汤原本不是一个发汗剂,而是一个解肌剂。解肌与发汗是不同的。发汗是通过药力的外向、开散、透达、泄越发散之功,使皮毛、腠理、魄门得以开泄,外邪随汗出而解,如麻黄汤。解肌是通过药力使在表的营卫得以调和,肌腠得以疏解,使在肌表之邪随汗出而去。解肌与发汗乃同中有异,不解此理,便难以正确地使用桂枝汤。医圣仲景尤恐后学不解其意,误将麻黄汤之发汗与桂枝汤之解肌混为一谈,特于《伤寒论》第16条重申:"桂枝本为解肌……常须识此,勿令误也"。句中的"本为解肌"四字,恰为仲景先师之忠告,也就是说,解肌之剂的桂枝汤若用于解表，就必然要借谷气以"助药力"，同时温覆，方可使汗出病愈。

桂枝汤解肌，是其能调和营卫之功能的一种体现。但桂枝汤调和营卫之功不仅仅表现为解肌以治太阳中风证的营弱卫强，而是凡在表之营卫不和证，皆可以桂枝汤治之。如《伤寒论》第53、54条之自汗出证，皆非太阳中风之外感，乃为杂病所致在表的营卫不和之自汗证，没有外邪，纯属营卫之间的不和谐，或卫气自身不和所致，投以桂枝汤，旨在调其营卫，营卫和则愈。另，营卫不和不仅表现为自汗出，还可由于营卫之行涩而致肌肤麻木、疼痛、身痒等。只有深悟了桂枝汤具有调和营卫之佳能，方大有益于临床实践。

[体会]

中医之风湿病又称痹证、痹病。在其辨证论治的过程中常常运用"调和营卫"之法。笔者认为究其源由有四：其一，痹即闭阻不通之意，本病的发病乃因体虚、阳气不足、腠理空疏、卫阳不固、风寒湿热等诸邪乘虚侵袭、流走脉络，遂致气血运行不畅而成。其二，营卫不和常见症状为发热或不发热而汗出，或恶风畏寒、喜覆衣被等。皆因卫阳护外有碍，营阴内守有障之故。在风湿病中，无论是邪之初侵，还是邪之久稽均屡见之；尤其在现代医学所指风湿性疾病之活动期，亦颇多见。其三，营卫不和实乃气血不和、阴阳不和，而中央脾土为气血化生之源，阴阳滋生之基，故调和营卫旨在"培源制流"。其四，仲景遗训，发人深思，调和营卫之"旗方"虽为"桂枝汤"，然桂枝汤法绝非仅为太阳表虚证及其兼证或变证的主方，而在杂病中亦可加减化裁用之。

笔者认为调和营卫之法内涵颇深。首方桂枝汤之组方绝妙无比，我们必须深悟其理，知常达变，随证化裁，拓其应用，方能收到得心应手之效。现将临证粗浅体会介绍如下：

第一，桂芍相得，调和营卫。桂芍相得其义有二：一则桂枝辛温,辛能发散、温通卫阳。白芍酸寒,酸能收敛,寒能清热和营,二者相伍,于发汗中寓敛汗之功,于和营中有调卫之能。二则桂枝乃血分阳药,主走表;白芍乃血分阴药而走里。桂枝辛温通阳而活血;白芍苦泄,调营而通络,两药相配能通肌表、活血脉、调脏腑,如此一散一收、一走一守、一温一通、调和营卫,相得益彰。

第二,顾护脾胃,调和营卫。脾胃位居中焦,乃气血生化之大源,同时又是斡旋气机之中枢。而营卫皆生于脾胃运化之水谷。营卫失调时,无论是卫弱、营虚或营卫俱损欲调之、助之、补之、和之,都须旺其化源,以求其本。

第三,温阳补肾、调和营卫。营卫化生其源在脾胃,其根在于肾。所以,温阳补肾必不可缺,只有肾阳得温、肾精得蕴、脏腑得充、气机得畅、脾胃得健、营卫得和,方可痹去身安。

第四,燮理阴阳,调和营卫。在治疗风湿病中运用调和营卫之法时,一定要注意"顺其营卫之性,擅于阴阳并调"为宜。卫属阳、营属阴。据其阴阳属性,卫气宜温宜固,营气宜养宜敛。营行脉中,卫行脉外,阴阳相随互根互用。今营卫失和,非单纯助卫或和营所能奏效,须营卫兼顾、阴阳并调,方能使其协调统一、营卫得和。

第五,知常达变,调和营卫。知者知晓,常者普通,经常即不变也;达者通达,懂得透彻;变者变化、改变。也就是说,我们要知晓营卫失和、调和营卫之"常理"。师其法,不泥其方,通达透彻理解其"变化"。

总之,在风湿病的治疗中,调和营卫法的运用是屡见不鲜的,然深悟其机理,知晓其变通,掌握其法度,方可取得佳效。

(二) 桂枝加桂汤

桂枝汤中桂枝与芍药应等量。若量有偏颇,则方名各异。方义、功能、主治则亦各异也。本方即桂枝汤加重桂枝用量而成。

[组成] 桂枝(去皮)五两,芍药三两,甘草(炙)二两,生姜(切片)三两,大枣(擘)十二枚。

〔用法〕上五味,以水七升,煮取三升,去渣,温服一升。本云:桂枝汤,今加桂满五两。所以加桂者,以能泄奔豚气也。

〔功用〕温通心阳,平冲降逆。

〔方解〕桂枝、甘草辛甘合化、温通心阳而降冲逆;更用芍药配合甘草,酸甘化阴以和卫阳;生姜、大枣能佐桂、甘以化生荣卫之气。诸药共奏调和阴阳,平冲降逆之效。本方桂枝增量至五两,即可解肌通阳,又可平冲降逆。

〔原书指证〕

第117条:烧针令其汗,针处被寒,核起而赤者,必发奔豚,气从少腹上冲心者,灸其核上各一壮,与桂枝加桂汤,更加桂二两也。

对于发生奔豚的注释,各家不同。如成无己、章虚谷认为奔豚的产生是因肾气由寒邪引动而上乘;黄元御认为汗后阳虚脾病,木气不舒,风木郁动必发奔豚;钱天来则认为寒邪侵袭,直达阴经,淫邪迅发而致奔豚。即肾脏阴寒之气上攻所致。诸说虽不同,但皆可参考之,笔者认为尤以成、章二氏之说更为切当。

目前中西医结合研究表明,奔豚气主要与边缘系统、下丘脑、自主神经功能失调,交感神经功能偏亢等多种原因有关。现代临床中本方可用于心脏病、头痛、眩晕、胃炎、神经官能症、更年期综合征、慢性结肠炎等病具有心胸不适,有气上冲感者的治疗。

〔体会〕

1. 临床应用范围

在诸种风湿性疾病中,兼见汗出恶风、畏寒喜暖、关节冷痛、四末不温等症状时,如硬皮病、雷诺现象、类风湿关节炎或合并周围神经病变,甚至冻疮等均可用本方加减用之。

2. 应用加减法举隅

单用本方治疗风湿病势单力薄,故可以本方寓于治风湿病药方中合用,或者以本方为基础加味。若伴有气滞血瘀者,可加黄芪、当归、川芎、桃仁、红花等以益气养血,活血通络;若畏寒喜暖、四末不温,甚则四末厥冷者,或里寒盛者,可加制附片、肉桂、干姜等;若恶风寒,喜覆衣被者,加麻黄、羌活、防风等加强温散表寒之力;若四末不温,麻木不仁者,加炙穿山甲、防风、羌活、薏苡仁等以除湿通络;若关节冷痛,夜间痛甚,加海风藤、鸡血藤、鹿衔草、伸筋草等以祛寒利节;若腰膝酸软,神疲倦怠等,肝肾不足者,加用续断、杜仲、桑寄生、牛膝等以补益脾肾、扶正祛邪;若脾胃气滞,升降失司,加木香、炒枳实、炒枳壳等燮理气机使脾气得升,胃气得降;若少腹胀坠不舒,甚则疼痛者,加乌药、小茴香以加强调气消胀之功。

(三) 桂枝加芍药汤

本方为桂枝汤原方加重芍药剂量所组成。此方为阴和阳之法,妙在以太阳之方治太阴之病。

[组成] 桂枝(去皮)三两,芍药六两,甘草(炙)二两,生姜(切片)三两,大枣(擘)十二枚。

[用法] 上五味,以水七升,煮取三升,去滓,温分三服。本云:桂枝汤,今加芍药。

[功用] 调脾和中,缓急止痛。

[方解] 方中桂枝配甘草,温阳和中;倍芍药佐甘草,酸甘相辅,恰合太阴之;芍药又能监桂枝深入阴分,升聚其阳,解太阳陷入太阴之邪,复有姜、枣为之调和,则太阳之邪不留滞于太阴。故本方证以脾胃郁滞,气血不和为主要病机。专为腹满时痛或腹痛下痢而设。关于芍药能治腹痛,将在“芍药甘草汤”中解之。至于芍药能治痢疾,《本经》载芍药“主邪气腹痛,除血痹”,《本草纲目》载芍药“止下痢,腹痛后重”,皆说明芍药能治痢疾。这与现代药理研究中芍药具有镇痛、镇静、抗炎、抗菌、抗病毒等作用是相合的。

[原书指证]

第 279 条:本太阳病,医反下之,因而腹满时痛者,属太阴也,桂枝加芍药汤主之。

［体会］

1. 临床应用范围

在诸种风湿病中：一是，凡见营卫不和、汗出较多者可用之；二是，凡见颈项、脊背、肢体关节挛急疼痛、舒展不利者亦可用之；三是，若上述两证又兼见腹中不和／或腹满胀和／或疼痛不舒还可用之。

2. 应用加减法举隅

本方很少单用于治疗风湿病的方药中。一是，以本方为基础，酌加治风湿之药，参考"桂枝加桂汤"；二是，若汗出多而恶风著时，可酌加玉屏风散（黄芪10~15g，防风10~15g，焦白术12~15g，）；三是，将本方寓于治风湿病方药中合用。

注：桂枝加桂汤与桂枝加芍药汤，皆由桂枝汤化裁而来。方中的桂枝、芍药的配伍运用为精髓，二药于方中散与收、走与守、温与通，调和营卫是三方共具之功。但桂枝汤中桂与芍剂量均等，更以调和营卫而具其长；桂枝加桂汤是桂枝倍芍药之剂量，虽调和营卫之性仍在，然其更具温阳通达，解肌祛邪之功。故于临证中有汗出恶风、畏寒喜暖、关节挛痛、四末不温等，即可选用本方伍用；桂枝加芍药汤，乃芍药倍桂枝的剂量，虽亦有调和营卫之共性，但更长于缓急止痛、调和中州。故临证时，身见汗出较多，颈项脊背肢体关节挛痛不舒，腹中不和者，皆可伍用本方。所以在治疗风湿病的临床实践中，我常用三方谨守证、慎调量、活用之、不离"经"。

（四）芍药甘草汤

芍药甘草汤系《伤寒论》中《辨太阳病脉证并治篇》中用于误投桂枝汤后阴阳转化证的方剂。实即桂枝汤去桂枝、生姜、大枣而成。

［组成］芍药四两，甘草（炙）四两。

［用法］上两味，以水三升煮取一升五合，去滓，分温再服。

［功用］益阴荣筋，缓急止痛。

［方解］《本经》说芍药主"邪气腹痛"，其苦酸微寒，入肝经；《别

录》论甘草"通经脉,利血气",其甘平入,热者可加黄芩,夹寒者可加干姜。《传言适用方》称之"中岳汤",主治湿气,腿脚赤肿疼痛及胸胁痞满,气不升降,遍身疼痛,并治脚气;《朱氏集验方》称之"去杖汤",治脚弱无力,行走艰难;《医学心悟》说芍药甘草汤治腹痛如神。

[原书指证]

第29条:伤寒脉浮,自汗出,小便数,心烦,微恶寒,脚挛急,反与桂枝汤,欲攻其表,此误也。得之便厥,咽中干,烦躁吐逆者,作甘草干姜汤与之以复其阳。若厥愈足温者,更作芍药甘草汤与之,其脚即伸。

[体会]

要在临床中很好地应用芍药甘草汤,首先要了解白芍、赤芍的区别,"白补而赤泻,白收而赤散",是对临床应用芍药的经验和性能的高度概括和总结,对后世影响极大。

1. 临床应用范围

本方貌似药少力单,但在治疗诸种风湿病中,凡是出现肢体关节挛痛、屈伸不能者皆可用之。无论是偏热性证候,还是偏寒性证候,均可伍入治疗风湿病的药物。

2. 应用加减法举隅

如若肢体关节挛痛而不红肿且畏寒者,可用白芍、炙甘草加羌活、独活、防风、伸筋草、鸡血藤、海风藤、松节、桂枝、制附片等;如若肢体关节挛痛、肿胀、红热者,可用赤芍、生甘草加羌活、独活、防风、忍冬藤、秦艽、青风藤、络石藤、豨莶草、桑枝、猪苓等;若肿胀明显者,可加入茯苓、泽兰、泽泻、益母草、片姜黄、炒枳壳、炒白芥子、苍术、白术等;若汗出乏力著者,可加入黄芪、白术、防风、桂枝、生姜、大枣、百合等,并加大芍药的用量。

3. 临床点滴

白芍总苷,经众多的药理实验证实具有镇痛、镇静、调节免疫,解痉、抗炎、抗菌、抗病毒等作用,尤其对多发性关节炎有明显的防治作用,故在诸种风湿病表现的关节炎(尤其是类风湿关节炎)中均广泛应用。更因其保肝、抗溃疡的作用而得到医者的青睐。但因白芍总苷性偏寒,可有腹泻、便溏之弊,故需常用甘草 10g,煎水 100ml,分 3次送服白芍总苷胶囊(每次 0.6g),可避免此弊。如若不解者,可加服参苓白术丸(每次 6g,每日 3 次)即解。因白芍总苷益多弊少,故在长期久服的治疗风湿病中药、西药中配合应用,可减轻其不良反应,增强疗效,起到很好的效果。

（五）桂枝加葛根汤

本方是桂枝汤减少桂枝、芍药的剂量再加葛根一味所组成。

［组成］桂枝(去皮)二两,葛根四两,芍药二两,生姜(切片)三两,甘草(炙)二两,大枣(擘)十二枚,麻黄(去节)三两。

［用法］上七味,以水一斗,先煮麻黄、葛根,减二升,去上沫,内诸药,煮取三升,去滓。温服一升,覆取微似汗,不须啜粥。余如桂枝法将息及禁忌。

［功用］解肌祛风,升津舒经。

［方解］本方以桂枝汤解肌祛风、调和营卫;加葛根既可加强解肌祛风的作用,又可升腾津液、疏通经脉的凝滞而解项背拘急、俯仰不能自如的症状。故本方证是以风邪外袭,太阳经输不利为主要病机的病证。而本病证临床特点主要由两部分组成:其一是太阳病汗出恶风,其二是项背强几几。项背乃太阳经脉所过之部,风寒外束,太阳经气不舒,津液敷布不利,经脉失于濡养,则项背拘急,仰俯不能自如。几几乃指短羽之鸟欲飞不能之状,即形容强急之形,欲伸而不能伸也。此方证即为太阳不解而阳明初见,其势有由太阳转阳明之征象,故于方中加重葛根,其寓先达阳明经之意,以伐阳明之邪。又因太阳未罢,故仍用桂枝汤以截其后,但其方中桂枝、芍药减量,既不使葛根留滞太阳,又可使桂枝、芍药并入阳明,以监其发汗太过。由此不难看出,本方的宣阳益阴之功颇为

周全。

[原书指证]

第14条;太阳病,项背强几几,反汗出、恶风者,桂枝加葛根汤主之。

[体会]

1. 临床应用范围

方中葛根味甘辛,性凉(平),概括其用有三:一则开阳发表,解肌祛风,助桂枝汤以解肌、解表;二则舒筋通络,解经脉、气血之凝滞;三则起阴气而润燥,以缓解经脉之拘急。加入桂枝汤中既升津液濡润经脉,又助桂枝解肌祛邪,颇为对症良药。故而在诸种风湿病中,凡见到营卫不和兼项背僵硬,屈伸不利,疼痛不舒时,均可采用本方加味治之。

2. 应用加减举隅

本方可单用或加入祛风湿之药物中合用。若风湿证属寒性,项背强急重者,可酌加伸筋草(苦辛平)、木瓜(酸温),并加重羌活、鹿角、狗脊用量等以加强祛风除湿、舒筋活络之力,兼有祛湿和胃之效;若风湿证属热性,而见项背强几几者,可酌加伸筋草、络石藤、桑枝等,以舒筋活络、祛风除湿、清热利节;若见脊背颈项僵直,坚硬甚如石者,可酌加生薏苡仁、威灵仙、老鹳草、白僵蚕等,以祛湿除僵、舒筋利节。

(六) 当归四逆汤

当归四逆汤是从桂枝汤发展而成的,用于寒凝血脉、血行不畅的脉细欲绝、手足厥寒之证。当归四逆汤证不称四肢厥冷,而称手足厥寒,说明肢厥的程度较轻。其依据有二:一是指"手足"而未及"四肢";二是指"厥寒"而非"厥冷"。正如前贤王晋三云:"四逆虽寒而不至于冷。"本证另一个辨证要点是脉细欲绝,乃因血虚寒凝,不能荣于脉中,故脉细欲绝,四肢失于温养,故手足厥寒。本证与能破阴回阳的通脉四逆汤所主治的"脉微细欲绝"是不同的。本证患者大都平素营血不足,外变寒邪,气血被寒邪所遏,运行不畅所致,故应温通经脉,养血散寒。

[组成]当归(去皮)三两,芍药三两,桂枝三两,甘草(炙)二两,通草二两,大枣(擘)二十五枚,细辛三两。

[用法]上七味,以水八升,煮取三升,去滓,温服一升,日三服。

[功用]养血通脉,温经散寒。

[方解]本方即桂枝汤去生姜,倍大枣,加当归、细辛、通草而成。当归、细辛温养血和血,是养肝血之要药。辅以桂枝温经通阳,芍药滋阴和营。芍药合当归,加强养血之功;桂枝配当归,提高温通之力;芍药配桂枝,内疏厥阴,外和营卫;佐细辛、通草温经脉、畅血行。本方尤妙在重用大枣,合甘草补益脾胃,调生化之源,既能和厥阴以散寒抑,又能调营卫而通阳气。

[原书指证]

第351条:手足厥寒,脉细欲绝者,当归四逆汤主之。

[体会]

1. 临床应用范围

凡风湿性疾病并见手足厥寒,脉细欲绝者皆可用之。尤其是常并见雷诺现象的风湿病,如系统性红斑狼疮、硬皮病、结节性多动脉炎、皮肌炎、混合性结缔组织病等。

2. 应用加减举隅

若有久寒,肢端发凉冰冷,呈苍白或淡红色,血虚寒凝较重者,可酌加吴茱萸、生姜,以温中散寒、通络止痛;若兼见面色㿠白,畏寒喜暖,小便清利,口不渴等,为阳虚寒凝证,可合用阳和汤(熟地黄、白芥子、鹿角胶、肉桂、姜炭、麻黄、生甘草)加减用之,以温补和阳、散寒通滞。若兼见手指、足趾苍白发冷,渐转青紫,伴麻木、刺痛感,得温则减之,为气虚血瘀之征象,可合用黄芪桂枝五物汤(黄芪、芍药、桂枝、生姜、大枣)加减用之,以增益气温阳、活血通络之功。

（七）桂枝芍药知母汤

桂枝芍药知母汤证病程较长，正虚邪痹是其基本病机。所谓正虚为气血阴阳俱不足，所谓邪痹为风、寒、湿、热诸邪阻痹。杂合之病，则需杂合之方施治，故成桂枝芍药知母汤之方。

［组成］桂枝四两，芍药三两，甘草二两，麻黄二两，生姜五两，白术五两，知母四两，防风四两，附子(炮)二枚。

［用法］上九味，以水七升，煮取二升，温服七合，日三服。

［功用］祛风除湿，温经散寒，养阴清热。

［方解］本方为桂枝汤去大枣加减而成。本方证以历节病日久，正虚，风、寒、湿邪阻痹，化热伤阴，肝肾不足为主要病机。方中桂枝、麻黄、防风发表行痹；甘草、生姜和胃调中，芍药、知母合阴清热；而附子用知母之半，行阳除寒；白术合桂、麻，能祛表里之湿；而生姜多用，因其性味辛温，温散寒邪，兼能使诸药宣行也。故本方实为治风湿历节反复发作，多出现身体瘦弱，关节肿大或变形，剧烈疼痛或发热不解等症。治疗方法须祛风除湿、温经宣痹、滋阴清热并用，风湿去、虚热除、阴血生，则病自愈。

［原书指证］

《金匮要略·中风历节病脉证并治第五》：诸肢节疼痛，身体魁羸，脚肿如脱，头眩短气，温温欲吐，桂枝芍药知母汤主之。

［体会］

1. 临床应用范围

桂枝芍药知母汤以桂枝行阳，知母、芍药养阴，方名取三个药名，可知本方证是阴阳俱痹也。所以在诸多风湿病中，无论表现为寒性证候，还是热性证候，均可加减用之。

2. 应用加减举隅

若本方证并见热性证候时，重用知母，可加石膏、寒水石及清热利节之品，如桑枝、忍冬藤、青风藤、秦艽、豨莶草等；若本方证寒性证候明显时，可重用桂枝、附子的用量，并酌加祛寒利节之品，如海风藤、鸡血藤、千年健、松节、苍耳、蚕沙等。本方药物剂量加减运用,若肢节挛痛,难以伸屈,得热则减者,倍加附子、麻黄;身体滞重,关节沉着肿胀,遇阴雨天加重者,倍加白术;疼痛部位灼热,湿气化热者,倍加白芍、知母、附子、甘草;日轻夜重,倍加知母、芍药。

第十四章 以痿痹辨治风湿病继发肌少症

肌少症是一种由骨骼肌质量和功能减退，肌强度下降或肌肉生理功能减退，肌力及活动能力下降的综合征。本概念最初是Rosenberg于1989年提出的，用来描述随着年龄增长而出现的肌肉减少现象。本病是一种进行性、广泛性的骨骼肌疾病，与跌倒、骨折、身体残疾和死亡不良后果的发生有着密切的关系。嗣后，2010年，在欧洲老年人肌肉减少症工作组的努力工作下，产生了"肌少症"的国际共识和定义，继之国际肌少症工作组也公布了新共识；2014年亚洲肌少症工作组发表了共识报告，2016年中华医学会骨质疏松和骨矿盐疾病分会发表了国内肌少症专家共识；2018年初欧洲老年人肌肉减少症工作组总结了近十年来肌少症临床和科研的研究成果，修正了诊断标准，旨在提高对肌少症的诊断及风险的认识，提高对该病认识的一致性，以促进肌少症的早发现、早诊断、早治疗，并倡导在肌少症领域开展更多的研究，以预防和延缓疾病的发生、发展，减轻对患者、家庭及国家所造成的沉重负担。肌少症现在已被正式确认为一种肌肉疾病，其诊断代码为ICD10-MC。

一、风湿病继发肌少症的内涵

随着肌少症研究的深入，越来越多的研究提示，肌少症常见于合并一种或者多种慢性病的老年人，如合并糖尿病、慢性阻塞性肺疾病、充血性心力衰竭、肿瘤、抑郁症、风湿免疫性疾病、慢性肾病等，尤其是风湿免疫病更应予以关注。其一，肌少症的主要原因之一是衰老引起的氧化损伤积累和低水平验证状态，而风湿免疫病普遍存在着慢性炎症。其二，风湿免疫病引起疲劳、关节和额肌肉疼痛。疲劳和疼痛阻碍了患者的运动，关节病变还可以通过关节原型肌肉控制减弱肌肉力量。患者的肌力下降、运动减少，使肌肉萎缩，形成恶性循环。其三，治疗风湿病的常用药物，如糖皮质激素和非甾体抗炎药会加速肌肉流失。其中,环氧化酶抑制剂,如塞来昔布、艾瑞昔布等,还会抑制老年人肌肉的生长。所以风湿免疫病继发肌少症是绝不容忽视的。为此,风湿病继发肌少症需要引起关注和重视,积极干预和控制危险因素。风湿病与肌少症应协同诊治,做到早发现、早诊断、早受益。

2010年欧洲老年人肌肉减少症工作组明确指出,肌少症主要分为两大类。①原发性:老年性增龄相关肌少症。②继发性:与慢性疾病及不良生活方式相关的肌少症。

二、痿痹的内涵

中医学将风湿病归属于"痹病"范畴,而"肌少症"归属于"痿病"范畴。《临证指南医案·痹》中记载:"其实痹者,闭而不通之谓也。"目前普遍认为,痹病是由于感受风、寒、湿、热等邪气闭阻经络,肌肉、关节、筋骨等发生疼痛、重着、酸楚,或关节屈伸不利、肿大、畸形的一种疾病。《证治准绳·杂病》云:"痿者,手足痿软而无力,百节缓纵而不收也。"指出痿病是肢体筋脉弛缓、软弱无力,不能随意运动,或伴有肌肉萎缩的一种病证。历代医家分论痿病、痹病的内容颇为丰富。但单纯的痹病或痿病都不能囊括风湿病肌少症的实质内涵,当结合临床实际从经典文献出发,对病因病机进行分析与探寻,探究痿痹的内涵。

痿痹最早见于《内经》,《素问·气交变大论》云:"暴挛痿痹,足不任身。"《神农本草经》云:"寒湿痿痹,四肢拘挛,膝痛不可屈伸。"《太平圣惠方》曰:"夫风、寒、湿三气合为痹病也。在于阴则其人筋骨痿枯,身体急痛,此为痿痹之病。"痿痹是关节肌肉疼痛(痹病)与筋骨痿软(痿病)并存的疾病。《医学入门》云:"痹属风寒湿三气侵入而成,然外邪非气血虚则不入,此所以痹久亦能成痿。"《证治汇补》曰"痹久成痿",可见痹病日久容易合并或形成痿。

痿痹有狭义和广义之分,广义的痿痹是痿病和痹病的合称。《汉书·哀帝纪》曰:"痿,亦痹病也。"《叶选医衡·风痹痿论》曰:"痹与痿俱有筋骨皮肉脉五者之分,又俱有气血不行、肌肉不仁、四肢不用等证,故有以痹、痿同称者,因其病形之相似也。"狭义的痿痹是由痹病发展而来的,症见关节疼痛、肌肉萎缩以及肢体失用为特点的严重痹病。

三、因痹致痿与风湿病肌少症病机契合

基于上述经典论述及多年诊疗经验,我们认为狭义的"痿痹"与"风湿病肌少症"无论是从"因痹致痿"的病机特点还是临证表现,都与"风湿病继发肌少症"高度吻合,故而认为"风湿病继发肌少症"应归属于中医学"痿痹"范畴。痿痹是痹病进一步发展的结果,其病理特点亦是虚实夹杂,是脏腑功能虚损、风寒湿等邪气及内在病理产物相互胶结的过程。清代李用粹《证治汇补》云:"痹久成痿,虚之所在,邪必凑之。"

(一)肾、肝、脾虚损是发病的内在基础

1. 肾主骨,肾虚则骨枯肉软

宋代陈自明《妇人良方集要》曰:"若肾水亏损,不能滋养筋骨,或肝脾血虚,而筋痿痹,用六味丸。"提示痿痹的发生与肝、脾、肾相关。笔者认为肾虚受邪是风湿病发生的基础,痹病迁延日久肾精不充,肾气不足,在里不能充养骨骼则骨肉痿软,在表不能祛邪外出则正虚邪恋。《难经》云:"足少阴气绝,则骨枯。少阴者,冬脉也,伏行而濡于骨髓。故骨髓不濡,即肉不着骨;骨肉不相亲,即肉濡而却;肉濡而却,故齿长而枯,发无润泽;无润泽者,骨先死。"肾中精气不足,骨髓失于温养,寒凝肉滞,则肌肉痿软失用;肌肉痿软,牙齿、头发无泽,皆是肾精亏虚,骨骼失濡导致骨先死的表现。

2. 脾主肉,脾病则肉痿

《素问·太阴阳明论》云:"今脾病不能为胃行其津液,四肢不得禀水谷气,气日以衰,脉道不利,筋骨肌肉皆无气以生,故不用焉。"

脾胃为后天之本,脾胃虚弱,不能运化水谷精微,日久气血亏虚、脉道失养,四肢骨骼、肌肉失养失用。《素问·脏气法时论》曰:"脾病者,身重,善肌肉痿,足不收。"《灵枢·经脉》指出"肉为墙",墙有卫外护内的功能,即有抗御外邪的作用。脾失健运可致肌肉痿弱失用,卫外功能减退,易受外邪侵袭。

3. 肝主筋,肝虚则筋肉失用

《说文解字》云:"筋,肉之力也。"筋性坚韧,可约束骨骼,是肌肉力量的来源;肉起屏障功能,能够保护内在脏器及筋骨关节,且在外力作用时有缓冲作用。筋肉在骨性疾病整体治疗中非常重要。唐代王冰云:"夫人之运动者,皆筋力之所为也,肝主筋……魂之居也。"五脏当中,肝藏血主筋、主疏泄,筋的活动有赖于肝血的濡养和气机的调畅,气血畅达于筋,筋膜得养则舒缓自如。《素问·上古天真论》云:"七八,肝气衰,筋不能动。"若肝血不足、肝失疏泄,则筋膜失养、运动不利,表现关节拘挛、屈伸不利或肌肉萎弱无力。喻昌《寓意草》云:"痿痹,筋脉短劲,肝气内锢……筋反舒矣",说明肝脏、筋膜与痿痹的形成密切相关。

(二) 风、寒、湿邪是发病的外在条件

《素问·痹论》云:"风、寒、湿三气杂至,合而为痹。"痹病的形成责之于外感风寒湿邪的侵袭,痿痹是继发于痹病的证候,因此痿痹的始动因素同样离不开风寒湿邪侵袭。《诸病源候论》云:"夫风、寒、湿三气合为痹。病在于阴,其人苦筋骨痿枯,身体疼痛,此为痿痹之病。"指出感受风、寒、湿邪之后出现身体疼痛与筋骨痿枯并存之证,就是"痿痹"之证。清代喻昌《医门法律》曰:"至于筋缓不收,痿痹不仁,因其风热胜湿,为燥日久,乃燥病之甚者也。"可见燥邪亦是痿痹形成的诱因。

(三) 痰瘀胶结为发病的关键

《杂病源流犀烛》云:"痹者,闭也。三气杂至,壅蔽经络,血气不行,不能随时祛散,故久而为痹。"提示痹病并不单因风、寒、湿三

气所致,痰、瘀同样是痹病发生发展的重要因素。《类证治裁·痹证》言:"痹久必有瘀血。"久病入络,痼病必瘀。《证治汇补》曰:"面色如土,四肢痿痹,屈伸不利者,风湿挟痰也。"可见气滞、痰浊、瘀血是痹病日久的病理产物,又是痿痹发生发展的关键因素。痹病日久络脉痹阻,影响气血津液的运行和输布。血滞而为瘀,津血同源,津液为血液的一部分,血滞而津停,停而成痰,酿成痰浊、瘀血,胶着于骨骱,导致骨损、筋挛、肉削,形成痿痹。

四、以痿痹治疗风湿病肌少症

历代医家关于痿痹的治疗各有论述,针灸、导引、方药、外洗等方法不断丰富,如《针灸甲乙经》记载针灸治疗痿痹"肤痛痿痹,外丘主之"。《诸病源候论》云:"左右手夹据地,以仰引腰五息止,去痿痹,利九窍。"用导引法治疗痿痹。《千金翼方》记载乌雄鸡血、魁蛤、五母麻、理石、类鼻、蜀格,以及八风十二痹散治疗痿痹等。痿痹是痹病的进一步发展,因此笔者认为治疗痿痹切不可忽视痹病的治疗,并通过多年临床经验总结出治疗风湿病肌少症当"除痹祛痿",痿与痹同治。临证时详辨"痹已成痿"的临床特点,痹致肉削,应尽早给予平补、缓补、协补之法以补肾填精使骨壮肌盈;予柔肝、滋肝之法以养肝荣筋,使骨正筋柔;予健脾益气、荣肌充肉之法使气血充盈,肌肉得充。同时,应祛邪通络、燮理气机,时刻关注疾病的动态发展。

(一) 补肾填精,固卫和营

肾虚是痹病发病的基础,痿痹是痹病的进一步发展,因此,补肾仍是治疗痿痹的第一要务。《素问·阴阳应象大论》云"肾生骨髓""在体为骨"。肾藏精主骨生髓,肾精充足则骨骼充养有源,髓强骨壮,手足强劲灵巧。《灵枢·经脉》曰:"少阴者,冬脉也,伏行而濡骨髓者也,故骨不濡,则肉不能着也;骨肉不相亲,则肉软却;肉软却,故齿长而垢,发无泽;发无泽者,骨先死。"肾中精气充盈,骨髓得以温养,肌肉方能附着于骨而得以充养,若肾精不足,骨髓失养,骨肉相离则肌肉萎缩。《灵枢·本脏》云:"视其外应,以知其内脏,则知所病矣。"故骨肉之荣与枯、健与痿,皆反映了肾精之盈亏、肾气之盛衰。因此,在治疗痿痹时要补肾填精,肾精充、骨髓满,方能骨壮肌盈。临证之时可根据辨证选用补肾阳之狗脊、续断、杜仲、骨碎补、补骨脂、鹿角胶等与补肾阴之熟地黄、桑寄生、女贞子、墨旱莲、龟甲、鳖甲配伍使用,阴阳协调、补肾填精。

《读医随笔》曰:"卫气者,本于命门。"《血证论》曰:"肾者水藏,水中含阳,化生元气……运行于外则为卫气。"卫气具有卫外御邪之功能,其根源在于肾。肾之阳气不足,卫气亦虚,卫外不固则易受寒湿之邪侵扰,易出现肉削、筋伤、骨损的痿痹之证。《灵枢·本脏》云:"卫气者,所以温分肉,充皮肤,肥腠理,司开阖者也。"补益肾气可温分肉、充肌肤、肥腠理,达到固卫充肌的作用。《证治准绳·杂病》曰:"留着之邪,与流行荣卫真气相击搏,则作痛痹。若不干其流行出入之道则不痛,但痿痹耳。"因此,风湿病肌少症的治疗常在补肾填精的基础上配伍桂枝、芍药等温肾以调和营卫,从而达到固卫充肌之效。

(二)健脾益气,养血充肌

《太平圣惠方》记载:"脾胃者,水谷之精,化为气血,气血充盛,营卫流通,润养身形,荣于肌肉也。"巢元方《诸病源候论》云:"人以胃气养于肌肉经络也,胃若衰损,其气不实,经脉虚,则筋肉懈惰。"脾胃为后天之本,肌肉的温煦与濡养,有赖于脾胃化生的气血,脾胃虚弱则筋肉松弛软弱。痿痹虽以肾虚为前提条件,但久病必殃于脾,脾胃失健,湿从内生,与外湿相合,导致湿邪久羁不除,病程缠绵。加之长期服药损伤脾胃,运化功能失常,气血生化乏源,肌肉失去濡养,则表现为肌肉萎缩,甚至出现萎弱不用。因此,在风湿病肌少症的治疗中,健脾益气、养血充肌尤为重要。通过健脾和胃,滋生气血生化之源以充肌养肌。

《四圣心源》曰:"肌肉者,脾土之所生也,脾气盛则肌肉丰满而充实。"临证时可选温运中土"益脾阳"与甘平滋润"滋脾阴"的药物相伍为用,以达健脾益气、养血充肌之效。笔者常以白术、山药相须为用,白术甘苦温,温脾以助脾阳,《神农本草经》记载其"主风寒湿痹,死肌"。山药甘平柔润以滋脾阴,《神农本草经》记载其"补中益气力,长肌肉,久服耳目聪明",两药相合,使脾阳得温,脾阴得养,肌肉得充。《医宗必读·虚劳》云:"独举脾肾者,水为万物之元,土为万物之母,二脏安和,一身皆治,百疾不生。"治疗时还可选用脾肾双调的药物,补肾阳可助脾阳,且可防滋腻之药碍胃。临证常用补骨脂、缩砂仁、淫羊藿、益智仁等兼入脾及肾,而达健脾益肾之功效。

(三) 补血益精,养肝荣筋

《杂病源流犀烛·筋骨皮肉毛发病源流》曰:"筋也者,所以束节络骨,绊肉绷皮,为一身之关纽,利全体之运动者也。"全身关节肌肉的运动依赖于筋的活动。《素问·六节脏象论》:"肝者……其充在筋。"肝藏血主筋,肝气血充盛,筋膜得肝血充养则筋力强健,得肝气调畅则肌肉运动灵活。肝肾同源,肾精亏虚、肝血不足,筋骨失养,筋骨肌肉运动不利,则成痿痹;脾为后天之本,气血化生之源,肝脾血虚,同样是痿痹形成的重要原因。因此临证时选用当归、白芍、生地黄、枸杞子、山茱萸、川楝子、沙苑子、杜仲、黄精、桑寄生等药物养肝荣筋。

(四) 祛邪活络,燮理气机

风、寒、湿等致病邪气是痿痹发病的重要因素,在培元固本的同时需注意祛邪活络,根据致病邪气的特点选用相应祛风、散寒、除湿、清热的药物,同时配伍通经活络之药。清代《医学妙谛》云:"大凡邪中于经为痹,邪中于络为痿。"痿痹属于经络同患之疾,临证中常选祛邪与通络之品合用,如独活、五加皮、木瓜、蚕沙、秦艽等祛风除湿之品与威灵仙、海桐皮、豨莶草、海风藤、络石藤、桑枝等通络之品相伍而用。

《类证治裁·痹症论治》曰:"久而不痊,必有湿痰、败血,瘀滞经络"；清代医家王清任亦在《医林改错》中提出"瘀血致痿"之说。在痹病发展成痿病的进程中，气滞、痰浊、瘀血痹阻经络是疾病加重的危险因素，临证当不忘燮理气机，气机畅则津液得行，凝血得运，痰浊得消。临证中常配伍行气活血之品，以助凝血散、痰浊消。笔者常选用香附、陈皮、青皮、炒川楝子、枳壳等燮理气机；郁金、延胡索、姜黄、泽兰、鸡血藤等活血祛瘀，共奏活络利节之效。

（五）重视"欲痿"的辨治

《素问·四气调神大论》曰："圣人不治已病治未病，不治已乱治未乱，此之谓也。"结合风湿病肌少症的发病特点，笔者认为治疗痹病当重视"欲痿"的辨治，在痿未成之时及时发现痹病致痿的风险，从而及早治疗。痹病患者如果出现关节肌肉疼痛僵硬导致的长期制动，长期或大量口服糖皮质激素以及关节肌肉疼痛导致的步行速度缓慢、握力、体能下降等情况，实验室检查发现炎症相关指标升高、血清 25- 羟维生素 D 缺乏，或磁共振提示肌肉损伤、水肿、脂肪浸润等改变时，应高度关注肌少症发生的风险。

我多年临证经验总结出防治"痿痹"的经验方——防痿除痹汤，药物组成：桑寄生 20~30g，续断 20~30g，山药 10~20g，麸炒白术 10~15g，桂枝 6~12g，赤芍 6~12g，姜黄 10~12g，豨莶草 10~12g。方中桑寄生、续断补肝肾、强筋骨为君药；麸炒白术、山药健脾之阴阳，以利充养肌肉为臣药；桂枝、赤芍、姜黄调和营卫、活血通络为佐药；性寒之豨莶草为使药，既可祛邪利节，又可防诸药合用化热。诸药合用，共奏补益肝肾、健脾充肌、活血通络之功，可有效防止痹病发展至痿痹。

综上所述，根据其发病特点，临床风湿病继发肌少症，可以痿痹进行辨治，同时临证要重视"既痹防痿"的思想，及早预防及干预"痿痹"的发生及进展，力争将治疗的靶点放在痹已成而未尪、未偻、未痿之时，及时减轻患者病痛、减轻关节功能障碍。

第十五章　关注风湿病外治　提倡综合治疗

一、风湿病的中西医认识

风湿性疾病泛指影响骨、关节及其周围软组织,如肌肉、滑囊、肌腱、筋膜、神经等的一组疾病。

中医风湿病,即痹病。人体营卫失调,感受了风、寒、湿、热之邪,合而为病;或日久正虚,内生痰浊、瘀血及毒热,正邪相搏,使皮肤、肌肉、血脉、经络、筋骨,甚至脏腑气血痹阻、失于濡养,而出现以肢体关节、肌肉的肿胀、疼痛、酸楚、麻木、重着、僵直、变形及活动受限等症状为其特征,甚至累及脏腑一类疾病的总称。

中西医对风湿病的认识是一致的,都涵盖了骨、关节及其周围软组织,如肌肉、滑囊、肌腱、筋膜、神经等的一组疾病。该病涉及部位广,因此,需要综合治疗。

二、风湿病的综合治疗

临证中,我历来关注风湿病的外治,并提出"五连环"与"综合强化序贯"治疗理念。

(一)"五连环"治疗

"五连环"是特色疗法的核心,包括健康教育、体育医疗、中药为主、内外兼治、中西合璧五项内容。(图1)

1. 健康教育

(1)风湿病大多属于疑难性疾病,给诊断与治疗带来诸多困难。通过健康教育可以让患者对风湿病具有一定的认识,增强患者治疗的信心,调动患者配合治疗的积极性。通过各种形式的健康教育,医患双方还可以进行有效的沟通。目前,治疗效果的现状与患者的期望值存在一定差距,是医患双方矛盾产生的重要原因之一。健康教育在一定程度上可以缓解医患矛盾,改善医患关系。

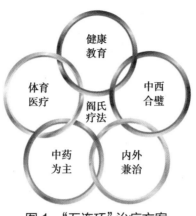

图1　"五连环"治疗方案

(2) 风湿病具有病情复杂、病势缠绵、病程漫长、反复发作、异质性强的特点，往往需要坚持长期治疗。使患者充分了解以上特点，可以有助于患者树立坚持长期治疗的理念，也有助于门诊随访和预约工作的开展。

(3) 中医风湿病学强调人与自然高度统一的整体观念，风湿病的发病以正虚邪侵为基础，疾病发展根据患者的体质因素、中医药干预、脏腑气血的变化、环境因素的改变等不同而从化各异，应通过健康教育使患者理解并配合，有利于中医风湿病专科的医疗工作的开展。

(4) 八纲辨证是中医学辨证的总纲领，寒热辨证是八纲辨证的核心。健康教育让患者初步懂得寒热症状、寒热不同治疗方法的区别等常识，使其进一步配合治疗，避免出现各种错误应用而使病情加重或反复。

(5) 应向患者及家属宣讲饮食、起居、情绪等因素对疾病发生发展、中医药干预的影响。采用正确的养生方法配合治疗，详细讲解正确的煎药、服药方法，保证中药的治疗效果。

(6) 部分风湿病与人类白细胞相关抗原的异常表达相关，是具有一定遗传倾向的疾病。通过宣传教育，使患者及家属正确认识疾病与遗传因素等的关系,为患者和家属提供相应的指导和建议。

(7)宣传教育讲解综合强化序贯治疗方案的作用和使用方法,使患者大致了解大小强化和大小序贯治疗方案的区别及应用方法,鼓励患者坚持在门诊和病房交替地进行加强治疗。

(8)充分利用网络平台,帮助医生与患者间交流、患者与患者间交流,或请完成综合强化序贯治疗方案良好并深受其益的患者通过网络等方式现身说法,介绍规范治疗及康复的经验。

2. 体育医疗

(1)多种风湿病易累及关节、肌肉,导致脊柱或外周关节功能障碍、肌肉萎缩,降低患者生活质量,给个人、家属及社会带来不同程度的负担和危害。科学的体育医疗,有助于保持肌肉和关节的功能,对于缓解病情、防止肌肉萎缩、减少关节功能障碍有益,其必要性显而易见。

(2)不同风湿病的体育医疗内容和方法不同。例如强直性脊柱炎的主要病理改变是附着端炎,由此而致的纤维化、骨化是致残的主要原因。在急性期应注意劳逸结合、适当进行科学合理的体育活动,防治骨质疏松。慢性期可进行针对性强、合理的体育锻炼,预防和治疗脊柱及外周(尤其是髋关节)等关节的功能障碍,有助于保持肌肉和关节的功能,降低致残率。

(3)体育医疗的具体项目选择,因人而异、因病情而异。辨证指导体育医疗是中医的特色,对于寒证和热证、虚证和实证,进行辨证指导体育锻炼的方法。根据累及病变部位的不同,选择不同的体育医疗项目,如膝关节受累可采取非负重位,选择坐位或卧位进行锻炼等。《强直性脊柱炎体育医疗操》(阎小萍教授编制,中国农影音像出版社)指导强直性脊柱炎患者的体育锻炼,收到很好的效果,获得广大患者的欢迎和好评。

(4)遵照体育医疗操,应采取循序渐进的方式,注意体育医疗的安全性,防止过度运动造成的二次伤害。

(5)体育医疗是非药物疗法的一种,可因人、因地、因时制宜。因受场地等因素限制少,可广泛采用简便易行的体育锻炼。合理有序地进行体育医疗不仅可有助于疾病的缓解,还可降低患者的医疗费用。

3. 中药为主

(1)常见风湿病的西医治疗方案,依疾病的诊断不同而有所不同。强直性脊柱炎的非甾体抗炎药、免疫抑制剂或加生物制剂的治疗方法,类风湿关节炎的"上阶梯"或"下阶梯"方案,以系统性红斑狼疮为代表的弥漫性结缔组织病的激素加免疫抑制剂的治疗方法,具有一定的疗效。但尚有很多问题并未解决,如治疗不彻底、已复发、不良反应多、价格昂贵等。中医药不乏治疗风湿病的特色优势和切入点,如风湿病的辨证论治优势、改善症状的能力、不良反应少、患者接受中医药能力强等,为以中药为主治疗风湿病提供了广阔的空间。

(2)中医药注重整体调节,强调整体观念,在调整脏腑、气血、经络的同时,调动机体的抗邪能力,双向调节免疫功能,提高患者生命质量。

(3)中医药学"治未病"的学术思想,反映的是未病先防和已病防变的先进理念,"见肝之病,知肝传脾,当先实脾",从脏腑相生相克的五行理论出发,依据脏腑属性和生化克制关系,体现注重脏腑辨证的特性,可有效控制和防止病情进展。

(4)中医药治疗从整体观念和辨证论治出发,可以减少西药治疗的不良反应,增强和巩固西药的疗效,以患者为本,弥补单纯以疾病为本治疗的不足。

(5)运用中医药治疗风湿病,以补肝肾、强筋骨为本,以祛风湿为标,辅以活血通络之法。师从古方经典,又不拘泥于其下,临证时,法随证变,平衡阴阳寒热,强调顾护后天脾胃之气,且善于根据风湿病侵犯部位不同而循经辨证用药。用药内外结合,于平淡处见神奇,疗效显著。我经数十年临床实践,即使不用剧毒、峻猛药,疗效不减,病源不衰,说明择方用药具有良好的发展前途和应用前景。

(6)八纲辨证是中医辨证的总纲,以寒热为纲的辨证论治,统领风湿病的辨证,直中病机,以简驭繁,利于临床应用和研究。据此,亦可指导口服中成药,包括静脉药的辨证使用。

4. 内外兼治

(1)风湿病的特点是肌肉、关节、筋脉等部位受累,严重的可累及脏腑,往往病程漫长,病势缠绵,对于急性期患者,应在补肝肾、强筋骨、祛风湿之上,加强外治,采用中药熏蒸、离子导入、超声药物透入、半导体激光、手法按摩、针灸、拔罐、游走罐、穴位贴敷等多种治疗方法的不同组合,力图在最短的时间内,最大限度地缓解病情。至于慢性期患者,则予之以简便的外用方法,以增加疗效。

(2)中药外治能够明显缓解肌肉、关节、筋脉的多种症状,加强外治法使用,可体现综合疗法的优势,在最大限度缓解病情的同时增加患者战胜疾病的信心,并能够增加患者的依从性。

(3)"寒热为纲"的辨证方法适用于各外治方法的应用,以"寒者热之,热者寒之"为总治疗原则,形成"寒热为纲"统领的特色治疗体系,简明扼要,便于应用和研究,更便于推广和辐射,使之能为更多患者所接受和使用,在改善疗效的同时在一定程度上减少口服药的使用,直接降低医疗费用。

(4)以"寒热为纲"辨证论治为指导,辅之以循经辨治。根据在经络循行部位上出现的肌肉、关节、筋脉等部位的疼痛、压痛、酸胀、麻木、皮疹、结节、条索状物等,或相应的部位皮肤出现色泽、形态、温度等的改变,可推断疾病的经脉和病位所在。结合其所联系的脏腑,进行辨证归经,借用现代的光、电、声、热等技术,局部施之中药熏蒸、离子导入、超声药物透入、半导体激光、手法按摩、针灸、拔罐、游走罐、穴位贴敷等方法。

5. 中西合璧

本着以人为本的思想,不盲目排斥西药,甚至借助于西药的部分优势,以急则治其标为原则,中西合璧,中西融合,各种方法综合运用以达到速效的目的,使起效时间缩短,治疗效果显著。

(二)"综合强化序贯"治疗

综合强化序贯治疗,包含综合、强化、序贯三个层次的含义。综合各种治疗方法,强调不同方法的组合效应,以最大效应为目标,以最大疗效为目的。强化各种治疗方法的作用,以强度为目标,以改善病情程度为目的,追求临床效果的最大化。序贯应用各种治疗方法,以时间性为目标,以连续性为目的,交替进行,强化增强疗效,强化维持疗效。在疾病急性期,缓解肌肉、关节的疼痛、压痛、酸胀、麻木等症状,在功能恢复阶段,使肌肉、关节持续处于松弛、缓解状态。(图 2)

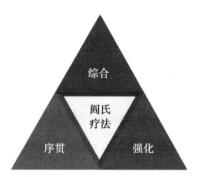

图 2 "综合强化序贯治疗"方案

1. 大综合治疗

大综合治疗强调风湿病患者住院期间口服药物、静脉药物、外治方法、体育医疗等多种治疗手段的联合应用。

2. 小综合治疗

小综合治疗强调风湿病患者在出院后,于家中继续坚持口服药物、外治方法、体育医疗相结合的治疗方法。

3. 大序贯治疗

大序贯治疗强调风湿病患者在住院期间每日不同时间段口服

药物、静脉药物、外治方法、体育医疗等多种治疗手段序贯应用,使患者在日间的治疗不间断,旨在使住院治疗效果持续、蓄积以达到最大化。

4. 小序贯治疗

小序贯治疗强调风湿病患者在出院后门诊随诊的持续性,以及在家中每日不同时间段口服药物、外治方法序贯应用的治疗,旨在使患者在出院后治疗效果接续、巩固而持久。

5. 大强化治疗

大强化治疗强调风湿病患者在住院期间活血通络治疗的强化,采用静脉应用、活血通络药物治疗,如血塞通注射液、葛根素注射液等。

6. 小强化治疗

小强化治疗强调风湿病患者在门诊期间的活血通络治疗的强化,采用口服活血通络药物治疗,如血塞通片、愈风宁心片等。

第十六章　中成药的临床应用

中成药是采用经过药物配伍组成并反复用于临床实践行之有效的方剂,选择病情需要的剂型与用法加工制作的中药成药,具有服药方法简便、携带方便、利于长期服用和联合服用等优点。

一、中成药常用剂型

常用的中成药剂型有丸(丹)、散(胶囊)、膏、酒醴等。

(一) 丸剂

丸剂即将药物研成细末,用水泛或炼蜜,或面糊、米糊做丸,宜于久服缓治。正如李东垣所说:"丸者缓也,不能速去之,其用药之舒缓而治之意也。"丸药的运用,有以下几种。

1. 长期虚弱之疾,宜于久服缓治者,可用丸剂,如六味地黄丸、肾气丸、逍遥丸等。

2. 瘀血、癥瘕或积水等病,在难以用汤药猛攻时,可改用丸剂治疗。如抵当丸、大黄䗪虫丸、舟车丸等。

3. 具有毒性药物难入煎剂时,可配入丸剂服用,如备急丸等。

4. 对某些药物如冰片、麝香、朱砂等不宜煎服的,可作为丸剂,如至宝丹、苏合香丸等。

5. 多用精炼药品或贵重药物制成,故称"丹"而不称"丸",实际亦为丸剂的一种。如黑锡丹、至宝丹等,外用者,如红升丹、白降丹等。

(二) 散剂

散剂分内服、外用两种,系将药物研成细末调服或调敷。

1. 内服散剂的方法,可根据病情的需要和药物的作用特点而选用茶汤、米饮或酒调服等,如五苓散、行军散等。

2. 外用散剂是将药物研成极细末,撒布或调敷患处,如外科用生肌膏、金黄散等。

3. 散剂的延伸，即将药物或提取物研末，装入胶囊服用，服用便捷，如尪痹胶囊等。

（三）膏剂

膏剂亦有内服与外用两种。

1. 内服膏药是将饮片再三煎熬、去渣，再用微火浓缩，加冰糖或蜂蜜收膏，可长期服用。滋补药多采用膏剂，故又称膏滋药，如琼玉膏等。

2. 外用膏剂，一般称为膏药，古代称为"薄贴"，是用油类将药物煎熬、去渣后再加黄丹、白蜡收膏，然后加热摊于纸上或布上，常用于外科疮疡疾患或风寒痹痛等。

3. 膏剂的延伸，即巴布剂。

（四）酒剂

古代称为"酒醴"，后世称为药酒，是将药物浸入酒内，经过一定的时间浸泡，或隔酒煎煮，然后去渣饮酒。酒剂常用于风寒湿痹痛之疾，但不宜于阴虚火旺之病。酒剂最早见于《内经》的鸡矢醴，后有《金匮要略》的红蓝花酒等。现有虎骨酒（现虎骨已禁用）、风湿液等以及外用的酒剂骨痛灵酊等。

二、应用中成药的注意事项

（一）注重辨证选药

中成药是经过药物君、臣、佐、使的配伍，临床应用有效的方剂经过加工而成的，主要针对疾病的某一证候所设立。临证时要仔细辨其证，是否与中成药之证候相应而选用。不可"统选""通用之"。如同为风寒感冒，若兼有热象者，可选用感冒清热冲剂；若兼见咳嗽、鼻塞、声重明显者，则可选用通宣理肺口服液。又如同为风热感冒，若发热伴见咽痛、口干等明显者，可选用银翘解毒丸（片）；若病初起，热不甚而以咳嗽为著，伴见口微干渴者，则可选桑菊感冒片等。

（二）注重君臣佐使相伍为用

一种中成药往往针对疾病的一种证候而立，而疾病的临床表现是错综复杂而非单一的。为此，医者如果只选用一种中成药去治疗某种疾病，势必会有力单势偏的倾向。因此，临床实践中，我们可选用数种中成药，君臣佐使相伍为用，往往会起到更为理想的临床疗效。如临床常见肝胃不和所致的胃脘痛，会选用舒肝和胃丸治疗。但因其临床表现还有胃脘堵闷、吞酸烧灼、纳呆少食，常辅以保和丸；若再兼经期乳房胀痛、经少色暗等，再佐以加味逍遥丸合用。则治从三途，取效一径，且疗效颇佳。又如骨痿，常见于老年人，表现为周身骨痛、筋脉拘挛、肌肉疲劳、腰背疼痛、屈伸不利等，此乃年高肝肾不足，骨筋失荣而致，理当补益肝肾，选用六味地黄丸。但恐其力单，可辅以仙灵骨葆胶囊，佐以天麻壮骨丸或藤黄健骨片，使以防其滋补有余而致胃肠道反应出现纳少、腹胀、便溏等的香砂六君丸或参苓白术丸，则效果更佳。

（三）联合应用中成药不要忽视不良反应

联合应用中成药往往会收到可喜而意想不到的效果。但是其中不同中成药的同种药物的合剂量是否超量、其不良反应是否叠加，亦是值得关注的问题。因此联合应用中成药时，不仅仅是数种中成药简单地相加联合，而是酌情予以具有主要作用的中成药，配以不同比例的欲联合的中成药。这样既会取得更好的疗效，又不会产生不良反应。如上述治疗骨痿可以六味地黄丸∶仙灵骨葆胶囊∶藤黄健骨片（或天麻壮骨丸）∶香砂六君丸（和／或参苓白术丸）=1∶1∶0.5∶0.5即可。

三、白芍总苷

白芍总苷是天然中草药白芍的提取物，由芍药苷、羟基芍药苷、芍药花苷、芍药内酯苷、苯甲酰芍药苷等 5 种单体组成，以安徽亳州出产的质量最好。

(一) 文献追溯

1. 白芍即白芍药,始见于《内经》,原名芍药,为毛茛科多年生草本植物芍药的干燥根。性味苦、酸、微寒。归肝、脾经。

2. 芍药的功用

(1) 柔肝止痛:适用于肝气不和所致的胸腹疼痛、痛经及手足拘挛疼痛等证。

(2) 养血敛阴:适用于月经不调、崩漏带下、营卫不和等证。

(3) 平抑肝阳:多用于肝阳亢盛的头痛、眩晕等证。

3. 芍药又有白芍与赤芍之分,其性味、功能确有不同。白芍与赤芍,汉代并不分开,《本经》统称芍药。南朝梁代陶弘景《神农本草经集注》首言芍药有赤、白两种,并指出白者质优,赤白异功。但实际应用却仍赤白不分。延至隋唐,本草方著中仍只言芍药,而不云赤芍、白芍。至唐末宋初陶氏的观点引起了医药学家的重视,赤芍、白芍逐步分开应用,并取得了新的经验,对赤、白芍的功用有了较深的认识。在《太平圣惠方》《太平惠民和剂局方》所载方中,多以赤芍、白芍之名分书,且祛邪多用赤芍,补虚多用白芍,是赤、白芍分用的进一步明示。公元12世纪中叶,金人成无己在《注解伤寒论》芍药甘草汤方后注云"白补而赤泻,白收而赤散",是对宋金及其以前临床应用芍药的经验和二芍性能的高度概括和总结,对后世影响极大。至此,白芍与赤芍分用已成业内认可的事实。

4. 古之所用芍药多为野生,今之所用主要以栽培芍药为主。采根后直接晒干者为赤芍;先用沸水煮透再去皮晒干者为白芍。二者虽同出一物而性微寒,但赤芍味苦入肝为清热凉血、化瘀止痛之品,血热血瘀之证用之为佳;白芍味酸苦而入肝脾,为补血敛阴、平肝柔肝止痛之品,血虚、阴亏、肝旺、肝失柔和而挛急作痛等证用之为好,又兼有止汗之功,治自汗、盗汗。

5. 从古至今许多方剂中都用了白芍。如《伤寒论》的桂枝汤、芍药甘草汤;《金匮要略》的乌头汤、桂枝芍药汤;《备急千金要方》的独活寄生汤;《妇人良方》的三痹汤等。其中"芍药甘草汤"在《传信适用方》称之"中岳汤",主治湿气腿脚、赤肿疼痛及胸胁痞满,气不升降、遍身疼痛,并治脚气;《朱氏集验方》称之"去杖汤",治脚弱无力、行走艰难。本方由芍药、甘草两味组成,虽貌似药少力单,但在治疗诸种风湿病中,凡是出现肢体关节挛痛、屈伸不能者皆可用之。无论是偏热性证候或偏寒性的证候均可伍入治疗风湿病的药物中应用。

6. 白芍是中医学中治疗肝病、风湿痹病及自身免疫性疾病的重要配伍药物之一。

(二) 药理作用

1. 免疫调节作用

(1)白芍总苷对免疫细胞的增殖、免疫活性物质的产生,均具有低浓度促进和高浓度抑制的双向调节作用。在不同的病理状态下,白芍总苷对异常的免疫功能具有双向调节作用,特点呈功能和浓度或剂量依赖性。

(2)对环磷酰胺诱导的免疫功能增高或降低均有抑制作用。

(3)在佐剂诱导大鼠模型、系统性红斑狼疮小鼠模型和多种肝损伤模型上,白芍总苷可有不同程度的调节机体免疫功能紊乱的作用,包括对免疫应答多个环节的作用。

2. 抗炎镇痛作用

(1)其镇痛作用,实验研究显示不是兴奋阿片受体所致,可能通过降低 PGE_2 而直接镇痛,也可能作用在高级中枢。

(2)白芍总苷对复发性关节炎有明显的防治作用。进一步动物实验证明,白芍总苷对佐剂关节炎大鼠的腹腔巨噬细胞产生前列腺素 E_2 有明显的功能依赖调节作用。同时白芍总苷能抑制致炎因子白介素 -1、肿瘤坏死因子 -α 等,起到抗炎作用。

3. 保肝作用

白芍总苷可使肝细胞在形态学和超微结构上的病变得到改善和

恢复。

（1）能降低肝损（四氯化碳、雷公藤多苷片）动物转氨酶。

（2）可抑制肝细胞凋亡和肝星状细胞激活，改善肝损伤动物的病理炎症和纤维化。

（3）在体外能够抑制人肝癌株的增殖。

4. 下丘脑、垂体、肾上腺轴作用

（1）小剂量兴奋和大剂量抑制的剂量依赖性调节作用。

（2）兴奋轻度应激大鼠的下丘脑 - 垂体 - 肾上腺轴和抑制重度应激大鼠的下丘脑 - 垂体 - 肾上腺轴。（功能依赖）因此，可降低激素不良反应，防治撤减激素后反弹现象。

5. 其他药理作用

（1）对肾有保护作用，部分逆转受损的肾小球病理改变。

（2）抗菌、抗病毒作用（白喉棒状杆菌、金黄色葡萄球菌、痢疾杆菌、溶血性链球菌、伤寒杆菌，某些病毒如疱疹病毒）。

（3）白芍总苷可调节结肠运动，提高胰岛素敏感性，降低血脂，增强抗氧化，以及改善认知障碍和海马神经元变性。

（4）白芍总苷能延长大鼠慢波睡眠时相，改善大鼠的睡眠状态，延长小鼠减压缺氧存活时间，降低小鼠整体耗氧量，对红细胞氧化溶血有保护作用。

以上药理作用可能对改善慢性病患者的功能状态，提高生活质量有一定意义。

（三）毒性研究

1. 相关动物实验研究显示，长期给药后，除血小板数目升高外，其摄食、体重量、血尿常规、肝肾功能均无明显改变。对两种动物的心、脑、肝、肾等18个重要脏器与组织的病理组织学观察亦无明显毒性反应。

2. 白芍总苷致突变致畸性研究显示，当大剂量大鼠体重增重减低时，对胎仔和胎盘发育具有胚胎毒效应（主要表现为胎仔和胎盘重量明显减轻),但未见白芍总苷对胚仔外观、内脏和骨骼形态等产生明显的致畸作用。

3. 临床不良反应胃肠道症状,表现为轻度腹痛、纳差,腹泻和大便性状改变。一般不需处理,停药后可自行缓解。

(四) 临床运用体会

1. 多种风湿免疫性疾病的基础用药

风湿免疫性疾病具有病因欠明、病程冗长、反复发作、缠绵难愈的特点。早发现、早治疗、长期的规范用药,方能使病情得到较好的控制。治疗风湿免疫性疾病常用的西药如非甾体抗炎药、病情缓解抗风湿药、激素等常常联合用药,往往会带来肝脏、血液系统、胃肠道等不良反应。而白芍总苷确有免疫调节和抗炎镇痛作用,而且自身的不良反应较少,同时又有缓解挛痛、保护肝脏等作用。所以在治疗常见风湿病,如类风湿关节炎、干燥综合征、系统性红斑狼疮、强直性脊柱炎、未分化脊柱关节病、膝骨关节炎等时候,均可配伍应用,会起到更好的疗效,预防或减少不良反应。

2. 治疗多种风湿痹病的重要配伍药物

中医风湿病(或"痹病")是人体营卫失调,感受风寒湿热之邪;或日久正虚,内生痰浊、瘀血、毒热,正邪相搏,使经络、肌肤、血脉、筋骨,甚至脏腑的气血痹阻,失于濡养,而出现的以肢体关节、肌肉疼痛、肿胀、酸楚、麻木、重着、变形、僵直及活动受限等症状为特征,甚至累及脏腑的一类疾病的总称。且有行痹、痛痹、热痹、尪痹、大偻、着痹、骨痹、筋痹、肌痹、脉痹、皮痹、心痹、肝痹、肾痹、众痹、白痹等不同的痹病病名。在辨治中选用了不同的中草药和中成药。其中较常应用的有雷公藤及雷公藤制剂、马钱子、川乌、草乌、附子、蜈蚣、全蝎、木通等有毒之品。在择方用药时,尽管注意到君、臣、佐、使的配伍,但若再配伍应用白芍总苷,则更会加强除痹护肝之效。另外,即使无上药中有毒之品,痹病的治疗疗程较长,不得不顾及长期运用中草药和中成药而可能导致的叠加用药对脏腑造成的不良影响。故若配伍养血柔肝、缓中止痛、扶正无毒的白芍提取物白芍总苷,定会收到防治的更佳效果。

3. 白芍总苷治疗风湿病临床应用举隅

(1)治疗类风湿关节炎:类风湿关节炎相对应的中医病名为"尪痹",其主要因为肾虚,风、寒、湿之邪深侵入肾,伤骨、损筋、削肉而致形体尪羸之疾。换言之,没有肾虚、寒湿深侵,没有骨损、筋挛、肉削、形尪,也不会形成尪痹。故治宜补肾祛寒、散风除湿、壮骨荣筋。中成药可选用"尪痹冲剂",若同时配伍性寒除热的白芍总苷则能防其久服尪痹冲剂易有化热之弊,又能助其缓急止痛、调节免疫、顾护正气之力。

(2)治疗干燥综合征:干燥综合征相对应的中医病名为"燥痹",是由于燥邪(内燥、外燥)损伤气血津液,阴津耗损、气血亏虚,肢体筋脉失于濡养、瘀血痹阻、痰凝结聚、脉路不通,出现肢体疼痛、肌肤枯涩、脏腑损伤的病证。以心、肝、脾、肺、肾各脏及其互为表里的六腑和九窍特有的阴津匮乏之表现为临床特征,其中尤以"主唾"之肾、"主涎"之脾、"主泪"之肝之病变尤为突出。本病的临床表现相对"温和",在早期甚至中期时,患者很难接受长年煎煮中药之"烦""劳"。故多选用中成药治疗,具有"敛阴养血""和中缓急""滋肝润目"作用的白芍的提取物白芍总苷,再配以补益肝肾而增"唾""泪",润其燥的六味地黄丸,并伍用"健脾益气""和中开胃"的香砂六君子丸以助"涎"之源,则润燥通痹之效更佳矣。

(3)治疗强直性脊柱炎:大偻的发病多在肾督亏虚、阳气不足的情况下,风寒湿邪(尤其是寒湿偏重者)深侵肾督而成。督脉行于脊背通于肾,统人身诸阳。督受邪则阳气开阖不得、布化失司;肾受邪则骨失淖泽且不能养肝荣筋。脊背腰胯之阳失布化、阴失营荣,加之寒凝脉涩,以致筋脉挛急、脊柱僵曲。故治宜补肾温阳、祛寒除湿、散风通络、荣筋壮骨。然久服温热之品易有化热之势,且大偻患病人群多为青少年、壮年之男性,正值阳盛之躯,邪更易从热化。故在选用笔者的经验方制成的"补肾舒脊颗粒",或选用"金乌骨通胶囊"等治疗大偻时,伍用性偏寒以平热、味酸入肝,以养血柔肝、荣筋缓急、解除挛痛的白芍总苷,则会达到理想的疗效。

（五）不良反应的预防与辨治

1. 近年来,随着业界对白芍总苷研究的深入与广泛,确实证实了白芍总苷不良反应少的优势。白芍总苷目前常见的不良反应是胃肠道的症状,如轻度腹痛、纳差、腹泻和大便性状的改变。虽说一般不需处理,坚持服药 1~2 周后或停药后可自行缓解。但这也成为一些患者急于停药、不能坚持服药的原因。不妨采用下列方法以纠正其不良反应。

（1）以甘草 60g,陈皮 60g,煎水至 1 000ml,每天 50ml,分 3 次加热水适量送服白芍总苷胶囊 2 粒。目的：①以甘草之甘温合白芍之酸寒,甘酸化阴,润燥缓急而止腹痛、腹泻。②陈皮健脾开胃,伍之达胃开、脾健之目的,以利纳少腹泻症状之消除。

（2）白芍总苷与参苓白术丸同服。参苓白术丸系健脾益气、渗湿止泻、和中开胃之良药,与白芍总苷同用则可预防和治疗白芍总苷所致肠道不良反应的症状。

2. 据既往的动物实验报道,长期给药后有血小板数目升高的现象。故无论应用中草药还是中成药治疗风湿痹病,伍用白芍总苷时可适当配伍活血通络之中成药,如血塞通片、丹参片等。其原因之一,风湿病大部分合并瘀血证候,这是自古至今诸家所共识；原因之二,避免血小板数目增高加重瘀血情况。